国家卫生健康委员会"十三五"规划教材

全国中医药高职高专教育教材

供中医学、针灸推拿、中医骨伤、康复治疗技术等专业用

针 灸 学

第 4 版

主　　编　汪安宁　易志龙

副主编　胡　蓉

编　　委　（按姓氏笔画排序）

王小琴（安徽中医药高等专科学校）

冉　茜（重庆三峡医药高等专科学校）

汪安宁（安徽中医药高等专科学校）

易志龙（重庆三峡医药高等专科学校）

胡　蓉（湖南中医药高等专科学校）

厚纪东（南阳医学高等专科学校）

高嘉彬（四川中医药高等专科学校）

鲁光宝（黑龙江中医药大学佳木斯学院）

人民卫生出版社

图书在版编目（CIP）数据

针灸学/汪安宁,易志龙主编.—4 版.—北京:人民卫生出版社,2018

ISBN 978-7-117-26441-9

Ⅰ.①针… Ⅱ.①汪…②易… Ⅲ.①针灸学-医学院校-教材 Ⅳ.①R245

中国版本图书馆 CIP 数据核字(2018)第 115573 号

人卫智网	www.ipmph.com	医学教育、学术、考试、健康、购书智慧智能综合服务平台
人卫官网	www.pmph.com	人卫官方资讯发布平台

针 灸 学

第 4 版

主　　编：汪安宁　易志龙
出版发行：人民卫生出版社（中继线 010-59780011）
地　　址：北京市朝阳区潘家园南里 19 号
邮　　编：100021
E - mail：pmph @ pmph.com
购书热线：010-59787592　010-59787584　010-65264830
印　　刷：三河市君旺印务有限公司
经　　销：新华书店
开　　本：787×1092　1/16　印张：21
字　　数：484 千字
版　　次：2005 年 6 月第 1 版　　2018 年 7 月第 4 版
　　　　　2022 年 10 月第 4 版第10次印刷（总第32次印刷）
标准书号：ISBN 978-7-117-26441-9
定　　价：49.00 元
打击盗版举报电话：010-59787491　E - mail：WQ @ pmph.com
（凡属印装质量问题请与本社市场营销中心联系退换）

《针灸学》数字增值服务编委会

主　编　汪安宁　易志龙

副主编　胡　蓉

编　委　（按姓氏笔画排序）

王小琴（安徽中医药高等专科学校）

冉　茜（重庆三峡医药高等专科学校）

汪安宁（安徽中医药高等专科学校）

易志龙（重庆三峡医药高等专科学校）

胡　蓉（湖南中医药高等专科学校）

厚纪东（南阳医学高等专科学校）

高嘉彬（四川中医药高等专科学校）

鲁光宝（黑龙江中医药大学佳木斯学院）

修 订 说 明

为了更好地推进中医药职业教育教材建设,适应当前我国中医药职业教育教学改革发展的形势与中医药健康服务技术技能人才的要求,贯彻落实《国家中长期教育改革和发展规划纲要(2010—2020年)》《医药卫生中长期人才发展规划(2011—2020年)》《中医药发展战略规划纲要(2016—2030年)》精神,做好新一轮中医药职业教育教材建设工作,人民卫生出版社在教育部、国家卫生健康委员会、国家中医药管理局的领导下,组织和规划了第四轮全国中医药高职高专教育、国家卫生健康委员会"十三五"规划教材的编写和修订工作。

本轮教材修订之时,正值《中华人民共和国中医药法》正式实施之际,中医药职业教育迎来发展大好的际遇。为做好新一轮教材出版工作,我们成立了第四届中医药高职高专教育教材建设指导委员会和各专业教材评审委员会,以指导和组织教材的编写和评审工作;按照公开、公平、公正的原则,在全国1400余位专家和学者申报的基础上,经中医药高职高专教育教材建设指导委员会审定批准,聘任了教材主编、副主编和编委;启动了全国中医药高职高专教育第四轮规划第一批教材,中医学、中药学、针灸推拿、护理4个专业63门教材,确立了本轮教材的指导思想和编写要求。

第四轮全国中医药高职高专教育教材具有以下特色:

1. **定位准确,目标明确** 教材的深度和广度符合各专业培养目标的要求和特定学制、特定对象、特定层次的培养目标,力求体现"专科特色、技能特点、时代特征",既体现职业性,又体现其高等教育性,注意与本科教材、中专教材的区别,适应中医药职业人才培养要求和市场需求。

2. **谨守大纲,注重三基** 人卫版中医药高职高专教材始终坚持"以教学计划为基本依据"的原则,强调各教材编写大纲一定要符合高职高专相关专业的培养目标与要求,以培养目标为导向、职业岗位能力需求为前提、综合职业能力培养为根本,同时注重基本理论、基本知识和基本技能的培养和全面素质的提高。

3. **重点考点,突出体现** 教材紧扣中医药职业教育教学活动和知识结构,以解决目前各高职高专院校教材使用中的突出问题为出发点和落脚点,体现职业教育对人才的要求,突出教学重点和执业考点。

4. **规划科学,详略得当** 全套教材严格界定职业教育教材与本科教材、毕业后教育教材的知识范畴,严格把握教材内容的深度、广度和侧重点,突出应用型、技能型教育内容。基础课教材内容服务于专业课教材,以"必须、够用"为度,强调基本技能的培养;专业课教材紧密围绕专业培养目标的需要进行选材。

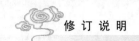

5. **体例设计,服务学生** 本套教材的结构设置、编写风格等坚持创新,体现以学生为中心的编写理念,以实现和满足学生的发展为需求。根据上一版教材体例设计在教学中的反馈意见,将"学习要点""知识链接""复习思考题"作为必设模块,"知识拓展""病案分析(案例分析)""课堂讨论""操作要点"作为选设模块,以明确学生学习的目的性和主动性,增强教材的可读性,提高学生分析问题、解决问题的能力。

6. **强调实用,避免脱节** 贯彻现代职业教育理念。体现"以就业为导向,以能力为本位,以发展技能为核心"的职业教育理念。突出技能培养,提倡"做中学、学中做"的"理实一体化"思想,突出应用型、技能型教育内容。避免理论与实际脱节、教育与实践脱节、人才培养与社会需求脱节的倾向。

7. **针对岗位,学考结合** 本套教材编写按照职业教育培养目标,将国家职业技能的相关标准和要求融入教材中。充分考虑学生考取相关职业资格证书、岗位证书的需要,与职业岗位证书相关的教材,其内容和实训项目的选取涵盖相关的考试内容,做到学考结合,体现了职业教育的特点。

8. **纸数融合,坚持创新** 新版教材最大的亮点就是建设纸质教材和数字增值服务融合的教材服务体系。书中设有自主学习二维码,通过扫码,学生可对本套教材的数字增值服务内容进行自主学习,实现与教学要求匹配、与岗位需求对接、与执业考试接轨,打造优质、生动、立体的学习内容。教材编写充分体现与时代融合、与现代科技融合、与现代医学融合的特色和理念,适度增加新进展、新技术、新方法,充分培养学生的探索精神、创新精神;同时,将移动互联、网络增值、慕课、翻转课堂等新的教学理念和教学技术、学习方式融入教材建设之中,开发多媒体教材、数字教材等新媒体形式教材。

人民卫生出版社医药卫生规划教材经过长时间的实践与积累,其中的优良传统在本轮修订中得到了很好的传承。在中医药高职高专教育教材建设指导委员会和各专业教材评审委员会指导下,经过调研会议、论证会议、主编人会议、各专业编写会议、审定稿会议,确保了教材的科学性、先进性和实用性。参编本套教材的800余位专家,来自全国40余所院校,从事高职高专教育工作多年,业务精纯,见解独到。谨此,向有关单位和个人表示衷心的感谢!希望各院校在教材使用中,在改革的进程中,及时提出宝贵意见或建议,以便不断修订和完善,为下一轮教材的修订工作奠定坚实的基础。

人民卫生出版社有限公司

2018 年 4 月

全国中医药高职高专院校第四轮第一批规划教材书目

教材序号	教材名称	主编	适用专业
1	大学语文(第4版)	孙 洁	中医学、针灸推拿、中医骨伤、护理等专业
2	中医诊断学(第4版)	马维平	中医学、针灸推拿、中医骨伤、中医美容等专业
3	中医基础理论(第4版)*	陈 刚 徐宜兵	中医学、针灸推拿、中医骨伤、护理等专业
4	生理学(第4版)*	郭争鸣 唐晓伟	中医学、中医骨伤、针灸推拿、护理等专业
5	病理学(第4版)	苑光军 张宏泉	中医学、护理、针灸推拿、康复治疗技术等专业
6	人体解剖学(第4版)	陈晓杰 孟繁伟	中医学、针灸推拿、中医骨伤、护理等专业
7	免疫学与病原生物学(第4版)	刘文辉 田维珍	中医学、针灸推拿、中医骨伤、护理等专业
8	诊断学基础(第4版)	李广元 周艳丽	中医学、针灸推拿、中医骨伤、护理等专业
9	药理学(第4版)	侯 晞	中医学、针灸推拿、中医骨伤、护理等专业
10	中医内科学(第4版)*	陈建章	中医学、针灸推拿、中医骨伤、护理等专业
11	中医外科学(第4版)*	尹跃兵	中医学、针灸推拿、中医骨伤、护理等专业
12	中医妇科学(第4版)	盛 红	中医学、针灸推拿、中医骨伤、护理等专业
13	中医儿科学(第4版)*	聂绍通	中医学、针灸推拿、中医骨伤、护理等专业
14	中医伤科学(第4版)	方家选	中医学、针灸推拿、中医骨伤、护理、康复治疗技术专业
15	中药学(第4版)	杨德全	中医学、中药学、针灸推拿、中医骨伤、康复治疗技术等专业
16	方剂学(第4版)*	王义祁	中医学、针灸推拿、中医骨伤、康复治疗技术、护理等专业

续表

教材序号	教材名称	主编	适用专业
17	针灸学(第4版)	汪安宁 易志龙	中医学、针灸推拿、中医骨伤、康复治疗技术等专业
18	推拿学(第4版)	郭 翔	中医学、针灸推拿、中医骨伤、护理等专业
19	医学心理学(第4版)	孙 萍 朱 玲	中医学、针灸推拿、中医骨伤、护理等专业
20	西医内科学(第4版)*	许幼晖	中医学、针灸推拿、中医骨伤、护理等专业
21	西医外科学(第4版)	朱云根 陈京来	中医学、针灸推拿、中医骨伤、护理等专业
22	西医妇产科学(第4版)	冯 玲 黄会霞	中医学、针灸推拿、中医骨伤、护理等专业
23	西医儿科学(第4版)	王龙梅	中医学、针灸推拿、中医骨伤、护理等专业
24	传染病学(第3版)	陈艳成	中医学、针灸推拿、中医骨伤、护理等专业
25	预防医学(第2版)	吴 娟 张立祥	中医学、针灸推拿、中医骨伤、护理等专业
1	中医学基础概要(第4版)	范俊德 徐迎涛	中药学、中药制药技术、医学美容技术、康复治疗技术、中医养生保健等专业
2	中药药理与应用(第4版)	冯彬彬	中药学、中药制药技术等专业
3	中药药剂学(第4版)	胡志方 易生富	中药学、中药制药技术等专业
4	中药炮制技术(第4版)	刘 波	中药学、中药制药技术等专业
5	中药鉴定技术(第4版)	张钦德	中药学、中药制药技术、中药生产与加工、药学等专业
6	中药化学技术(第4版)	吕华瑛 王 英	中药学、中药制药技术等专业
7	中药方剂学(第4版)	马 波 黄敬文	中药学、中药制药技术等专业
8	有机化学(第4版)*	王志江 陈东林	中药学、中药制药技术、药学等专业
9	药用植物栽培技术(第3版)*	宋丽艳 汪荣斌	中药学、中药制药技术、中药生产与加工等专业
10	药用植物学(第4版)*	郑小吉 金 虹	中药学、中药制药技术、中药生产与加工等专业
11	药事管理与法规(第3版)	周铁文	中药学、中药制药技术、药学等专业
12	无机化学(第4版)	冯务群	中药学、中药制药技术、药学等专业
13	人体解剖生理学(第4版)	刘 斌	中药学、中药制药技术、药学等专业
14	分析化学(第4版)	陈哲洪 鲍 羽	中药学、中药制药技术、药学等专业
15	中药储存与养护技术(第2版)	沈 力	中药学、中药制药技术等专业

续表

教材序号	教材名称	主编	适用专业
1	中医护理(第3版)*	王 文	护理专业
2	内科护理(第3版)	刘 杰 吕云玲	护理专业
3	外科护理(第3版)	江跃华	护理、助产类专业
4	妇产科护理(第3版)	林 萍	护理、助产类专业
5	儿科护理(第3版)	艾学云	护理、助产类专业
6	社区护理(第3版)	张先庚	护理专业
7	急救护理(第3版)	李延玲	护理专业
8	老年护理(第3版)	唐凤平 郝 刚	护理专业
9	精神科护理(第3版)	井霖源	护理、助产专业
10	健康评估(第3版)	刘惠莲 滕艺萍	护理、助产专业
11	眼耳鼻咽喉口腔科护理(第3版)	范 真	护理专业
12	基础护理技术(第3版)	张少羽	护理、助产专业
13	护士人文修养(第3版)	胡爱明	护理专业
14	护理药理学(第3版)*	姜国贤	护理专业
15	护理学导论(第3版)	陈香娟 曾晓英	护理、助产专业
16	传染病护理(第3版)	王美芝	护理专业
17	康复护理(第2版)	黄学英	护理专业
1	针灸治疗(第4版)	刘宝林	针灸推拿专业
2	针法灸法(第4版)*	刘 茜	针灸推拿专业
3	小儿推拿(第4版)	刘世红	针灸推拿专业
4	推拿治疗(第4版)	梅利民	针灸推拿专业
5	推拿手法(第4版)	那继文	针灸推拿专业
6	经络与腧穴(第4版)*	王德敬	针灸推拿专业

* 为"十二五"职业教育国家规划教材

前　言

为了更好地贯彻落实《国家中长期教育改革和发展规划纲要(2010—2020年)》和《医药卫生中长期人才发展规划(2011—2020年)》,推动中医药高职高专教育的发展,培养中医药类高级技能型人才,在总结汲取前三版教材成功经验的基础上,在人民卫生出版社、全国中医药高职高专教育教材建设指导委员会的组织规划下,按照全国中医药高职高专院校各专业的培养目标,确立本课程的教学内容并编写了本教材。

《针灸学》是中医药学专业的临床课,是阐述针灸学基本理论和基本技能的一门学科,在中医临床学科中占有重要的地位。

本次教材修订吸取以往教材的编写经验,结合教学实际和中医药高职高专层次,界定教材的内容范围。本教材坚持科学性、继承性、先进性、实用性原则,注重突出高职高专特点和中医特色;坚持服从于中医药高职高专中医类各专业培养目标。学生通过本教材的学习,能掌握针灸学的基本理论、基本知识和必需的实践操作技能,能够达到进入工作岗位前对知识能力的基本要求。

全书分为上、中、下三篇,分别论述经络腧穴、针灸操作技术、针灸治疗。与其他教材相比,本教材在部分章节内容编排上进行了一些尝试,如在上篇的经络腧穴各论一章中,将任、督脉置于第一节介绍,以利于学生更好地学习掌握十二正经的内容。下篇的针灸辨证方法一节中对脏腑辨证进行了删减,以避免与其他教材重复。本次教材增加了数字增值服务内容,丰富了学生的学习形式,使学生的学习更加便利、有趣味和主动。书末附有古代针灸歌赋辑要、针灸治疗作用的现代研究概况,供学习和教学参考。

编写中医药高等专科教材可供借鉴的经验较少,虽经集体讨论编写,但限于水平,不足之处在所难免,望各校师生和临床医师在使用过程中提出宝贵意见,以便再版时提高完善。

《针灸学》编委会
2018年4月

目 录

- - - - - - - - -

中篇　针灸操作技术

下篇　针灸治疗

绪　论

　　针灸学是以中医理论为指导,经络腧穴理论为基础,运用针刺和艾灸等方法防治疾病的一门学科。它是中医学的重要组成部分,其内容包括经络腧穴、刺灸方法及临床治疗等部分。针灸具有治疗范围广、疗效明显、操作方便、经济安全、易推广等特点。因而数千年来,它不仅在我国医疗保健事业中起着巨大的作用,而且对世界医学也有着深远的影响。

　　针灸医学是我国历代劳动人民及医家长期与疾病作斗争中创造和发展起来的,它的形成经历了一个漫长的历史过程,其起源于我国远古时代。古代原始社会的人们,生活条件恶劣,加之常与野兽搏斗,一旦患病,除祈祷鬼神外,往往本能地用手或石片抚摩或捶击患体表某一部位,使病楚减轻,在旧石器时代,先民就懂得了使用石块打制的石器来治疗疾病,随着经验的积累,人类的进步,以石刺病的应用范围逐步扩大。到新石器时代,先民们已能根据不同用途而制造不同形状的石器,才有了特定形状用于治疗疾病的砭石。其后逐渐发展了骨针、竹针、陶针、金属针等,尤其是人类发明了冶炼技术后,金属针具的出现大大地推动了刺法的发展。

　　灸法的发明是在火的发现和应用之后,先民们在用火的过程中,认识到温热的治疗作用,继而从各种树枝施灸发展到艾灸。《素问·异法方宜论》说:"北方者,天地所闭藏之域也,其地高陵居,风寒冰冽,其民乐野处而乳食,脏寒生满病,其治宜灸焫。"说明灸法的发明与寒冷的生活环境有密切的联系。

　　随着刺灸术的发展,医疗经验不断丰富,针灸腧穴由最早的"以痛为腧",进而逐步发现了许多可以治疗远隔部位病痛的腧穴,并加以定名、定位,逐步固定下来。在腧穴不断增加的基础上,根据腧穴的主治作用,结合刺灸的感应情况和古代的解剖学知识,古代医家又认识到在人体有一个经气运行的系统,即经络系统。通过不断总结、实践,将腧穴、经络进行理论上的系统化,并结合当时盛行的阴阳五行学说而形成了经络学说。经络学说及其他中医理论的形成使针灸成为中医学中一个独立的、完整的学科——针灸学。

　　针灸学术的发展与成就,在历代医著均有记载,一般认为1973年在湖南长沙市马王堆三号汉墓出土的医学帛书中,发现记载有"足臂十一脉灸经""阴阳十一脉灸经",内容较《黄帝内经》为简,文字更加古朴,可能是《黄帝内经》前期的医学文献。

　　《黄帝内经》是我国现存最早的内容丰富而又系统的医学巨著,较详细地记载了阴阳、五行、脏腑、经络、腧穴、病机、刺灸方法、治疗原则以及针灸的适应证和禁忌证等,其中尤以《灵枢》所载针灸内容较系统而详细。故《灵枢》又称《针经》,为后世针灸学术发展奠定了理论基础。

秦汉时期,秦越人所著的《难经》,其中有关奇经八脉和原气的论述,补充了《黄帝内经》的不足,同时还提出八会穴,并对五输穴按五行学说作了解释。汉末,张仲景所著的《伤寒论》,创立了"六经辨证",并主张针药结合治病。

晋代皇甫谧所著《针灸甲乙经》,是我国第一部针灸学专书。这本书内容包括生理、病理、诊断、治疗和预防。在《黄帝内经》的基础上,确定了人体 349 个腧穴的名称、部位;对腧穴的排列,采取了头身分部、四肢分经的方法进行叙述;此外介绍了针刺深浅、艾灸壮数、补泻方法,并创立了针灸治疗处方。这是继《黄帝内经》之后,对针灸医学的又一次总结。在针灸学的发展史上,起了承前启后的作用。

唐朝是我国经济、文化繁荣时期,针灸医学也有较大发展。唐朝设立"太医署"掌管医学教育,针灸为一专门学科,内设针博士、针助教、针师等从事教学工作。孙思邈所著《备急千金要方》中记载了同身寸取穴法和阿是穴,提倡灸法预防疾病,为预防医学作出了贡献;书中还绘制了人体仰、伏、侧三人彩色图。此外,王焘编著的《外台秘要》中,有关针灸部分重点而全面地介绍了灸法,为推广灸法起了积极作用。

宋代王惟一的《铜人腧穴针灸图经》,考证了 354 个腧穴,次年,又铸成针灸铜人模型两个,是我国最早的针灸模型,开创了经穴模型直观教学的先河。宋代还有《针灸资生经》《备急灸法》等针灸著作,对后世针灸临床治疗及灸法急救均有一定影响。

元代滑伯仁认为奇经八脉中的督、任二脉各有专穴,可与十二经脉并论,于公元 1341 年写成《十四经发挥》。

明代是针灸学发展的昌盛时期。针灸著作较多,如有陈会的《神应经》,徐凤的《针灸大全》,高武的《针灸聚英》,汪机的《针灸问对》,李时珍的《奇经八脉考》,杨继洲的《针灸大成》等。《针灸大成》是杨继洲于公元 1602 年,在家传《卫生针灸玄机秘要》的基础上,汇集经典著作、历代医家的针灸精华及本人的经验而写成的。全书分 10 卷共 20 余万言,内容丰富多彩,其中罗集针灸歌赋,记载针灸验案,著述小儿推拿方法等是其特点。该书是继《针灸甲乙经》之后又一次总结性针灸著作,至今仍然是针灸临床参考书之一。

清代针灸学术逐渐走向衰退。有吴谦等编著的《医宗金鉴·刺灸心法要诀》、廖润鸿著的《针灸集成》及李学川的《针灸逢源》等,很少新意。清代后期,清政府以"针刺火灸,究非奉君所宜"的荒谬理由,禁止太医院用针灸治病。

近代鸦片战争以后到中华民国的一百多年间,由于统治者的扼杀和帝国主义的入侵,针灸疗法日趋衰落,只在民间流传使用。

中华人民共和国成立以后,由于国家颁布了保护和发展中医的政策,中医学获得了新生,也带来了针灸事业的复兴和繁荣。针灸教育事业也有了迅速的发展。我国现有的 134 所高等医药院校和遍及全国各地的中等卫校、中医学校,均设有针灸课程。中医药大学设立了针灸推拿系,有些中医学校还设有针灸推拿专业。许多中医药大学和中医研究机构培养了近百名硕士研究生和博士研究生。

为了便于开展学术交流,中国针灸学会初建于 1979 年。在学会的下面设有针灸临床、针法灸法、经络、腧穴、文献、针刺麻醉和实验针灸 7 个全国性的研究会。

在临床方面,针灸对内、外、妇、儿等科 100 多种病证有较好的疗效,尤其对心脑血管疾病、胆道结石、细菌性痢疾、乳腺增生、五官等疾病的针灸研究工作,取得了突出的成绩。1958 年针刺麻醉开始用于临床,为麻醉方法增加了新的内容,推动了针灸医学的发展。

针灸学的研究工作,从开始对临床经验进行总结,到开展实验研究;从观察针灸对各器官功能的影响,到20世纪70年代以来广泛而深入地进行针麻、针刺镇痛机制的研究,并在经络现象的观察研究方面取得了新的进展。近年来对针刺手法的研究也取得了初步成绩。

针灸医学很早就传到国外,公元6世纪传到朝鲜,公元562年我国吴人知聪携带《明堂图》《针灸甲乙经》东渡,使针灸传入日本,针灸医学约在17世纪传入欧洲。近年来,针灸疗法在国外也逐渐盛行起来,大约有120多个国家和地区有自己的针灸医生,许多国家有针灸学术团体,国际针灸学术活动频繁。为使针灸为全人类服务,我国与世界卫生组织(WHO)合作,在北京、上海、南京等地成立了国际针灸培训中心。世界针灸学会联合会筹备委员会于1984年8月在北京成立,1987年11月在中国举行成立大会。

学习针灸学,要以中医基础理论为指导,既要挖掘继承,又要实事求是;既要看到优点,又要看到不足。在理解的基础上学习经络、腧穴,结合骨度分寸和解剖标志反复划经点穴,熟练掌握刺灸操作方法,掌握常见病、多发病的针灸配穴处方;注意理论联系实际。只要勇于实践,不断探索,针灸医学必然会为人类防治疾病的健康保健事业作出更大的贡献。

（汪安宁）

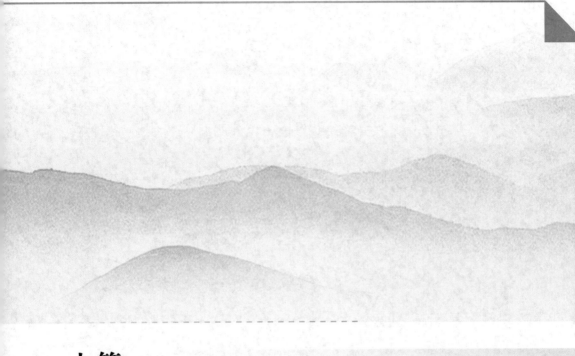

上篇

经 络 腧 穴

第一章

PPT 课件
01章PPT

经 络 总 论

 学习要点

> 经络的概念；经络系统的组成；经络的作用和临床应用。

扫一扫
知重点

　　经络是人体气血运行的通路，是经脉和络脉的总称。"经"有路径的含义，其贯通人体上下，沟通内外，是经络的主干，其循行特点多纵行而分布罗深，"络"有网络的含义，为经脉别出的分支，较经脉细小。其循行特点纵横交错，遍布全身，分布较浅。《灵枢·脉度》说："经脉为里，支而横者为络，络之别者为孙"。经络运行经气，如环无端，昼夜不停，调节全身各个部分的功能活动，协调阴阳，将人体连成一个有机整体。

　　经络学说是阐述人体经络系统的循行分布、生理功能、病理变化及其与脏腑相互关系的系统理论。它是中医学理论体系的主要组成部分，贯穿于中医学的生理、病理、诊断和治疗等各方面，对中医临床各科尤其是针灸临床实践具有重要的指导作用，所以《灵枢·经脉》说："经脉者，所以决死生，处百病，调虚实，不可不通。"

 知识链接

> 经络理论是针灸学的理论核心，既能说明人体正常生理功能、病理变化，又是临床辨证、诊断、治疗的基础和依据。随着经络理论的学习，加深对整体观念的理解和对人体气血的认识；又拓宽认识人体生命科学的途径。在学习上可以起到执简御繁的作用。

第一节　经络系统的组成

　　经络系统，由经脉和络脉组成，其中经脉包括十二经脉、奇经八脉以及附属于十二经脉的十二经别、十二经筋和十二皮部；络脉包括十五络脉和难以计数的浮络、孙络等；其中十二经脉是主体，见表1-1。

表 1-1 经络系统简表

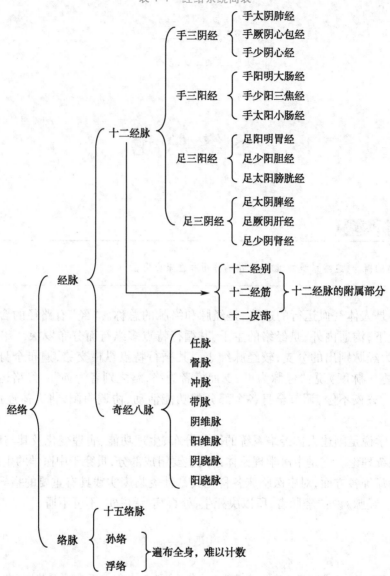

一、十二经脉

十二经脉即手三阴经、手三阳经、足三阳经、足三阴经的总称,是经络系统的主体,故又称为十二正经。

（一）十二经脉的命名

十二经脉的名称是依据手足、阴阳、脏腑三方面而确定的。经脉循行于上、下肢的不同,有手经、足经之分;各经隶属脏腑的不同,有属脏属腑之分;经脉循行分布于四肢的内、外和所属脏腑的阴阳属性不同,有阴经、阳经之分。在分阴阳的基础上,根据阴阳之气的多少又分三阴三阳,以区分手足六经。如循行于上肢内侧经脉属于手经、阴经。阴有太阴、少阴、厥阴,其中循行于上肢内侧前缘为手太阴,隶属于肺,故称之为手太阴肺经。根据这样的原则,就定出了十二经脉的名称。

（二）十二经脉在体表的分布规律

十二经脉左右对称地分布于头面、躯干和四肢，纵贯全身。凡属六脏的经脉称为阴经，分布于四肢内侧和胸腹，上肢内侧为手三阴经，下肢内侧为足三阴经；凡属六腑的经脉称为阳经，分布于四肢外侧和头面、腰背躯干，上肢外侧为手三阳经，下肢外侧为足三阳经。以人体自然直立，两手下垂，掌心向内的姿势，将上下肢的内外侧均分为前、中（侧）、后三个区域，则手足三阳经在四肢的排列是：阳明在前，少阳在中，太阳在后；手足三阴经在四肢的排列一般是：太阴在前、厥阴在中（侧）、少阴在后，其中足三阴经在足内踝上 8 寸以下为厥阴在前、太阴在中、少阴在后，至内踝上 8 寸以上则太阴交出于厥阴之前。

（三）十二经脉的表里属络关系

十二经脉内属于脏腑，阴经属脏而络腑，阳经属腑而络脏。脏与腑有表里相合的关系，阴经与阳经有表里属络关系。如手太阴肺经属肺络大肠，手阳明大肠经属大肠络肺。肺与大肠表里相合，手太阴肺经与手阳明大肠经则表里属络。这样，十二经脉就形成了六组表里属络关系。互为表里的经脉在生理上密切联系，病变时相互影响，治疗时相互为用。

（四）十二经脉的循行走向与交接规律

十二经脉循行走向是：手三阴经从胸走手，手三阳经从手走头，足三阳经从头走足，足三阴经从足走胸腹。十二经脉的交接规律是阴经与阳经在手足交接；阳经与阳经在头面部交接；阴经与阴经在胸部交接。

（五）十二经脉的气血循环流注

十二经脉中的气血是逐经相传、循环无端的传注系统，将气血周流全身，以维持全身组织器官的生理功能和生命活动。其气血流注的次序即从手太阴肺经开始，依次流注至足厥阴肝经，再传回手太阴肺经。这样首尾相贯，如环无端，构成了经脉的气血循环系统。其流注次序如表 1-2。

表 1-2 十二经脉流注概况

（←┄┄→表示属络、表里 ━━→表示传注）

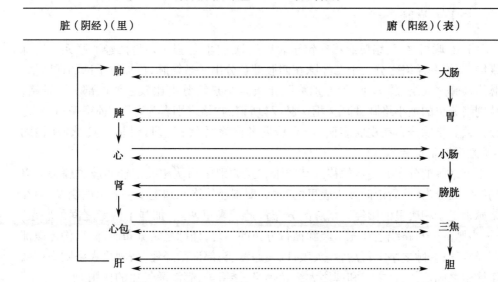

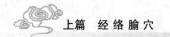

二、奇经八脉

奇经八脉是督脉、任脉、冲脉、带脉、阴跷脉、阳跷脉、阴维脉、阳维脉的总称。奇有"异"的意思，是说奇经八脉不同于十二正经。《难经·二十七难》说："凡此八脉者，皆不拘于经，故曰奇经八脉。"奇经八脉和十二正经的主要区别是：十二经脉与相关的脏腑有属络关系，经脉之间有确定的表里关系，且每条正经均有本经所属的腧穴；而奇经八脉则不直接隶属脏腑，奇经八脉之间无表里关系，除督、任二脉外，其他六脉均无本经所属的腧穴。

奇经八脉的分布部位与十二经脉纵横交错，其中督脉分布于后正中线，可调节全身的阳经之气，故称"阳脉之海"；任脉分布于前正中线，可调节全身的阴经之气，故称"阴脉之海"。二脉各有本经所属的腧穴，其余冲、带、阴阳跷脉、阴阳维脉的腧穴，都寄附于十二正经和督、任二脉之中。冲脉分布于腹部第一侧线，交会足少阴经腧穴，任、督、冲三脉皆起于胞中，同出于会阴，然后分别循行，故有"一源三歧"之称；带脉环腰一周，状如束带，交会足少阳经腧穴；阳跷脉分布于下肢外侧及肩、头部，交会足太阳等经脉腧穴；阴跷脉分布于下肢内侧及眼部，交会足少阴等经脉腧穴；阳维脉分布于下肢外侧、肩和头项部，交会足太阳等经脉和督脉的腧穴；阴维脉分布于下肢内侧、腹部第三侧线和颈部，交会足少阴等经脉和任脉的腧穴，奇经八脉的分布除带脉外，均有前后、左右对称的特点，如督、任二脉为单脉而前后对称，冲脉、阴阳跷脉、阴阳维脉均是双脉，左右对称。

奇经八脉纵横交错地循行分布于十二经脉之间，主要作用体现在两方面：其一，沟通了十二经脉之间的联系，将部位相近、功能相似的经脉联系起来，起到统摄有关经脉气血，协调阴阳的作用；其二，对十二经脉气血有着蓄积和渗灌的调节作用，奇经八脉犹如湖泊水库，而十二经脉之气则犹如江河之水。

课堂互动

奇经八脉与十二经脉有何不同？奇经八脉的作用是什么？

三、十五络脉

"络"有联络之意，络脉纵横交错于表里经脉之间，加强了表里两经的联系。络脉有别、孙络和浮络之分。十二经脉在四肢部各分出一条络脉，再加躯干部的任脉络、督脉络及脾之大络，总称为"十五别络"，十五别络是络脉中比较主要的部分。孙络，是从别络分出的细小络脉，即《灵枢·脉度》所谓的"络之别者为孙"。孙络遍布全身，难以计数。络脉分布在皮肤表面，浮显易见者称为"浮络"，即《灵枢·经脉》所谓的"诸脉之浮而常见者"。

十五络脉的分布有一定规律。其中十二经的别络均从相关正经四肢肘膝关节以下的络穴处分出，然后走向互为表里的经脉，即阳经的络脉别走于相表里的阴经，阴经的络脉别走于相表里的阳经。络脉的分布沟通了表里两经，加强了两者之间的联系，此外，络脉的分布路线还补充了经脉循行分布的不足，任脉之络分布腹部，以沟通腹部诸阴经经气；督脉之络上行后背、头项，以沟通背、头部诸阳经经气；脾之大络则横行散布于胸胁之间。任、督之络和脾之大络及孙络、浮络等，起渗灌气血的作用。

络脉与经别都能加强表里两经之间的联系,所不同者:经别主内,没有所属腧穴,也没有所主病症;络脉则主外,各有一个络穴,并各有所主病症。

四、十二经别

经别,就是别行的正经。十二经别是从十二经脉分出,深入体腔的重要分支。经别主要分布于胸腹部和头部,能沟通表里两经,并加强经脉与脏腑的联系。

十二经别的循行分布有"离、入、出、合"的规律,经别均从同名正经的四肢肘膝关节附近别出称为"离",走入胸腹腔称为"入",浅出头项部称为"出",最后阴经经别合入相互表里的阳经经别,阳经经别合入本经,称为"合"。手足三阴三阳经别根据经脉的表里关系分为六对,称为"六合"。

五、十二经筋

"筋",《说文》解释作"肉之力也",意指能产生力量的肌肉;而"腱"是"筋"之本,是筋附着于骨骼的部分。经筋是十二经脉及相关络脉中气血渗灌濡养的筋肉组织。全身筋肉按部位分为手足三阴三阳,即十二经筋。具有约束骨骼、屈伸关节、维持人体正常运动功能的作用。

经筋各起于四肢末端,结聚于关节和骨骼部,而走向头面躯干,行于体表,不入内脏。足三阳经筋均上结于头面,足三阴经筋均结于腹部,手三阴经筋结于胸膈上下,手三阳经筋则结于头部。某些经筋(如足阳明经筋、足太阴经筋等)还结聚于前阴。经筋有大有小,或散布成片,杨上善说:"筋有大筋、小筋、膜筋……其有起维筋、缓筋等皆是大筋别名。"经筋能联缀四肢百骸、筋肉骨骼,维持关节的屈伸活动,正如《素问·痿论》所说:"宗筋主束骨而利机关也。"

六、十二皮部

皮部,是十二经脉在体表皮肤的分区部位,是经络系统的一部分。《素问·皮部论》说:"皮有分部","欲知皮部以经脉为纪者,诸经皆然。"说明皮部是十二经脉的体表分区,也是十二经脉之气的散布所在。

《素问·皮部论》说:"邪客于皮则腠理开,开则邪入客于络脉,络脉满则注于经脉,经脉满则入舍于脏腑也。"这样,皮—络—经—腑—脏,成为疾病的传变层次,外邪可以通过这个途径侵入机体内部,由表及里,由轻渐重地发展演变。正由于上述皮部与经络脏腑的密切联系,在脏腑经络病变时,也能反映于皮部,出现不同部位皮肤色泽和形态等方面的变化,有助于脏腑、经络疾病的诊断,临床上在皮肤表面一定部位施行敷贴、温灸、热熨、针刺(皮肤针等)等法以治内脏疾病,都是对皮部理论的具体运用。

第二节　经络的作用和临床应用

一、经络的作用

(一)联系脏腑,沟通内外

《灵枢·海论》指出:"夫十二经脉者,内属于府藏,外络于肢节。"人体的五脏六腑、四肢百骸、五官九窍、皮肉筋骨等组织器官,之所以保持相对的协调与统一,完成正常的生理活动,是依靠经络系统的联络沟通而实现的。经络中经脉、经别与奇经八脉、十五络脉,纵横交错、入里出表、通上达下、联系了人体各脏腑组织;经筋、皮部联系了肢体筋肉皮肤,加之细小的浮络和孙络形成了一个统一的整体。

（二）运行血气,营养全身

《灵枢·本脏》说:"经脉者,所以行血气而营阴阳,濡筋骨,利关节者也。"气血是人体生命活动的物质基础,全身各组织器官只有得到气血的濡润才能完成正常的生理功能。经络是人体气血运行的通路,能将其营养物质输布到全身各组织脏器,从而完成和调于五脏、洒陈于六腑的生理功能。

（三）抗御病邪,保卫机体

由于经络能"行气血而营阴阳",营气行于脉中,卫气行于脉外,使营卫之气密布周身。外邪侵犯人体由表及里,先从皮毛开始,卫气充实于络脉,络脉散布于全身、密布于皮部,当外邪侵犯机体时,卫气首当其冲发挥其抗御外邪、保卫机体的屏障作用。

二、经络的临床应用

（一）说明病理变化

经络是人体通内达外的一个通道,在人体患病功能失调时,又是病邪传注的途径,具有反映病候的特点。如在有些疾病的病理过程中,常可在经络循行通路上出现明显的压痛,或结节、条索状等反应物,以及相应的部位皮肤色泽、形态、温度等变化。通过望色、循经触摸反应物和按压等,可推断疾病的病理状况。

（二）指导辨证归经

由于经络有一定的循行部位及所属络的脏腑,辨证归经,是根据体表相关部位发生的病理变化,来推断疾病所在的经脉。辨证归经在经络学说指导下进行。如头痛一症,痛在前额者多与阳明经有关,痛在两侧者多与少阳经有关,痛在后头部多与太阳经有关,痛在巅顶者多与督脉、足厥阴经有关。这是根据头部经脉分布特点辨证归经。临床上还可根据所出现的证候,结合其所联系的脏腑,进行辨证归经。如咳嗽、鼻流清涕、胸闷,或胸外上方、上肢内侧前缘疼痛等,与手太阴肺经有关;脘腹胀满、胁肋疼痛、食欲不振、嗳气吞酸等,与足阳明胃经和足厥阴肝经有关。

（三）指导针灸治疗

针灸治病是通过针刺和艾灸等刺激体表经络腧穴,以疏通经气,来调节人体脏腑气血功能,从而达到治疗疾病的目的。针灸临床通常根据经脉循行和腧穴主治特点进行循经取穴,如《四总穴歌》说:"肚腹三里留,腰背委中求,头项寻列缺,面口合谷收",就是循经取穴的具体体现。由于经络、脏腑与皮部有密切联系,故经络、脏腑的疾患可以用皮肤针叩刺皮部进行治疗,如胃脘痛可用皮肤针叩刺中脘、胃俞穴,也可在该穴皮内埋针;经络闭阻、气血瘀滞,可以刺其络脉出血进行治疗,如目赤肿痛刺太阳出血,软组织挫伤在局部刺络拔罐等。

（高嘉彬）

复习思考题

扫一扫
测一测

1. 写出十二经脉的循环流注次序。
2. 经络的作用和临床应用分别是什么？
3. 试述奇经八脉与十二经脉的不同，以及奇经八脉的作用。

第二章

腧 穴 总 论

学习要点

腧穴的概念及分类；腧穴的作用及主治规律；特定穴的意义；腧穴的定位法。

腧穴是人体脏腑经络之气输注于体表的部位，也是脏腑经络之病理反应处，又是接受针灸刺激的部位。"腧"与"俞""输"义通，有转输的含义，像水流的转输灌注；"穴"含有"孔""隙"的意思，有经气所居之义。在古代文献中，腧穴有"砭灸处""节""会""骨空""气穴""孔穴""穴道"等名称，后世通称为穴位。

腧"读作"输"，又从简作"俞"，三字原来相通，近代针灸著作则作了区分："腧"泛指全身所有的穴位，即广义的腧穴；"输"是指井、荥、输、经、合五输穴中的第三个穴位；"俞"是指脏腑之气输注于背部的穴位，即背俞穴。本章所述，是指广义的腧穴而言。

第一节　腧穴的发展

腧穴是我国古代劳动人民长期与疾病作斗争的实践中逐渐发现的。最初的时候，当人体发生疾病时，常于一定的部位出现压痛、酸楚、敏感、肿胀、瘀血、虚陷、跳动及感觉障碍等，而对这些异常的部位施以适当的刺激，如砭刺、按摩、叩击、火烤、烧灼等，往往使病痛得到减轻或消除，健康恢复。久之，人们逐渐意识到人体的某些特殊部位具有治疗疾病的作用，这就是腧穴发现的最初过程。那时既没有固定的部位，又没有特定的名称，只是称作"砭灸处"。其后，人们对体表的施术部位及治疗作用逐步了解深入，积累了较多的经验，发现有些腧穴有确定的位置，主治的病证，并给予位置的描述和命名，即腧穴的定位、定名阶段，随着对经络及腧穴主治作用的不断深化，古代医家对腧穴的主治作用进行了归类，并与经络相联系，逐步将腧穴归经，即定位、定名归经阶段。

早在《黄帝内经》一书中，就有腧穴归经的记载，并论及穴名 160 个，《针灸甲乙经》记载周身经穴 349 个，全书列载正中单穴 49 个，两侧双穴 300 个。并对腧穴的排列顺序进行了整理。《铜人腧穴针灸图经》记载了 354 个穴位；《针灸大成》记载了 359 个穴位，并列举了辨证选穴的范例，充实了针灸辨证施治的内容。《针灸逢源》记载了

361 个穴位,一直沿用至今。在 2006 年 9 月 18 日发布的国家标准 GB/T12346-2006《腧穴名称与定位》中,印堂穴由经外奇穴归至督脉,定位不变,故经穴数量由 361 个增加到 362 个。

第二节 腧穴的分类

腧穴在其发展过程中,从无定位定名到定位定名,又从定位定名到系统分类,经过历代医家用"分部"到"分经"的方法,进行了多次的整理、归纳。通常可分为十四经穴、经外奇穴和阿是穴三大类。

一、十四经穴

凡归属于十二经脉及督、任二脉的腧穴,称为"十四经穴",简称"经穴",共有 362 穴。其中十二经脉的腧穴均为左右对称的双穴;督脉和任脉的腧穴,则为分布于人体前后正中线的单穴。属于同一经的腧穴,大多都能主治所属经脉及其相应脏腑的病证。十四经穴是腧穴的主体部分,为临床所常用。

二、经外奇穴

经外奇穴,简称奇穴,是指既有一定的穴名,又有明确的位置,但尚未列入十四经穴系统的腧穴。这类穴多数是从古至今陆续发现的经验有效穴。它们可弥补经穴之不足,对某些病证常有其独特的作用。它们常因位置不在十四经循行线上,难以归属某经;有些经外奇穴是一名数穴,相当于小型处方,也难以归入某一经;还有一些经外奇穴,位置虽在经络路线上,如太阳、阑尾穴、胆囊穴等,但因定名较晚,仍属于奇穴。历代针灸文献所增补的经穴,有些就是从经外奇穴而来。如《铜人腧穴针灸图经》增加的膏肓、《针灸资生经》增加的眉冲等,先前都属于奇穴。从腧穴的发展过程来看,奇穴属于经穴的早期,临床上,奇穴可作为经穴的补充。

三、阿是穴

阿是穴,又称天应穴、不定穴、压痛点等。这一类腧穴既无具体名称,又无固定位置,而是根据疼痛或敏感的反应部位来定穴。即《灵枢·经筋》所说的"以痛为腧"。"阿是穴"之称首见于唐代孙思邈《千金方》二十九卷中:"有阿是之法,言人有病痛,即令捏其上,若里当其处,不问孔穴,即得便快成(或)痛处,即云阿是。灸刺皆验,故曰阿是穴也。"这种穴临床上多用于局部疼痛性病证。

第三节 腧穴的命名

腧穴命名,最早的记载见于《黄帝内经》,《素问·阴阳应象大论》称:"气穴所发,各有处名。"腧穴的命名,是古代医家在当时历史条件下,根据他们对宇宙间事物的认识,从天文、地理、生物形象以及人体的解剖、生理、针刺的治疗效果等各个方面,逐步总结而成,孙思邈的《千金翼方》说:"凡诸孔穴,名不徒设,皆有深意。"说明腧穴的命名是有一定意义的,对穴名涵义的理解,不仅有助于腧穴部位的记忆及功能的掌握,还

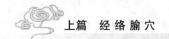

可激发人们对我国古代灿烂文化的兴趣,从而更加热爱针灸医学;在国际上,则可更好地促进针灸医学的交流。兹将周身腧穴的命名归纳摘要分类说明如下:

一、自然类

（一）以天文、气象名词命名

1. 日月星辰　如日月、上星、太乙、太白、天枢、紫宫、华盖等。
2. 风云雷电　如风池、风市、风府、秉风、云门、丰隆、列缺(电光)等。

（二）以地理名称结合腧穴形态、气血流注而命名

1. 山、陵、丘、墟的象形　如承山、大陵、梁丘、商丘、丘墟等。
2. 溪、谷、沟、渎的象形　如太溪、后溪、合谷、阳谷、支沟、四渎、中渎等。
3. 泉、池、泽、海等的象形　如涌泉、曲泉、阳池、曲池、尺泽、曲泽、小海、少海、太渊、清冷渊、经渠等。
4. 街、道、处、市等的象形　如气街、水道、灵道、五处、阴市、气冲、步廊等。

二、物象类

以动物、植物、建筑物和什物之类的名称,来形容某些腧穴的象形或会意。

1. 动物名称　如鱼际、伏兔、犊鼻、鸠尾等。
2. 植物名称　如口禾髎、攒竹等。
3. 建筑物名称　如神门、气户、天窗、听宫、巨阙、内庭、中府、玉堂、气舍、地仓、库房、灵台、天井、内关、曲垣等。
4. 什物名称　如颊车、缺盆、天鼎、悬钟等。

三、人体类

以人体解剖部位、生理功能以及腧穴的临床治疗作用来命名。

1. 解剖部位　如腕骨、完骨、大椎、曲骨、肝俞、心俞、脾俞、肺俞、肾俞、胃俞、膀胱俞、大肠俞、小肠俞、胆俞、阳陵泉(外)、阴陵泉(内)、阳纲(背)、阴都(腹)等。
2. 生理功能　如承泣、承浆、听宫、劳宫、气海、关元、血海、神堂、魄户、魂门、意舍、志室等。
3. 治疗作用　如光明、迎香、通天、哑门、水分、水道、交信、归来、筋缩等。

第四节　腧穴的治疗作用

腧穴不仅是气血输注的部位,也是邪气所客之所,又是针灸防治疾病的刺激点。如针中脘、足三里治疗胃病;针内关、厥阴俞治疗心绞痛;针睛明、光明治疗眼病;艾灸气海、关元、足三里以增强体质、预防疾病等。腧穴防治疾病的关键,就是其接受针、灸等适当的刺激,以通达经脉、调畅气血,使阴阳归于平衡,脏腑趋于和调,从而达到扶正祛邪的目的。腧穴在防治疾病方面的作用可概括为以下三方面:

一、近治作用

近治作用是各类腧穴治疗作用的共同特点,无论经穴、奇穴、阿是穴,它们都能治

疗其所在位置局部及其邻近组织、器官的病证。例如印堂穴治疗眉心、前额疾患和眼病、鼻病；太阳穴治疗头颞部疾患及眼病；膻中穴治疗胸痛、胸闷及乳腺、心、肺疾患；肾俞穴治疗腰部病症及泌尿、生殖系疾患等。

二、远治作用

远治作用是十四经腧穴治疗作用的基本规律。在十四经腧穴中，尤其是十二经脉在四肢肘、膝关节以下的腧穴，不仅能治疗局部和邻近部位的病证，而且能治本经循行所涉及的远隔部位的组织、器官、脏腑的病证，有的甚至具有影响全身的作用，如合谷穴，不仅能治上肢病证，而且能治本经所过之处的颈部和颜面、口齿病证，还能治疗外感发热等。这是"经络所通，主治所及"规律的体现。

三、特殊作用

特殊作用是指某些腧穴的治疗具有双向良性调整作用和相对特异治疗作用。如关元、气海、足三里、膏肓具有强壮作用；人中、素髎、会阴、十宣可以开窍醒脑并能使呼吸功能增强；大椎、曲池、合谷退热；水分、阴陵泉利小便；至阴矫正胎位；百会益气升提等。临床实践还证明，针刺某些腧穴，对机体的不同状态，可起着双向性的良性调整作用。如泄泻时，针刺天枢可止泻；便秘时，针刺天枢又能通便。心动过速时，针刺内关能减慢心率；心动过缓时，针刺内关又可使之恢复正常等。这些均是腧穴的特殊治疗作用。

课堂互动

上述举例哪些是双向良性调整作用？哪些是相对特异治疗作用？

第五节　腧穴的主治规律

人体各部腧穴的主治范围，与其所属经络和所在部位的不同有直接关系。无论腧穴局部治疗作用，还是邻近或远隔部位的治疗作用，都是以经络学说为依据的，即是"经络所通，主治所及"。腧穴的主治规律，一般可以从腧穴的分经和分部来归纳。

一、分经主治规律

十四经腧穴的分经主治，以手足三阴、三阳及督、任划分，各组经穴主治既有主治本经病证的特性，又有主治二经或三经相同病证的共性。兹将各经腧穴主治的异同分经列于表2-1。

二、分部主治规律

十四经腧穴，因其所在部位的不同，各有其主治特点，其大体规律是：头、面、颈项部的腧穴，除个别能治全身性疾病或四肢疾患外，绝大多数均治局部病证；胸腹部腧穴，大多可治脏腑病及急性病，少数腧穴还能主治全身性疾患；背腰部腧穴，除少数能治下肢疾患外,大多可治局部病、脏腑病和慢性病;四肢部肘膝以上的腧穴,以治局部病症为主;肘膝以下至腕踝部腧穴,除治局部病症外,还能治脏腑疾患;腕、踝以下腧穴,除能治局部病症外,还能治头面、五官病症,以及发热、神志病等全身疾患。现将分部经穴的主治范围归纳列表如下(表2-2)。

表2-1 十四经腧穴主治异同表

经名 \ 主治		本经主治特点	三经共同点
手三阴经	手太阴经	肺、喉病	胸部病症
	手厥阴经	心、神志、胃病	
	手少阴经	心、神志病	
手三阳经	手阳明经	前头、鼻、口齿病	头部、五官病、热病
	手少阳经	侧头、耳、胁肋病	
	手太阳经	后头、肩胛、神志病	
足三阳经	足阳明经	前头、口齿、咽喉、胃肠病	头部、五官病、热病
	足少阳经	侧头、耳、胁肋病	
	足太阳经	后头、目、项、背腰、脏腑病	
足三阴经	足太阴经	脾、胃病	腹部及前阴病症
	足厥阴经	肝病	
	足少阴经	肾、肺、咽喉病	
任督脉	督 脉	中风、昏迷、热病、头面病	神志病、脏腑病、妇科病
	任 脉	具有回阳、固脱、强壮作用	

表2-2 分部经穴主治范围归纳

分部		主治
头面颈项部	前头、侧头区	眼、鼻病
	后头区	神志、局部病
	项区	神志、音哑、咽喉、眼、头项病
	眼区	眼病
	颈区	鼻病
		舌、咽喉、音哑、哮喘、食管、颈部病
胸膺胁腹部	胸膺部	胸、肺、心病
	腹部	肝、胆、脾、胃病
	少腹部	经带、前阴、肾、膀胱、肠病

续表

分部		主治
肩背腰尻部	肩胛部	局部、头项病
	背部	肺、心病
	背腰部	肝、胆、脾、胃病
	腰尻部	肾、膀胱、肠、后阴、经带病
胸侧胁腹部	胸胁部	肝、胆病、局部病
	侧腹部	脾、胃、经带病
上肢内侧部	上臂内侧部	肘臂内侧病
	前臂内侧部	胸、肺、心、咽喉、胃、神志病
	掌指内侧部	神志病、发热病、昏迷、急救
上肢外侧部	上臂外侧部	肩、臂肘外侧病
	前臂外侧部	头、眼、颈项、肩胛、胁肋、发热病
	掌指外侧部	面颊、耳、鼻、口齿、咽喉、神志病、发热病、急救
下肢后面部	大腿后面	臀股部病
	小腿后面	腰背、后阴病
	跟后、足外侧	头、项、背腰、眼、神志、发热病
下肢前面部	大腿前面	腿膝部病
	小腿前面	胃肠病
	足跗前面	前头、口齿、咽喉、胃肠、神志、发热病
下肢内侧部	大腿内侧	经带、小溲、前阴病
	小腿内侧	经带、脾胃、前阴、小溲病
	足内侧	经带、脾胃、肝、肺、肾、前阴、咽喉病
下肢外侧部	大腿外侧	腰尻、膝股关节病
	小腿外侧	胸胁、颈项、眼、侧头部病
	足外侧	侧头、眼、耳、胁肋、发热病

第六节　特　定　穴

特定穴是指十四经穴中具有某些特殊治疗作用和特殊含义的一类腧穴。由于它们的主治功能、含义不同,因此各有特定的名称。特定穴在临床针灸治疗中具有十分重要的意义。

一、五输穴

十二经脉在肘膝以下各有井、荥、输、经、合五个腧穴,总称五输穴。其次序是从四

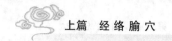

肢末端向肘、膝方向排列的。《灵枢·九针十二原》说："经脉十二，络脉十五，凡二十七气以上下。所出为井，所溜为荥，所注为输，所行为经，所入为合。"是指经络之气自四肢末端向上合入于四肢肘、膝部，像水流一样由小到大、由浅入深。经气初出，如水的源头，所以称"井"；经气稍盛，如水之微流，所以称"荥"；经气渐盛，如较大水流灌注，所以称"输"；经气更盛，像水在通畅的河道中流过，所以称"经"；经气充盛深入处，宛如水流汇合，所以称"合"。

二、原穴、络穴

原穴是脏腑原气经过和留止的部位。"原"即本源、原气之意。十二经脉在四肢部各有原穴，故又名"十二原"。在六阳经，原穴单独存在，排列在五输穴的输穴之后，经穴之前；六阴经，则以输为原。《灵枢·九针十二原》曰："五脏有疾也，应出十二原……凡此十二原者，主治五脏六腑之有疾者也。"《难经·六十六难》也说："五脏六腑之有病者，皆取其原也。"说明原穴可以用于治疗各自所属脏、腑的病变，临床上也可根据原穴的反应变化，推断脏腑功能的盛衰。

络脉是从经脉分出的部位各有一个腧穴叫做络穴，"络"即联络之意。以沟通表里两经的联系。在四肢部十二经脉各有一个络穴，在躯干部还有督脉络穴、任脉络穴、脾之大络，共15穴，故合称为"十五络穴"。络穴可治疗表里两经和络脉分布部位的病证。

三、俞穴、募穴

俞穴是脏腑之气输注于背腰部的腧穴，故又称为背俞穴。背俞穴位于背腰部足太阳膀胱经的第一侧线上，大体依脏腑位置而上下排列，分别冠以脏腑之名，共12穴。当脏腑发生病变时，在相关的背俞穴处常出现压痛或敏感现象。《灵枢·背俞》说："欲得而验之，按其处，应在中而痛解，乃其俞也。"因此，某一脏腑有病，可选用其相应的背俞穴进行治疗。

募穴是脏腑之气汇聚于胸腹部的腧穴。六脏六腑共有十二募穴。它们与相应脏腑的部位较接近，脏腑有病多反映于募穴。如胆病可在日月或期门出现压痛；胃病可在中脘穴有压痛等。故募穴的治疗作用，多以脏腑及局部疾病为主。例如：天枢治疗肠道病及腹痛；中极治疗泌尿系统疾患及小腹痛等。

四、郄穴

郄，有孔隙的意思。郄穴是指经脉气血曲折汇聚的孔隙。大多分布在四肢肘膝以下。十二经脉各有1个郄穴，阴跷、阳跷、阴维、阳维四条奇经亦各有1个郄穴，共为16个郄穴。郄穴对本经循行部位及所属脏腑的急性病证有较好的治疗作用，可用于相应脏腑经络的急性病证。此外，临床上通过按压郄穴进行检查，还可作协助诊断之用。

五、下合穴

下合穴，又称六腑下合穴，是指六腑之气下合于足三阳经的六个腧穴。主要分布于下肢膝关节以下部位。它是根据《灵枢·邪气脏腑病形》中"合治内府"的理论而提出来的,即指"胃合于三里,大肠合入于巨虚上廉,小肠合入于巨虚下廉,三焦合入于委阳,膀胱合入于委中,胆合入于阳陵泉",因大肠、小肠、三焦三经在上肢原有合穴,而上述六穴都在下肢,为了区别,故以下合穴命名。下合穴在临床上多用于治疗六腑病证。

六、八会穴

"会"即聚会之意,八会穴即脏、腑、气、血、筋、脉、骨、髓的精气聚会的八个腧穴。分布于躯干部和四肢部,各穴与其他特定穴多互有重复。八会穴与所属脏腑组织的生理特性有着密切的关系,因此在治疗方面,凡属脏、腑、气、血、筋、脉、骨、髓的病变,均可取其相应的八会穴。

七、八脉交会穴

八脉交会穴是指奇经八脉与十二经脉之气相交会的八个腧穴,又称"交经八穴"。八脉交会穴均分布于腕踝关节的上下。

八、交会穴

交会穴是指两经或数经相交会合的腧穴。全身的交会穴有90余个,大多分布于躯干、头面部。其中主要的一经即腧穴所归属的一经称为本经,相交会的经称为他经。

第七节 腧穴的定位法

腧穴的定位法又叫取穴法。人体的腧穴很多,取穴的正确与否,直接影响到治疗效果。因此,历代医家都非常重视。《备急千金要方》指出腧穴位置多当在"肌肉纹理、节解缝会宛陷之中;及以手按之,病者快然。"窦汉卿在《标幽赋》中论及取穴方法时说:"取穴之法,必有分寸,先审自意,次观肉分,或屈伸而得之,或平直而安定。在阳部筋骨之侧,陷下为真;在阴部郄腘之间,动脉相应。取五穴用一穴而必端,取三经用一经而可正。"简要地指出了腧穴位置的一般特点和针灸取穴的特点。说明腧穴位置大多在人体肌肉和骨节的空隙所形成的凹陷处。临床常用的腧穴定位法有体表解剖标志定位法、"骨度"分寸定位法和指寸定位法三种,兹分述如下:

一、体表解剖标志定位法

根据人体表面解剖的一些标志为依据而定取穴位的方法,称体表解剖标志定位法,又叫"自然标志取穴法",这是腧穴定位的主要依据之一。体表解剖标志法可分以下两种:

(一)固定的标志

指体表上不因活动而出现的明显的标志。如五官、毛发、指(趾)甲、乳头、肚脐等,以及各部骨节的突起和缝隙,肌肉的隆起和凹陷,其中主要是指"骨性标志"和"肌性标志"。由于这些标志固定不移,所以有利于腧穴的定位。临床取穴,对靠近某些体表标志的腧穴,可直接以此为据。例如两眉之间取印堂,鼻尖取素髎,两乳之间取膻中,脐旁2寸取天枢,腓骨头前取阳陵泉,两肩胛骨下角连线中点取至阳,两髂嵴上缘连线中点取腰阳关等。

（二）活动的标志

指关节、肌肉、皮肤随着适当的屈伸动作而出现的标志，包括关节的间隙、肌肉和肌腱的隆起或凹陷、皮肤的皱纹等。例如取耳门、听宫、听会等应张口；取下关时应闭口；屈肘纹头取曲池；握拳掌横纹头取后溪；取阳溪穴时应翘起拇指，当拇长、短伸肌腱之间的凹陷中是穴等。

临床上还有一些采用某种姿势找取标志来定取穴位的方法，又称"简便取穴法"。如以病人两手虎口自然平直交叉，当食指尖端所指高骨凹陷处取列缺；两手臂自然下垂，股外侧中指端取风市；两耳尖直上连线中点取百会等。

二、"骨度"分寸定位法

"骨度"分寸定位法，古称"骨度法"。最早记载见于《灵枢·骨度》篇。后来参照这一记载将人体各个部分分别规定其折量长度，作为量取穴位的标准。不论男女、老少、高矮、胖瘦的患者，均可参照此标准测量，人体各部常用的"骨度"分寸附图 2-1，列表 2-3 说明如下：

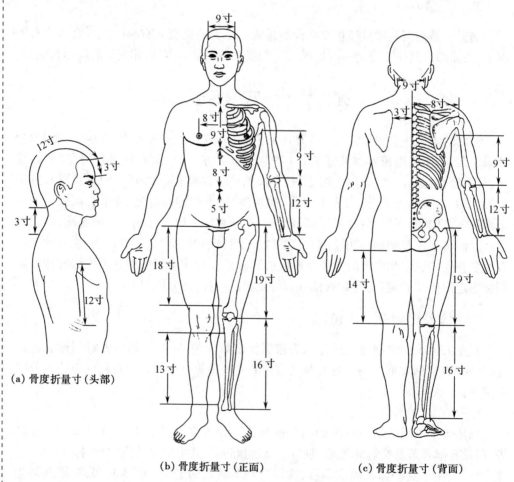

(a) 骨度折量寸（头部）　　(b) 骨度折量寸（正面）　　(c) 骨度折量寸（背面）

图 2-1　人体各部常用骨度分寸表

表 2-3　常用骨度分寸表

分部	起止点	骨度分寸	度量法	说明
头部	前发际至后发际	12 寸	直寸	如前后发际不明者即从眉心至前发际作 3 寸，从眉心至大椎作 18 寸
	前额两发角之间	9 寸	横寸	用于量头部的横寸
	耳后两完骨（乳突）之间	9 寸		
胸腹部	歧骨（胸剑联合）至脐中	8 寸	直寸	胸部与胁肋部取穴直寸，一般根据肋骨计算，第一肋骨折作 1.6 寸
	脐中至横骨上廉（耻骨联合上缘）	5 寸		
	两乳头之间	8 寸	横寸	女性可用锁骨中线代替
背腰部	大椎以下至尾骶	21 椎	直寸	背腰部以脊椎棘突作为定穴的依据。一般肩胛骨下角相当第七（胸）椎，髂嵴相当第四腰椎
	两肩胛骨脊柱缘之间	6 寸	横寸	
侧胸部	腋下至季胁	12 寸	直寸	"季胁"指 11 肋端
上肢部	腋前纹头（腋前皱襞）至肘横纹	9 寸	直寸	用于手三阴、手三阳经
	肘横纹至腕横纹	12 寸		
下肢部	横骨上廉至内辅骨上廉（股骨内髁上缘）	18 寸	直寸	用于足三阴经
	内辅骨下廉（胫骨内侧髁下缘）至内踝高点	13 寸		
	髀枢（股骨大转子）至膝中	19 寸	直寸	1. 用于足三阳经 2. "髀枢"指股骨大转子 3. "膝中"的水平线　前面相当犊鼻穴，后面相当委中穴
	臀横纹至膝中	14 寸		
	膝中至外踝高点	16 寸		
	外踝高点至足底	3 寸		

三、指寸定位法

指寸定位法，是在"骨度"分部折寸的基础上，以患者的手指为标准来定取穴位的方法，故又称"手指同身寸法"，简称"指寸法"。医者根据病人身材高矮和手指的长短粗细情况，适当作出增减比例，也可用自己的手指来量取穴位，本法有一定的适用范围，临床常用的有以下三种：

（一）中指同身寸

中指同身寸是以患者的中指中节屈曲内侧两端横纹头之间作为 1 寸，可用于四肢部取穴的直寸和背部取穴的横寸（图 2-2）。

（二）拇指同身寸

拇指同身寸是以患者拇指指关节的横度作为 1 寸，亦可用于四肢部的直寸取穴

（图 2-3）。

（三）横指同身寸

横指同身寸又名"一夫"法。夫，扶的意思。《礼记》注："铺四指曰扶"，此法是令患者将食指、中指、无名指和小指并拢，以中指中节横纹处为准，四指横量作为 3 寸，多用于四肢及腹部的取穴(图 2-4)。

指寸法必须在"骨度，"分寸规定的基础上运用，不能以指寸悉量全身各部，否则会长短失度。"骨度"分寸与指寸在临床应用中应该互相结合。

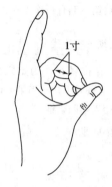
图 2-2　中指同身寸法

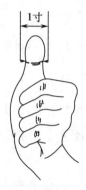
图 2-3　拇指同身寸法

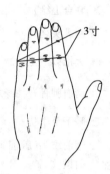
图 2-4　横指同身寸法

上述三种腧穴定位法，从定位的正确与否来看，以体表解剖标志（主要指固定标志）和"骨度"分寸法取穴比较恒定、准确，指寸法和简便取穴法的活动标志虽然便利，但差异性也较大。临床定穴必须以前法为主要依据，适当参合后法，灵活运用，以求取穴的准确。

（汪安宁　厚纪东）

扫一扫
测一测

复习思考题

1. 腧穴分为哪几类？各有何特点？
2. 举例说明腧穴的主治作用。
3. 腧穴的定位方法有哪几种？

第三章

经络腧穴各论

 学习要点

1. 常用腧穴的定位、主治特点及刺灸方法;
2. 常用腧穴的类别、配伍及经脉大体体表循行;
3. 各经起止穴。

第一节 任脉、督脉

一、任脉

Rènmài

(Conception Vessel，CV.)

【经脉循行】 1. 起于小腹内，2. 下出于会阴部(会阴穴)，向前进入阴毛部，3. 沿着腹内正中线上行，经过关元等穴，4. 到达咽喉部，5. 上行至颏部(承浆穴)，6. 环绕口唇，经过面部，7. 进入目眶下(承泣穴，足阳明经)(图3-1)。

任脉者，起于中极之下，以上毛际，循腹里，上关元，至咽喉，上颐循面入目(《素问·骨空论》)。

【联系脏腑器官】 胞宫、咽喉、口唇、目。

【主治概要】 本经腧穴主要治疗腹、胸、颈、头面的局部病证及相应的内脏器官病证，少数腧穴有保健作用或可治疗神志病证。例如：月经不调、痛经、带下、遗精、阳痿、小便不利、遗尿、泄泻、呕吐、咳喘、胸痛、咽喉肿痛、口㖞、脱证、癫痫等。

【本经腧穴】 本经一名一穴，共24穴。首穴会阴，末穴承浆。

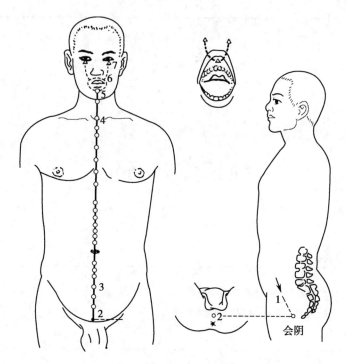

图 3-1 任脉循行示意图

1. 会阴 Huìyīn (CV 1)

【定位】 仰卧屈膝。在会阴部,男性当阴囊根部与肛门连线的中点;女性在大阴唇后联合与肛门连线的中点(图 3-2)。

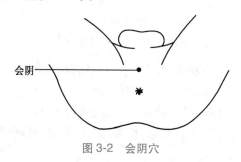

图 3-2 会阴穴

【主治】 ①溺水窒息,昏迷,癫狂;②小便不利,遗尿,阴痒;③遗精,阳痿;④月经不调,阴挺;⑤痔疾,脱肛。

【刺灸法】 直刺 0.5～1.0 寸;孕妇慎用;可灸。

以下各经穴刺灸法中,除禁针穴外,主要介绍毫针的常规针法。使用三棱针法点刺出血时,有出血倾向的患者忌用。灸法中除禁灸穴及特殊灸法外,一般均可温和灸10～20 分钟,不再一一赘述。

【附注】 配伍应用:会阴穴为急救穴之一,配水沟、中冲治疗呼吸衰竭;配肩井、中极治疗难产,胞衣不下;配中极、关元、肾俞治疗遗精。

2. 曲骨 Qūgǔ (CV 2)

【定位】 仰卧位。在下腹部,前正中线上,耻骨联合上缘的中点处(图 3-3)。

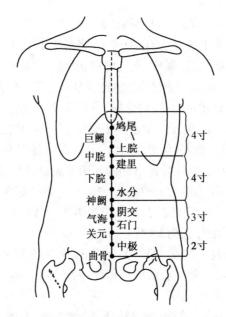

图 3-3　任脉腹部穴位示意图

【主治】　①癃闭,遗尿;②遗精,阳痿;③月经不调,痛经,赤白带下,胞衣不下。

【刺灸法】　直刺 0.5~1.0 寸;穴位深部是膀胱,故应在针前排尿,癃闭者用斜刺或平刺,孕妇禁针;可灸。

【附注】　(1)配伍应用:配三阴交治疗手术麻醉后尿潴留;配关元、归来、急脉治疗遗精、阳痿、早泄;配大敦治疗痛经;配太冲、关元、三阴交、复溜治疗赤白带下。

(2)据报道:①遗尿:毫针平刺,得气后行刮针法,再向左右旁开斜刺入肌层,行同样手法后出针,每日 1 次,7~15 次为 1 疗程,有一定疗效;②尿潴留:针刺膀胱神经支配完整的尿潴留患者的曲骨、中极、关元等穴,捻针时膀胱逼尿肌收缩,内压上升。

3. 中极　Zhōngjí(CV 3)　膀胱募穴

【定位】　仰卧位。在下腹部,前正中线上,当脐中下4.0 寸(图 3-3)。

【主治】　①遗尿,癃闭,小便不利;②遗精,阳痿,疝气,不育;③月经不调,痛经,崩漏,带下,阴挺,产后恶露不尽,不孕。

【刺灸法】　直刺 0.5~1.0 寸;穴位深部是膀胱,故应在针前排尿,癃闭者用斜刺或平刺,孕妇禁针;可灸。

【附注】　(1)配伍应用:中极穴位于小腹部,是膀胱的募穴和足三阴经的交会穴。肝、脾、肾三脏与生殖、泌尿功能关系密切,故本穴是治疗生殖系统病证及膀胱病证的主穴之一。中极配膀胱俞为"俞募"配穴,主治膀胱功能失常引起的小便异常;配三阴交、阴陵泉治疗癃闭;配肾俞、命门、横骨、气穴治疗阳痿、遗精;配阴交、石门,治疗闭经、产后恶露不止;配三阴交、大赫治疗原发性不孕。

(2)据报道:①调整膀胱功能:中极穴对神经系统疾患引起的膀胱功能障碍者有调整作用,用泻法针刺中极、横骨,既可使紧张性的膀胱张力降低,又可使弛缓性膀胱张力增高;②男子性功能障碍:针刺中极、关元、三阴交,得气后留针 15 分钟,每隔 5 分钟施以捻转补法,每日 1 次,20 次为 1 疗程。

4. 关元 Guānyuán (CV 4) 小肠募穴

【定位】 仰卧位。在下腹部,前正中线上,当脐中下 3.0 寸(图 3-3)。

【主治】 ①中风脱证,虚劳羸瘦,元气虚损;②腹痛,泄泻,痢疾,脱肛;③遗尿,癃闭,小便不利;④遗精,阳痿;⑤月经不调,痛经,经闭,带下,不孕,阴挺,恶露不尽。

【刺灸法】 直刺 1.0 寸左右;针前排尿;孕妇慎用;多用灸法。

【附注】 (1)配伍应用:关元穴位于男子藏精、女子蓄血之处,为真元之气出入之所,是足三阴经与任脉的交会穴,保健要穴之一,具有培肾固本、补益元气、回阳固脱的作用。虚劳羸瘦、中风脱证、急性吐泻引起的元阳暴脱以及生殖、泌尿系疾病中属于肾虚元气不足者,皆可取关元为主穴而治疗。关元又是小肠募穴,配小肠俞为"俞募"配穴,配下巨虚为"募合"(下合穴)配穴,治疗小腹疼痛、泄泻、痢疾等小肠腑病;配委阳、阴陵泉治疗癃闭;配太溪治疗久泻,久痢。

(2)《扁鹊心书》:每夏秋之交,即灼关元千壮,久久不畏寒暑。人至三十,可三年一灸脐下三百壮;五十,可二年一灸脐下三百壮;六十,可一年一灸脐下三百壮,令人长生不老。

(3)据报道:①促进垂体性腺系统的功能:针刺关元、中极、大赫等穴,可引起血浆黄体生成素、卵泡刺激素水平发生变化,改善迟发排卵,并对男子精子缺乏症也有疗效;②抗休克:艾灸关元穴能使休克患者的血压及其指温均有升高作用;③遗尿:取关元透中极、百会,毫针中刺激,留针 20~30 分钟,针后灸关元穴;④痛经:配三阴交,针刺关元时针尖向下,针后加艾炷灸,以小腹部有热感为度。

5. 石门 Shímén (CV 5) 三焦募穴

【定位】 仰卧位。在下腹部,前正中线上,当脐中下 2.0 寸(图 3-3)。

【主治】 ①腹痛,泄泻,痢疾;②小便不利,水肿;③遗精,阳痿,疝气;④带下,崩漏,产后恶露不尽。

【刺灸法】 直刺 1.0 寸左右,孕妇慎用;可灸。

【附注】 (1)配伍应用:石门配三焦俞为"俞募"配穴,配委阳为"募合"(下合穴)配穴,主治三焦功能失常所致的病证,如腹胀、腹水、癃闭;配关元、三阴交治疗痛经、崩漏。

(2)《针灸甲乙经》载:"女子禁不可刺灸中央,不幸使人绝子。"《铜人腧穴针灸图经经》《针灸大成》皆载:"妇人不可针,针之终身绝子。"

6. 气海 Qìhǎi (CV 6)

【定位】 仰卧位。在下腹部,前正中线上,当脐中下 1.5 寸(图 3-3)。

【主治】 ①中风脱证,脏气虚惫,虚劳羸瘦;②腹痛,泄泻,便秘;③遗尿,癃闭,小便不利;④遗精,阳痿;⑤月经不调,痛经,经闭,崩漏,带下,阴挺,产后恶露不尽。

【刺灸法】 直刺 1.0 寸左右;孕妇慎用;可灸。

【附注】 (1)配伍应用:气海穴位居腹部,为生气之海,有补元气、调气机、固精血之功,是保健要穴之一,主治作用与关元穴基本相同。配足三里、肾俞治疗体弱无力;配膻中、太渊治疗气短;配天枢、足三里、关元治疗胃下垂;配血海治疗经闭;配中极、三阴交治疗痛经;配三阴交治疗遗精;配支沟、大肠俞、足三里治疗麻痹性肠梗阻;配复溜治疗多汗、自汗。

(2)据报道:①急性菌痢:针刺气海、天枢、上巨虚、曲池、合谷等穴治疗急性菌痢,用提插与捻转泻法,有良好的疗效;针刺菌痢患者的气海、天枢等穴,可使免疫球蛋白(IgA、IgG、IgM)有不同程度的升高;②精子缺乏症:隔姜灸气海穴。

7. 阴交　Yīnjiāo(CV 7)

【定位】　仰卧位。在下腹部,前正中线上,当脐中下1.0寸(图3-3)。

【主治】　①腹痛,泄泻,疝气;②水肿,小便不利;③月经不调,崩漏,带下,恶露不尽。

【刺灸法】　直刺1.0寸左右,孕妇慎用;可灸。

【附注】　配伍应用:配涌泉治疗小便淋沥不尽;配三阴交、气海、子宫穴治疗崩漏。

8. 神阙　Shénquè(CV 8)

【定位】　仰卧位。在腹中部,脐中央(图3-3)。

【主治】　①脱证;②腹胀,腹痛,久泄,久痢,便秘,脱肛;③水肿。

【刺灸法】　禁针;可灸(多用艾炷隔盐灸或隔姜灸)或中药外敷。

【附注】　(1)配伍应用:神阙穴位于腹之中部的肚脐,既是生命之根蒂,元神之门户,又是中、下焦之枢纽,有回阳救逆、开窍苏厥、健脾理肠的作用,故中风脱证或急性吐泻导致的元阳暴脱、虚寒性腹痛、水肿、久泄、久痢、脱肛等病证可取本穴重灸,常与气海、关元、足三里等穴配伍应用。

(2)据报道:①提高机体免疫力:老年人神阙穴保健灸2个月前后的免疫功能测定显示,可提高细胞免疫功能,提高T淋巴细胞的数值及红细胞C3b受体花环的形成率,并能提高体液免疫功能,使免疫球蛋白IgA、IgG、IgM含量显著增加;②五更泻:取肉桂、鸡内金各3g,硫黄、枯矾、五倍子各6g,白胡椒1.5g,鲜葱3~5节,捣烂后加醋共调成糊状,平摊于神阙穴,以纱布覆盖,每次敷2小时,每天1次;③产后尿潴留:将盐炒黄填入神阙穴,葱压成0.3cm饼状置于盐上,艾炷置于葱饼上,灸1~4壮;④荨麻疹:取神阙穴用闪罐法,每日1次,连续治疗3次。

9. 水分　Shuǐfēn(CV 9)

【定位】　仰卧位。在腹部,前正中线上,当脐中上1.0寸(图3-3)。

【主治】　①水肿,小便不利;②腹胀,腹痛,反胃,泄泻。

【刺灸法】　直刺1.0寸左右;水液病多用灸法。

【附注】　配伍应用:水分穴主要治疗水液病。配脾俞、阴陵泉、三阴交、中脘治疗水肿、腹水;配中极、关元治疗小便不利;配阴陵泉、足三里治疗泄泻;配阴陵泉、三阴交、脾俞、关元等穴治疗肥胖症。

10. 下脘　Xiàwǎn(CV 10)

【定位】　仰卧位。在上腹部,前正中线上,当脐中上2.0寸处(图3-3)。

【主治】　①胃痛,呕吐,食谷不化,腹胀,泄泻;②痞块。

【刺灸法】　直刺1.0寸左右;可灸

【附注】　(1)配伍应用:配天枢、下巨虚、大横治疗腹痛、泄泻;配中脘、内关、足三里治疗呕吐。

(2)据报道:针刺下脘穴可促进胃、十二指肠溃疡的愈合,胃液分泌虽多保持高分泌状态,但胃的总酸度和自由酸度多趋于正常化。

11. 建里 Jiànlǐ(CV 11)

【定位】 仰卧位。在上腹部,前正中线上,当脐中上3.0寸处(图3-3)。

【主治】 ①胃痛,呕吐,呃逆,食欲不振,腹胀;②水肿。

【刺灸法】 直刺1.0寸左右;可灸。

【附注】 配伍应用:配内关、足三里、梁丘治疗胃痛;配水分、脾俞治疗水肿;配足三里治疗消化不良。

12. 中脘 Zhōngwǎn(CV 12) 胃之募穴、八会穴之腑会

【定位】 仰卧位。在上腹部,前正中线上,当脐中上4.0寸处(图3-3)。

【主治】 ①胃痛,食谷不化,呕吐,吞酸,腹胀,泄泻;②黄疸;③痰多咳喘;④失眠,癫狂。

【刺灸法】 直刺1.0寸左右;可灸。

【附注】 (1)配伍应用:中脘穴是胃的募穴、腑之会穴,是治疗各种胃肠病证的主穴之一。配胃俞为"俞募"配穴,配足三里为"募合"(下合穴)配穴,治疗胃腑诸疾。配足三里、梁丘治疗胃痛;配内关、公孙治疗恶心呕吐;配曲池、天枢、上巨虚治疗痢疾;配四缝、阳陵泉治疗胆道蛔虫症。

(2)据报道:①胃下垂:以中脘、气海穴为主穴,电针治疗胃下垂有效,且远期疗效比较巩固;②溃疡病急性穿孔:针刺足三里、中脘、梁门、天枢穴,具有较好的治疗效果;③对胃肠道功能的影响:针刺中脘穴可使正常人的胃、小肠蠕动增强,幽门立即开放,胃下缘轻度升高;有一定的促进胃酸分泌作用。

13. 上脘 Shàngwǎn(CV 13)

【定位】 仰卧位。在上腹部,前正中线上,当脐中上5.0寸处(图3-3)。

【主治】 ①胃痛,呕吐,呃逆,腹胀;②癫痫。

【刺灸法】 直刺0.5~1.0寸;可灸。

【附注】 配伍应用:配内关、膻中、足三里治疗反胃;配内关、公孙治疗呃逆;配神门,治疗失眠、烦躁。

14. 巨阙 Jùquē(CV 14) 心之募穴

【定位】 仰卧位。在上腹部,前正中线上,当脐中上6.0寸,或胸剑结合部下2.0寸处(图3-3)。

【主治】 ①胸痛,心悸;②癫狂痫;③胃痛,呕吐,吞酸。

【刺灸法】 直刺,或向下斜刺0.3~0.5寸,不可深刺,以免伤及肝脏;可灸。

【附注】 (1)配伍应用:巨阙穴配心俞为"俞募"配穴,治疗心胸痛;配水沟、大椎、后溪、内关、申脉治疗癫痫;配膻中、膈俞、内关治疗噎膈。

(2)据报道:针刺巨阙、不容(右)、阳陵泉、足三里等穴,对胆道口括约肌有明显的解痉作用,并能促进胆总管的收缩。

15. 鸠尾 Jiūwěi(CV 15) 络穴

【定位】 仰卧位。在上腹部,前正中线上,当脐中上7.0寸,或胸剑结合部下1.0寸处(图3-3)。

【主治】 ①心痛,心悸,胸闷;②癫狂痫;③呃逆。

【刺灸法】 直刺,或向下斜刺0.3~0.5寸,不可深刺,以免伤及肝脏;可灸。

【附注】 配伍应用:配涌泉、丰隆治疗癫痫。

16. 中庭 Zhōngtíng(CV 16)

【定位】 仰卧位。在胸部,当前正中线上,平第 5 肋间,胸剑结合部(图 3-4)。

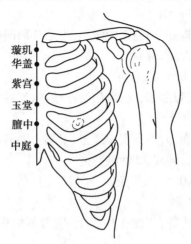

图 3-4 任脉胸部穴位示意图

【主治】 ①胸胁胀满,心痛;②呕吐。

【刺灸法】 平刺 0.3～0.5 寸;可灸。

17. 膻中 Dànzhōng(CV 17) 心包募穴、八会穴之气会

【定位】 仰卧位。在胸部,当前正中线上,平第 4 肋间,两乳头连线的中点处(图 3-4)。

【主治】 ①胸闷,咳嗽,气喘;②心悸,胸痛;③呕吐,呃逆;④产妇乳少,乳痈,乳癖。

【刺灸法】 平刺 0.3～0.5 寸;可灸。

【附注】 (1)配伍应用:膻中穴是心包募穴、气之会穴,是治疗心、肺病证的主穴之一。配厥阴俞为"俞募"配穴,治疗心包病证;配心俞、内关治疗胸痹;配鱼际、尺泽治疗实性咳喘;配气海、太溪治疗虚性咳喘;配气海、百会治疗气虚;分别向两乳平刺,配少泽、足三里等穴,治疗产后乳少;配乳根、少泽治疗乳痈。

(2)据报道:①产后乳少:艾灸或针刺膻中穴,能使催乳素分泌增加,促进乳汁分泌治疗产后乳少,其作用优于足三里穴,配合谷、少泽穴则收效更佳;②乳腺炎:配曲池、合谷穴用泻法或加电针,对乳腺炎急性期有明显疗效;③冠心病:以膻中、内关、足三里为主穴,针刺治疗冠心病,能改善冠状动脉和脑循环,改善左心室功能,缓解临床症状,消除心绞痛。

 课堂互动

气海,膻中同治气病,有何区别?

18. 玉堂 Yùtáng(CV 18)

【定位】 仰卧位。在胸部,当前正中线上,平第 3 肋间(图 3-4)。

【主治】 ①咳嗽,气喘,胸闷,胸痛;②呕吐。

【刺灸法】 平刺 0.3~0.5 寸;可灸。

【附注】 配伍应用:配中府、肺俞治疗咳嗽、气喘。

19. 紫宫 Zǐgōng(CV 19)

【定位】 仰卧位。在胸部,当前正中线上,平第 2 肋间(图 3-4)。

【主治】 咳嗽,气喘,胸闷,胸痛。

【刺灸法】 平刺 0.3~0.5 寸;可灸。

【附注】 配伍应用:配肺俞、天突、风门治疗咳嗽、气喘。

20. 华盖 Huágài(CV 20)

【定位】 仰卧位。在胸部,当前正中线上,平第 1 肋间(图 3-4)。

【主治】 ①咳嗽,气喘,胸痛;②咽喉肿痛。

【刺灸法】 平刺 0.3~0.5 寸;可灸。

21. 璇玑 Xuánjī(CV 21)

【定位】 仰卧位。在胸部,当前正中线上,胸骨柄的中央,即天突穴下 1.0 寸处(图 3-4)。

【主治】 ①咳嗽,气喘,胸痛;②咽喉肿痛。

【刺灸法】 平刺 0.3~0.5 寸;可灸。

22. 天突 Tiāntū(CV 22)

【定位】 仰靠坐位。在颈部,当前正中线上,胸骨上窝的中央(图 3-5)。

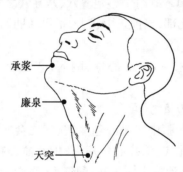

承浆

廉泉

天突

图 3-5 任脉颈部穴位示意图

【主治】 ①咳嗽,气喘,胸痛;②咽喉肿痛,暴喑;③瘿气,梅核气;④噎膈。

【刺灸法】 先直刺 0.2~0.3 寸,当针尖超过胸骨柄的内缘后,将针尖向下,沿胸骨柄后缘、气管前缘,缓慢向下刺入 0.5~1.0 寸。必须严格掌握针刺的角度和深度,以防刺伤肺脏和有关动、静脉;可灸。

【附注】 (1)配伍应用:配膻中、肺俞、尺泽治疗咳嗽;配定喘、丰隆治疗哮喘;配廉泉、内关治疗失语;配列缺、照海治疗梅核气。

(2)据报道:①地方性甲状腺肿:针刺天突、合谷、太阳、廉泉等穴,可使尿中排碘量降低,甲状腺对碘的吸聚和利用能力提高,甲状腺腺体缩小,症状消失,基础代谢率明显降低;②食管癌:针刺天突、膻中,可使肿瘤部上、下段食管蠕动增强,食管内腔直径增宽;③对呼吸功能的影响:针刺天突、肺俞、大杼、太渊、足三里等穴,能降低吸气或呼气阶段的气道阻力,尤以呼气时更为明显。若电针天突穴,则对外周性呼吸衰竭有明显的疗效。④针刺天突穴治疗咳嗽亦有临床报道有效率达 90%。

23. 廉泉 liánquán(CV 23)

【定位】 仰靠坐位。在颈部,当前正中线上,喉结上方,舌骨体上缘中点凹陷处(图3-5)。

【主治】 ①舌强不语,暴暗,舌下肿痛,口舌生疮,舌缓流涎;②咽喉肿痛,吞咽困难。

【刺灸法】 针尖向舌根方向斜刺0.5~0.8寸,一般不留针;可灸。

【附注】 配伍应用:廉泉穴主要治疗舌咽部的病症。配心俞、哑门、通里治疗失语;配然谷、中冲治疗舌下肿痛;配少商、合谷治疗咽喉肿痛。

24. 承浆 Chéngjiāng(CV 24)

【定位】 仰靠坐位。在面部,当颏唇沟的正中凹陷处(图3-5)。

【主治】 ①口蜗,面痛,齿龈肿痛,流涎,口舌生疮,暴暗;②消渴;③癫痫。

【刺灸法】 斜刺0.3~0.5寸;可灸。

【附注】 配伍应用:承浆穴主要治疗面部、口舌病症。配颊车透地仓、合谷治疗口蜗;配劳宫、陷谷治疗口舌生疮;配廉泉治疗流涎。

二、督脉
Dūmài
(Governor Vessel,GV.)

【经脉循行】 1. 起于小腹内,下出于会阴部,向后经过尾骶(长强穴),2. 行于脊柱内,3. 上达项后风府穴,进入脑内,4. 上行巅顶,5. 沿前额下行至鼻柱,经人中沟,止于上唇内(龈交穴)(图3-6)。

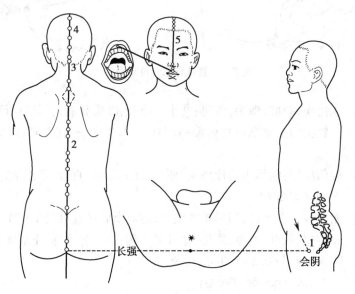

图3-6 督脉循行示意图

督脉者,起于下极之俞,并于脊里,上至风府,入属于脑(《难经·二十八难》)。

【联系脏腑器官】 胞宫、脑、鼻、唇。

【主治概要】 本经腧穴主要治疗神志病、热病、腰骶、脊背、头项局部病证及相应的内脏病证。例如:癫狂、痫证、昏厥、发热、疟疾、头痛、项强、腰脊疼痛等。

【本经腧穴】 本经一名一穴,共 29 个穴位。首穴长强,末穴龈交。

1. 长强 Chángqiáng(GV 1) 络穴

【定位】 跪伏或胸膝位。在尾骨端下,当尾骨尖端与肛门连线的中点处(图 3-7)。

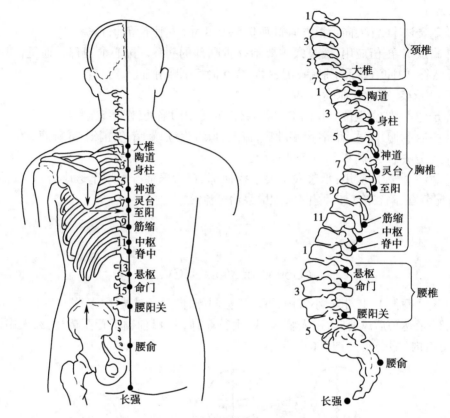

图 3-7 督脉背部穴位示意图

【主治】 ①痔疾,脱肛,泄泻,便秘;②小儿疳积;③癫狂痫;④腰脊、尾骶痛。

【刺灸法】 针尖向上紧靠尾骨前面斜刺 0.5~1.0 寸,不宜直刺,以免刺穿直肠,引起感染;不灸。

【附注】 配伍应用:配承山治疗痔疾,便秘;配大肠俞、百会、承山治疗脱肛。

2. 腰俞 Yāoshū(GV 2)

【定位】 俯卧位。在骶部,当后正中线上,适对骶管裂孔处(图 3-7)。

【主治】 ①痔疾,脱肛,便血,便秘;②月经不调;③腰脊强痛,下肢痿痹;④痫证。

【刺灸法】 向上斜刺 0.5~1.0 寸;可灸。

3. 腰阳关 Yāoyángguān(GV 3)

【定位】 俯卧位。在腰部,当后正中线上,第 4 腰椎棘突下凹陷中(图 3-7)。

【主治】 ①腰骶疼痛,下肢痿痹;②遗精,阳痿;③月经不调,带下。

【刺灸法】 直刺 0.5~1.0 寸;可灸。

【附注】 配伍应用:腰阳关穴位于腰骶部,以治疗腰骶、腿痛为主。配肾俞、次髎、委中治疗寒湿性腰腿痛;配肾俞、环跳、委中、阳陵泉、昆仑治疗坐骨神经痛、下肢痿痹;本穴有调补肾气的作用,配关元、三阴交、次髎等穴,治疗遗精、阳痿、月经不调、带下;配膀胱俞、三阴交治疗遗尿。

4. 命门 Mìngmén(GV 4)

【定位】 俯卧位。在腰部,当后正中线上,第2腰椎棘突下凹陷中(图3-7)。

【主治】 ①遗精,阳痿,早泄;②月经不调,痛经,带下;③遗尿,尿频,泄泻;④腰痛,下肢痿痹。

【刺灸法】 直刺0.5~1.0寸;可灸。

【附注】 (1)配伍应用:命门穴属督脉,位于两肾俞穴之间,有温补命门之火的作用,因肾阳不足所致诸证,灸之尤为相宜。配肾俞、太溪、关元、次髎、三阴交等穴,治疗遗精、阳痿、带下、月经不调;配肾俞治疗小便频数;配气海、关元、天枢、上巨虚治疗五更泻。

(2)据报道:①精子减少症:针刺命门、肾俞、关元、中极穴,出针后,隔姜灸3壮;②男子性功能障碍:针刺命门穴有一定疗效。

5. 悬枢 Xuánshū(GV 5)

【定位】 俯卧位。在腰部,当后正中线上,第1腰椎棘突下凹陷中(图3-7)。

【主治】 ①腹痛,泄泻,痢疾;②腰脊强痛。

【刺灸法】 向上斜刺0.5~1.0寸;可灸。

6. 脊中 Jǐzhōng(GV 6)

【定位】 俯卧或俯伏坐位。在背部,当后正中线上,第11胸椎棘突下凹陷中(图3-7)。

【主治】 ①泄泻,痔疾,黄疸,小儿疳积;②癫痫;③腰脊强痛。

【刺灸法】 向上斜刺0.5~1.0寸;可灸。

7. 中枢 Zhōngshū(GV 7)

【定位】 俯卧或俯伏坐位。在背部,当后正中线上,第10胸椎棘突下凹陷中(图3-7)。

【主治】 ①胃痛,呕吐,腹胀,黄疸;②腰脊强痛。

【刺灸法】 向上斜刺0.5~1.0寸;可灸。

8. 筋缩 Jīnsuō(GV 8)

【定位】 俯卧或俯伏坐位。在背部,当后正中线上,第9胸椎棘突下凹陷中(图3-7)。

【主治】 ①腰脊强痛;②癫痫,抽搐;③胃痛。

【刺灸法】 向上斜刺0.5~1.0寸;可灸。

9. 至阳 Zhìyáng(GV 9)

【定位】 俯卧或俯伏坐位。在背部,当后正中线上,第7胸椎棘突下凹陷中(图3-7)。

【主治】 ①黄疸,胃痛;②咳嗽,气喘;③脊背强痛;④疟疾。

【刺灸法】 向上斜刺0.5~1.0寸;可灸。

【附注】 (1)配伍应用:配阳陵泉、日月、支沟等穴治疗胸胁痛、黄疸;配心俞、内关治疗心律不齐。

(2)历代均用此穴治疗黄疸,并指出灸7壮,以黄汗出而有效。

10. 灵台　Língtái(GV 10)

【定位】俯卧或俯伏坐位。在背部,当后正中线上,第6胸椎棘突下凹陷中(图3-7)。

【主治】①疗疮;②咳嗽,气喘;③胃痛,脊背强痛。

【刺灸法】向上斜刺0.5~1.0寸;可灸。

【附注】据报道:急性胃痛患者,在灵台、至阳穴处有明显压痛。

11. 神道　Shéndào(GV 11)

【定位】俯卧或俯伏坐位。在背部,当后正中线上,第5胸椎棘突下凹陷中(图3-7)。

【主治】①心悸,心痛,失眠,健忘;②咳嗽,脊背强痛;③小儿惊痫。

【刺灸法】向上斜刺0.5~1.0寸;可灸。

12. 身柱　Shēnzhù(GV 12)

【定位】俯卧或俯伏坐位。在背部,当后正中线上,第3胸椎棘突下凹陷中(图3-7)。

【主治】①身热,咳嗽,气喘;②脊背强痛;③癫痫;④疗疮。

【刺灸法】向上斜刺0.5~1.0寸;可灸。

【附注】据报道:①疟疾:在疟疾发作前1.5小时左右,取身柱点刺出血有良效;②毛囊炎:取身柱用三棱针挑刺,每周1次,或隔周1次。

13. 陶道　Táodào(GV 13)

【定位】俯卧或俯伏坐位。在背部,当后正中线上,第1胸椎棘突下凹陷中(图3-7)。

【主治】①热病,骨蒸潮热,疟疾;②咳嗽,气喘;③癫狂痫。

【刺灸法】向上斜刺0.5~1.0寸;可灸。

【附注】配伍应用:配风池、曲池、合谷、外关治疗感冒;配间使、外关、大杼治疗疟疾;配风池、风府、后溪治疗项背痛。

14. 大椎　Dàzhuī(GV 14)

【定位】俯卧或俯伏坐位。在后正中线上,第7颈椎棘突下凹陷中(图3-7)。

【主治】①热病,骨蒸潮热,疟疾;②头项强痛,咳嗽,气喘;③癫痫,小儿惊风;④风疹,痤疮。

【刺灸法】向上斜刺0.5~1.0寸;可灸。

【附注】(1)配伍应用:督脉总督诸阳经,大椎穴为"诸阳之会",纯阳主表,有通阳解表、退热祛邪的作用,是治疗热证、表证、疟疾的常用穴之一。配风池、曲池、外关、合谷治疗热病;配风池、曲池治疗流行性感冒;配肺俞、风门治疗哮喘;配间使、后溪治疗疟疾;配水沟、曲池、后溪、合谷、太冲治疗小儿惊风;配肺俞、心俞治疗痤疮;配曲池、合谷、足三里、三阴交、脾俞等穴治疗白细胞减少症。

(2)据报道:①对肺功能的影响:大椎穴连续针刺1周后,可使呼吸功能增强,肺通气量增加,支气管痉挛得到缓解,气道阻力下降;②哮喘:取大椎、肺俞,夏季用瘢痕灸7~9壮,隔日1次,3次为1疗程,有良效;③疟疾:针刺大椎、至阳、间使、后溪等穴,治疗疟疾有显著疗效。针后能加强大脑皮质的保护性抑制作用,不致遭受疟原虫的毒素刺激,同时使血中白细胞及淋巴细胞增多,有利于消灭疟原虫;④流行性感冒:针刺大椎、合谷、足三里、内关,治疗单纯型流行性感冒,一般针后 1 小时,体温开始下降,6～15 小时后可逐渐降至正常;⑤白细胞减少症:针刺大椎、合谷、足三里等穴,治疗因"放疗"或"化疗"所致的白细胞减少症,可收到显著疗效,其有效率达 80%～90%;⑥热带嗜酸性粒细胞增多症:针刺大椎、肺俞、足三里等穴,治疗热带嗜酸性粒细胞增多症,针后嗜酸性粒细胞即可逐渐下降;⑦痤疮:以三棱针点刺出血后加拔火罐。

15. 哑门　Yǎmén(GV 15)

【定位】　俯卧或正坐位。在项部,当后发际正中直上 0.5 寸,第 1 颈椎下(图 3-8)。

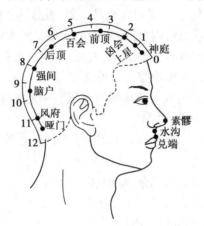

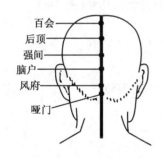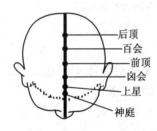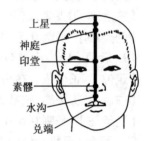

图 3-8　督脉头部穴位示意图

【主治】　①暴喑,舌强不语;②头痛,项强;③癫狂痫。

【刺灸法】　伏案正坐,使头微前倾,项肌放松,向下颌方向缓慢刺入 0.5～1.0 寸。应严格掌握针刺的角度和深度,不可向上斜刺或深刺,以免刺入枕骨大孔,伤及延髓;可灸。

【附注】　(1)配伍应用:哑门穴是督脉、阳维脉的交会穴,入系舌本,故有开舌窍之功用。配涌泉、关冲治疗中风不语;配廉泉、神门治疗癔症失语;配风府、通里、合谷治疗喑哑;配水沟、百会、丰隆、后溪治疗癫狂、痫症。

(2)据报道:①提高听力:针哑门、风府、风池、耳门、听宫、听会、翳风、合谷、中渚等穴,一般能提高聋哑病人的听力,特别对有残余听力的病人效果比较明显,并对癔症性失听、失语症亦有效;②假性延髓性麻痹:以哑门为主穴治疗假性延髓性麻痹疗效优于维生素类药物。

16. 风府 Fēngfǔ(GV 16)

【定位】 俯卧或正坐位。在项部,当后发际正中直上 1.0 寸,枕外隆凸直下,两侧斜方肌之间凹陷中(图 3-8)。

【主治】 ①头痛,眩晕,颈项强痛,目痛,鼻衄,咽喉肿痛;②中风不语,半身不遂;③癫狂痫。

【刺灸法】 俯卧或伏案正坐,使头微前倾,项肌放松,向下颌方向缓慢刺入 0.5~1.0 寸。应严格掌握针刺的角度和深度,不可向上斜刺或深刺,以免刺入枕骨大孔,误伤延髓;可灸。

【附注】 (1)配伍应用:风府穴是足太阳、督脉、阳维之会穴,三经皆主阳,其病多与风邪有关,故能祛风散热,内、外风证皆可选用。配水沟、内关、四神聪治疗癫痫;配廉泉、通里、涌泉治疗中风舌强不语;配风池、水沟、合谷、太冲治疗小儿惊风;配大椎、合谷治疗感冒;配天柱、后溪治疗头痛项强。

(2)据报道:针刺风府穴对垂体性高血压有一定的降压作用。

17. 脑户 Nǎohù(GV 17)

【定位】 俯伏坐位。在头部,当后发际正中直上 2.5 寸,枕外隆凸的上缘凹陷处(图 3-8)。

【主治】 ①头痛,眩晕,项强;②癫痫。

【刺灸法】 平刺 0.5~0.8 寸;可灸。

18. 强间 Qiángjiān(GV 18)

【定位】 正坐位或俯伏坐位。在头部,当后发际正中直上 4.0 寸(图 3-8)。

【主治】 ①头痛,眩晕,项强;②癫狂。

【刺灸法】 平刺 0.5~0.8 寸;可灸。

19. 后顶 Hòudǐng(GV 19)

【定位】 正坐位。在头部,当后发际正中直上 5.5 寸(图 3-8)。

【主治】 ①头痛,眩晕;②癫狂痫。

【刺灸法】 平刺 0.5~0.8 寸;可灸。

20. 百会 Bǎihuì(GV 20)

【定位】 正坐位。在头部,当前发际正中直上 5.0 寸(图 3-8)。简易取穴法:两耳尖连线与头部正中线的交点处。

【主治】 ①头痛,眩晕,中风,晕厥,癫狂痫;②失眠,健忘;③脱肛,阴挺,久泄,久痢。

【刺灸法】 平刺 0.5~0.8 寸;升阳举陷宜用灸法。

【附注】 (1)配伍应用:百会穴位于巅顶,为三阳五会之所,具有升提阳气,祛风息风的作用,治疗中气下陷诸症及内、外风证。配气海、关元、足三里,治疗脱证、晕针、胃下垂、久泄、久痢;配长强、脾俞,艾条温和灸治疗小儿脱肛;配行间、丰隆穴治疗眩晕;灸百会穴 10~15 壮,治疗耳源性眩晕;配风池、太阳、合谷治疗外感头痛。

(2)据报道:①癫痫:针刺神门、阴郄、通里、百会、大陵等穴,对部分癫痫大发作患者,有调整脑电图的作用;②窒息:针刺百会穴对新生儿窒息有较好的疗效;③高血压:针刺高血压患者的曲泽、太阳、百会、人迎、足三里等穴,有一定降压作用,可引起明显的血管舒张反应;④偏瘫:艾灸百会、天窗治疗脑血管病所致的偏瘫,总有效率达

97%,并观察到患者脑血流图明显改善和血胆固醇与高血脂的下降;⑤震颤麻痹:针刺百会、前顶、承灵、悬颅,治疗强直性震颤麻痹症有效;⑥头痛、眩晕:各种原因导致的头痛、眩晕,针灸百会皆可获效;⑦子宫脱垂:隔附子片灸 3～4 壮,每日 1 次,10 次为 1 疗程。

21. 前顶　Qiándǐng(GV 21)

【定位】　正坐位。在头部,当前发际正中直上 3.5 寸(图 3-8)。

【主治】　①头痛,眩晕,癫狂痫;②鼻渊。

【刺灸法】　平刺 0.5～0.8 寸;可灸。

22. 囟会　Xìnhuì(GV 22)

【定位】　正坐位。在头部,当前发际正中直上 2.0 寸(图 3-8)。

【主治】　①头痛,眩晕,癫狂痫;②鼻渊。

【刺灸法】　平刺 0.5～0.8 寸,小儿前囟未闭者禁针;可灸。

23. 上星　Shàngxīng(GV 23)

【定位】　正坐位或仰靠坐位。在头部,当前发际正中直上 1.0 寸(图 3-8)。

【主治】　①头痛,眩晕,癫狂;②目痛,鼻渊,鼻衄;③热病,疟疾。

【刺灸法】　平刺 0.5～0.8 寸;可灸。

【附注】　配伍应用:配合谷、迎香治疗鼻渊;配风池、合谷治疗鼻衄;配百会、列缺治疗头痛。

24. 神庭　Shéntíng(GV 24)

【定位】　仰靠坐位。在头部,当前发际正中直上 0.5 寸(图 3-8)。

【主治】　①头痛,眩晕,失眠,癫狂痫;②目赤痛,鼻渊,鼻衄。

【刺灸法】　平刺 0.5～0.8 寸;可灸。

25. 素髎　Sùliáo(GV 25)

【定位】　仰靠坐位。在面部,当鼻尖的正中央(图 3-8)。

【主治】　①昏迷,窒息,惊厥;②鼻塞,鼻渊,鼻衄,酒渣鼻。

【刺灸法】　向上斜刺 0.3～0.5 寸,或点刺出血;不灸。

【附注】　(1)配伍应用:素髎穴具有急救作用,配内关、足三里治疗中毒性休克;配内关、涌泉用于触电急救;配迎香、合谷治疗酒渣鼻。

　　(2)据报道:①休克:针刺素髎、内关等穴抢救休克有良好的作用,可使病人血糖升高 42%(对照组则升高 7.7%),血压上升者占 87.5%;②调整血糖:针刺休克病人的素髎穴后 20 分钟可使血糖升高,但对糖尿病患者针后则有降低血糖水平的作用;③调节血压:动物实验证明,针刺动物素髎、水沟、会阴穴时,均可引起呼吸即时加强,并且针刺素髎、水沟在呼吸功能增强的程度上较针刺会阴穴为高。当分别造成家兔实验性低血压和实验性高血压时,针刺素髎分别有明显的升压和降压作用。

26. 水沟　Shuǐgōu(GV 26)

【定位】　仰靠坐位。在面部,当人中沟的上 1/3 与下 2/3 交点处(图 3-8)。

【主治】　①昏迷,晕厥,中风,中暑,急惊风,癫狂痫;②口㖞,面肿,鼻衄,齿痛,牙关紧闭;③腰脊强痛,闪挫腰痛;④消渴。

【刺灸法】　向上斜刺 0.3～0.5 寸;或三棱针点刺出血;或用指甲按掐;不灸。

【附注】　(1)配伍应用:水沟穴有开窍启闭、疏经通络的作用,是急救要穴之一。

配十二井穴或十宣、内关、足三里、涌泉治疗昏迷、厥证;配内关、十宣治疗中暑;配印堂治疗小儿急惊风;配会阴、中冲治疗溺水窒息;配委中治疗急性腰扭伤。

（2）据报道:①调整呼吸功能:针刺水沟穴对呼吸功能具有特异性的调整作用;②癔症性抽搐:取水沟、内关、阳陵泉、三阴交、太冲,用泻法,每日 1 次,10 次为 1 疗程;③小儿高热惊厥:配合谷,用泻法,得气后较大幅度提插捻转。

27. 兑端　Duìduān(GV 27)

【定位】　仰靠坐位。在面部,当上唇的尖端,人中沟下端的皮肤与唇的移行部(图 3-8)。

【主治】　①口㖞,齿龈肿痛;②昏厥,癫狂;③腰脊强痛。

【刺灸法】　向上斜刺 0.2 寸;不灸。

28. 龈交　Yínjiāo(GV 28)

【定位】　仰靠坐位。在上唇内,上唇系带与上齿龈的相接处(图 3-9)。

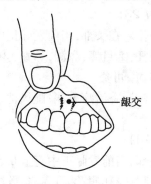

图 3-9　龈交穴

【主治】　①齿龈肿痛,鼻渊;②痔疾;③癫狂;④腰脊强痛。

【刺灸法】　向上斜刺 0.2 寸;或三棱针点刺出血;不灸。

29. 印堂　Yìntáng(GV 29)

【定位】　正坐或仰靠位、仰卧位。在额部,当两眉头的中间。说明:新国标(GB 12346-2006)印堂由原经外奇穴(EX-HN3)归入督脉,为不影响原国际代号顺序,故新国标放置于本经最后一穴(图 3-8)。

【主治】　①头痛,眩晕;②鼻渊,鼻衄;③失眠,健忘;④小儿惊风。

【刺灸法】　提捏进针,向下平刺,或斜刺 0.3~0.5 寸;或三棱针点刺出血;可灸。

【附注】　配伍应用:配迎香、合谷,治鼻塞、鼻渊;配太阳、太冲,治头痛眩晕;配攒竹,治前头痛、眉棱骨痛。

附:冲、带、维、跷脉主治要点和交会穴如下表(表 3-1):

表 3-1　冲、带、维、跷脉主治要点和交会穴

经脉名称	主治要点	交会穴
冲脉	月经不调、经闭、崩漏、少腹疼痛等	横骨、大赫、气穴、四满、中注、肓俞、商曲、石关、阴都、通谷、幽门
带脉	带下、阴挺、腹胀、腰软无力等	带脉、五枢、维道

续表

经脉名称	主治要点	交会穴
阴维脉	心胸痛、胃痛、腹痛、呕吐等	筑宾、期门、府舍、大横、腹哀、天突、廉泉
阳维脉	头痛、眩晕、寒热往来等	阳交、肩井、阳白、本神、头临泣、目窗、正营、承灵、脑空、风池、金门、臑俞、天髎、风府、哑门
阴跷脉	月经不调、咽喉干痛、嗜睡等	照海、交信、睛明
阳跷脉	头痛、眩晕、癫狂、目内眦痛、不寐等	申脉、仆参、跗阳、居髎、臑俞、肩髃、巨骨、地仓、巨髎、承泣、睛明、风池

 复习思考题

1. 简述任脉腧穴的主治概要。
2. 中极穴为何擅治膀胱腑病?
3. 气海、膻中穴均治气病,各有何特点?
4. 取督脉背腰部腧穴,应掌握哪些重要解剖标志?
5. 大椎穴为何能治疗外感热病?
6. 简述中极、神阙、膻中、天突、廉泉、风府穴的刺灸操作及注意事项。

第二节 手三阴经

一、手太阴肺经

ShǒutàiyīnFèijīng

(Lung Meridian of Hand-Taiyin,LU.)

【经脉循行】 1. 起于中焦,向下联络大肠,2. 回绕过来沿着胃的上口,3. 通过横膈,4. 属于肺脏,5. 从肺系(气管与咽喉)横行浅出侧胸上部(中府穴),6. 向下沿着上臂内侧,循行在手少阴心经、手厥阴心包经的前缘,7. 下行到肘窝中,8. 沿着前臂内侧桡骨的前缘,9. 进入腕后寸口,10. 经过鱼际部,11. 沿着鱼际的边缘,12. 止于拇指桡侧端(少商穴)。

腕后支脉:13. 从腕后桡骨茎突上列缺穴分出,走向食指桡侧端(商阳穴),与手阳明大肠经相连接(图3-10)。

肺手太阴之脉,起于中焦,下络大肠,还循胃口,上膈属肺。从肺系,横出腋下,下循臑内,行少阴、心主之前,下肘中,循臂内上骨下廉,入寸口,上鱼,循鱼际,出大指之端。其支者,从腕后,直出次指内廉,出其端(《灵枢·经脉》)。

【联系脏腑器官】 属肺,络大肠;与胃、气管、喉咙有联系。

【主治概要】 本经腧穴主要治疗胸、肺、咽喉病,以及经脉循行部位的其他病证。例如:咳嗽、气喘、咳血、胸闷、胸痛、咽喉肿痛及上肢内侧前缘疼痛等。

【本经腧穴】 本经1名2穴,左右各11个穴位。首穴中府,末穴少商。

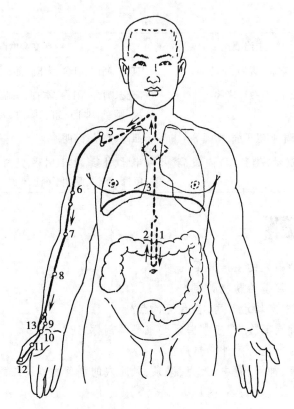

图 3-10　手太阴肺经循行示意图

1. 中府　Zhōngfǔ(LU 1)　肺之募穴

【定位】　正坐或仰卧。在胸前壁的外上方,云门下 1 寸,平第 1 肋间隙,前正中线旁开 6.0 寸处(图 3-11)。

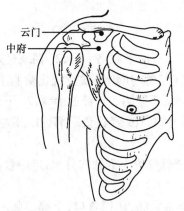

图 3-11　手太阴肺经胸部穴位示意图

【主治】　①咳嗽,气喘,胸痛;②肩背痛。

【刺灸法】　向外斜刺,或平刺 0.5～0.8 寸,不可向内侧深刺,防止伤及肺脏;可灸。

【附注】　(1)配伍应用:中府配肺俞为"俞募"配穴,治疗咳喘、胸痛;配天突、膻中、尺泽穴治疗哮喘。

（2）据报道:肺脏有病变时,中府穴处可有压痛。

2. 云门 Yúnmén(LU 2)

【定位】 正坐或仰卧。在胸壁的外上方,肩胛骨喙突上方,锁骨下缘凹陷中,前正中线旁开6.0寸处(图3-11)。

【主治】 ①咳嗽,气喘,胸痛;②肩背痛。

【刺灸法】 向外斜刺0.5~0.8寸,不可向内侧深刺,防止伤及肺脏;可灸。

3. 天府 Tiānfǔ(LU 3)

【定位】 正坐,上臂自然下垂。在上臂内侧,肱二头肌桡侧缘,腋前纹头下3.0寸处(图3-12)。

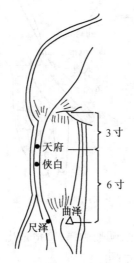

图3-12 手太阴肺经上臂穴位示意图

【主治】 ①咳嗽,气喘,鼻衄;②瘿气;③上臂内侧痛。

【刺灸法】 直刺0.5~0.8寸;可灸。

4. 侠白 Xiábái(LU 4)

【定位】 正坐,上臂自然下垂。在臂内侧,肱二头肌桡侧缘,腋前纹头下4.0寸,或肘横纹上5.0寸处(图3-12)。

【主治】 ①咳嗽,气喘;②上臂内侧痛。

【刺灸法】 直刺0.5~0.8寸;可灸。

5. 尺泽 Chǐzé(LU 5) 合穴

【定位】 微屈肘,仰掌。在肘横纹中,肱二头肌腱桡侧凹陷处(图3-12)。

【主治】 ①咳嗽,气喘,咳血,咽喉肿痛;②急性吐泻,中暑,小儿惊风;③肘臂挛痛。

【刺灸法】 直刺0.5~0.8寸;或点刺出血;可灸。

【附注】 （1）配伍应用:尺泽穴能清肺热,常用于肺之实热或虚热证的治疗。配肺俞、中府治疗咳喘、胸痛;配鱼际、孔最治疗肺热咳血;配少商、鱼际治疗急性咽喉肿痛;配委中治疗急性吐泻;配合谷治疗肘臂挛痛屈伸不利。

（2）据报道:急性扁桃体炎,取双侧尺泽穴治疗,用三棱针快速点刺放血,出血量以 3~5ml 为宜。

6. 孔最 Kǒngzuì(LU 6) 郄穴

【定位】 伸前臂仰掌。在前臂掌面桡侧,当尺泽与太渊的连线上,腕横纹上 7.0 寸(图 3-13)。

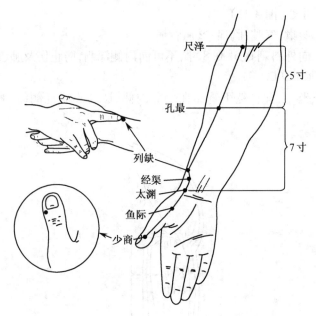

图 3-13 手太阴肺经前臂穴位示意图

【主治】 ①咳嗽,气喘,咳血,咽喉肿痛;②痔疮出血;③肘臂挛痛。

【刺灸法】 直刺 0.5~1.0 寸;可灸。

【附注】 (1)配伍应用:孔最穴有清热宣肺、理气止血的作用,常配肺俞、膈俞治疗急性咳血;配肺俞、风门治疗咳嗽气喘。

(2)据报道:①咯血:孔最穴位注射鱼腥草注射液,每穴 2ml,每日 1 次,治疗支气管炎或肺癌所致的咯血,效果较好。一般咯血停止后,继续治疗 7~10 天,以巩固疗效。另在孔最穴注射垂体后叶素 2~5U,每日 1 次,治疗支气管扩张、肺结核、肺脓肿所致的咯血;②鼻衄:针刺孔最穴,中等强度刺激,留针 30 分钟;③哮喘:电针孔最、鱼际穴,有较好的平喘作用;④戒烟:针刺孔最穴后,能及时改善因吸烟而导致的肺部血流改变,具有良好的调节性效应,起到保护心和肺脏的作用。

7. 列缺 Lièquē(LU 7) 络穴、八脉交会穴——通于任脉

【定位】 微屈肘,侧腕掌心相对。在前臂桡侧缘,桡骨茎突上方,腕横纹上 1.5 寸,当肱桡肌与拇长展肌腱之间(图 3-13)。简便取穴法:两手虎口自然平直交叉,一手食指按在另一手桡骨茎突上,食指尖下凹陷中是穴。

【主治】 ①咳嗽,气喘,咽喉肿痛;②头痛,颈项强痛,齿痛,口眼㖞斜;③上肢不遂。

【刺灸法】 向上斜刺 0.3~0.5 寸;可灸。

【附注】 (1)配伍应用:列缺穴有疏风解表、宣肺通络的作用,是四总穴之一:"头项寻列缺"。配合谷为"原络"配穴,治疗肺系及头项部病证;配太溪,治疗阴虚咽喉干

痛、失音。

（2）据报道：①糖尿病：针刺列缺、气冲、太白等穴，并分别测定血糖含量和血管通透性，发现针后血糖明显降低，毛细血管通透性增高；②头痛：针刺列缺穴，针尖向肘部斜刺，使针感向上传至肘部，患者头痛可明显减轻。另在列缺穴埋针，每日 1 次，5 次为 1 疗程，治疗疗血管性头痛；③声音嘶哑：配照海，留针 30 分钟，间隔 2~3 分钟行针 1 次，效果较好。

8. 经渠　Jīngqú(LU 8)　经穴

【定位】　伸臂仰掌。在前臂掌面桡侧，桡骨茎突与桡动脉之间凹陷处腕横纹上 1.0 寸（图 3-13）。

【主治】　①咳嗽，气喘，胸痛，咽喉肿痛；②手腕痛。

【刺灸法】　避开桡动脉，直刺 0.3~0.5 寸；不灸。

【附注】　《针灸甲乙经》：不可灸，灸之伤人神明。

9. 太渊　Tàiyuān(LU 9)　输穴、原穴、八会穴之脉会

【定位】　伸臂仰掌。在掌后腕横纹桡侧，桡动脉的桡侧（图 3-13）。

【主治】　①咳嗽，气喘，咽喉肿痛；②无脉症；③手腕痛。

【刺灸法】　避开桡动脉，直刺 0.3~0.5 寸；不宜直接灸。

【附注】　（1）配伍应用：配偏历为"原络"配穴，治疗外感头痛、咳嗽；配丰隆、阴陵泉、三阴交治疗内伤咳嗽痰多；配内关、冲阳、三阴交治疗无脉症。

（2）据报道：①心脏期前收缩：取左太渊穴向上斜刺 0.3 寸，捻转 30 秒，使患者有酸胀感为宜，每隔 10 分钟行针 1 次；②哮喘：针刺太渊、定喘穴，得气后行平补平泻法。

10. 鱼际　Yújì(LU 10)　荥穴

【定位】　侧腕掌心相对，自然半握拳。约当第 1 掌骨中点桡侧，赤白肉际处（图 3-13）。

【主治】　①外感热病，咳嗽，咯血，咽喉肿痛，失音；②小儿疳积。

【刺灸法】　直刺 0.5~0.8 寸；可灸。

【附注】　（1）配伍应用：鱼际穴具有清肺热、利咽喉的作用，常用于治疗外感热病、肺热咳血、咽喉肿痛。配大椎、肺俞治疗外感热病；配商阳、合谷治疗急性咽喉肿痛；配肺俞、肾俞、间使、神门、合谷治疗失音；配天突、大椎、肺俞治疗哮喘急性发作。

（2）据报道：①哮喘：针刺鱼际穴可立即缓解支气管痉挛，增加肺的通气量，治疗哮喘有较好的疗效；②急性咽炎：取鱼际穴进针得气后，施以透天凉手法反复操作，留针 30 分钟，待凉感消失后出针，不闭针孔。

11. 少商　Shàoshāng(LU 11)　井穴

【定位】　伸拇指。在拇指桡侧，指甲角旁 0.1 寸（图 3-13）。

【主治】　①热病，昏迷，中暑，小儿惊风；②咽喉肿痛，鼻衄，咳嗽；③癫狂；④指端麻木。

【刺灸法】　浅刺 0.1 寸；或用三棱针点刺出血；可灸。

【附注】　（1）配伍应用：少商穴具有清热利咽、开窍醒神的作用，三棱针点刺出血，配合谷治疗急性咽喉肿痛；配内关治疗失音；配天突、合谷治疗喉头痉挛；配伍其他井穴及水沟、太冲、合谷等穴治疗中风昏迷、中暑。

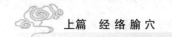
（2）据报道：针刺少商，或用三棱针点刺出血，治疗重症肺炎所致的高热、惊厥，有较快的退热作用。

二、手少阴心经
Shǒushàoyīn Xīnjīng
(Heart Meridian of Hand-Shaoyin , HT.)

【经脉循行】 1. 起于心中，出属于心系（心与其他脏器相连的组织），2. 向下通过横膈，联络小肠。

心系支脉：3. 从心系，4. 夹着食管上行，5. 连系于目系（眼球后与脑相连的组织）。

心系直行主干：6. 从心系上行至肺，再横行向下浅出于腋窝部（极泉穴），7. 沿着上臂内侧，循行在手太阴肺经、手厥阴心包经的后缘，8. 下行到肘窝，沿着前臂内侧后缘，9. 经掌后豌豆骨部，10. 进入掌内，行于4、5掌骨之间，11. 沿小指的桡侧到指端（少冲穴），与手太阳小肠经相连接（图3-14）。

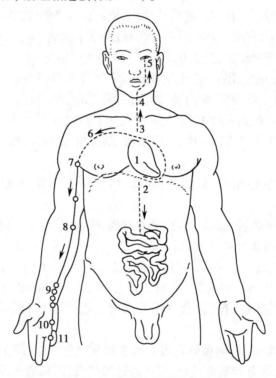

图 3-14　手少阴心经循行示意图

心手少阴之脉，起于心中，出属心系，下膈，络小肠。其支者，从心系，上挟咽，系目系。其直者，复从心系，却上肺，下出腋下，下循臑内后廉，行太阴、心主之后，下肘内，循臂内后廉，抵掌后锐骨之端，入掌内后廉，循小指之内，出其端（《灵枢·经脉》）。

【联系脏腑器官】 属心，络小肠；与肺、心系、食管、目系有联系。

【主治概要】 本经腧穴主要治疗心、胸、神志病，以及经脉循行部位的其他病证。例如：心悸、心痛、失眠、癫狂痫及上肢内侧后缘疼痛等。

【本经腧穴】　本经 1 名 2 穴,左右各 9 个穴位。首穴极泉,末穴少冲。

1. 极泉　Jíquán(HT 1)

【定位】　正坐或仰卧位,上臂外展。在腋窝顶点,腋动脉搏动处(图 3-15)。

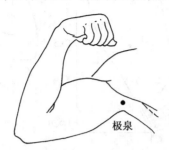

图 3-15　手少阴心经上臂穴位示意图

【主治】　①心悸,心痛,胁肋疼痛;②肩臂疼痛,上肢不遂;③瘰疬。

【刺灸法】　上肢外展,避开腋动脉,直刺,或斜刺 0.3~0.5 寸;不灸。

【附注】　(1)配伍应用:配神门、内关治疗心悸、心痛;配肩髃、曲池治疗肩臂痛、上肢不遂。

(2)据报道:心动过速,取左侧极泉穴,用食指前后来回弹拨,每分钟 60 次左右,5~10 分钟即可缓解症状。

2. 青灵　Qīnglíng(HT 2)

【定位】　正坐或仰卧位,举臂。在臂内侧,当极泉与少海的连线上,肘横纹上 3 寸,肱二头肌的尺侧缘(图 3-16)。

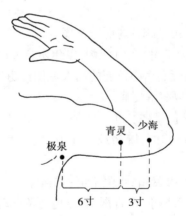

图 3-16　手少阴心经上臂穴位示意图

【主治】　①心痛,胁痛;②肩臂痛。

【刺灸法】　直刺 0.5~1.0 寸;可灸。

3. 少海　Shàohǎi(HT 3)　合穴

【定位】　屈肘。当肘横纹内侧端与肱骨内上髁连线的中点处(图 3-17)。

【主治】　①心痛,癫狂痫;②肘臂挛痛,麻木;③瘰疬。

【刺灸法】　直刺 0.5~1.0 寸;可灸。

【附注】　(1)配伍应用:配神门、心俞治疗癫证;配曲池、肘髎、手三里治疗肘关节

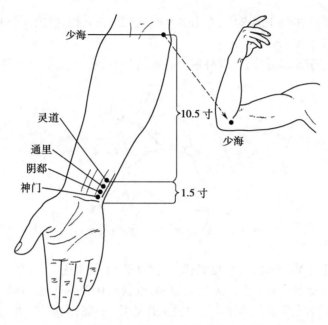

图 3-17　手少阴心经前臂穴位示意图

疼痛;配天井治疗瘰疬。

（2）据报道:配外陵等穴,对痉挛性结肠炎有较好的缓解痉挛作用。

4. 灵道　Língdào(HT 4)　经穴

【定位】　仰掌。在前臂掌侧,腕横纹上 1. 5 寸,当尺侧腕屈肌腱的桡侧缘（图 3-17）。

【主治】　①心痛,心悸;②暴喑;③肘臂挛痛。

【刺灸法】　直刺 0. 3~0. 5 寸,不宜深刺,以免伤及尺动脉、尺神经;可灸。

【附注】　据报道:多数冠心病心绞痛的病人左侧灵道穴有明显的压痛反应,用拇指指腹按摩压痛明显处,可以缓解疼痛。

5. 通里　Tōnglǐ(HT 5)　络穴

【定位】　仰掌。在前臂掌侧,腕横纹上 1. 0 寸,当尺侧腕屈肌腱的桡侧缘（图 3-17）。

【主治】　①心悸,怔忡;②暴喑,舌强不语;③腕臂痛。

【刺灸法】　直刺 0. 3~0. 5 寸,不宜深刺,以免伤及尺动脉,尺神经;可灸。

【附注】　（1）配伍应用:通里穴具有通心络、利舌咽的作用,偏治心病之实证及舌强不语。配内关、心俞治疗心悸、怔忡、心痛;配廉泉、涌泉治疗舌强不语、癔症失语。

（2）据报道:①癫痫:针刺通里穴对大脑皮质功能有调整作用,可使部分癫痫大发作患者的脑电图趋于规则化;②对心脏功能的影响:针刺正常人通里穴,对绝大多数受试者的心电图波型有不同程度的影响,以胸前导联为明显。

6. 阴郄　Yīnxī(HT 6)　郄穴

【定位】　仰掌。在前臂掌侧,腕横纹上 0. 5 寸,当尺侧腕屈肌腱的桡侧缘（图 3-17）。

【主治】　①心痛,心悸;②吐血,衄血;③骨蒸盗汗。

【刺灸法】　直刺 0.3~0.5 寸,不宜深刺,以免伤及尺动脉、尺神经;可灸。

【附注】　配伍应用:阴郄穴有行气活血、养阴清热的作用,配心俞、内关、神道治疗心悸、心痛;配尺泽、鱼际治疗血热之衄血、吐血;配膏肓、三阴交、复溜、后溪治疗潮热盗汗。

7. 神门　Shénmén(HT 7)　输穴、原穴

【定位】　仰掌。在腕部,腕横纹尺侧端,当尺侧腕屈肌腱的桡侧凹陷处(图3-17)。

【主治】　①心痛,心烦,惊悸,怔忡;②失眠,健忘,癫狂、痫证。

【刺灸法】　直刺 0.3~0.5 寸;可灸。

【附注】　(1)配伍应用:神门穴具有调养心气、安神镇静的作用,是治疗与心有关的各种神志病证的要穴,虚实皆可。配内关、心俞、巨阙治疗心痛、心悸、怔忡;配三阴交、内关治疗失眠、多梦;配大椎、丰隆治疗癫狂、痫证。

(2)据报道:①冠心病:针刺神门穴能改善冠心病患者的左心功能,缓解心绞痛,改善心电图;②癫痫:针刺神门、阴郄、通里、百会、大陵等穴,可使部分癫痫大发作患者的脑电图趋于规则化。

8. 少府　Shàofǔ(HT 8)　荥穴

【定位】　仰掌。在手掌面,第4、第5掌骨之间,握拳时当小指尖下是穴(图3-18)。

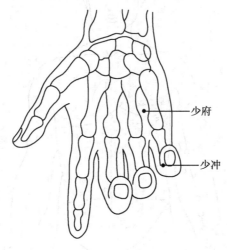

图 3-18　手少阴心经手部穴位示意图

【主治】　①心悸,心痛;②阴痒,小便不利;③小指挛痛,掌心热。

【刺灸法】　直刺 0.3~0.5 寸;可灸。

【附注】　配伍应用:少府穴具有清心泻火的作用,常配劳宫等穴治疗心火亢盛所致的诸症,如心烦、口臭、舌疮、衄血、尿赤、尿血、阴痒、掌心热等。

9. 少冲　Shàochōng(HT 9)　井穴

【定位】　仰掌。在手小指桡侧,指甲角旁 0.1 寸(图3-18)。

【主治】　①昏迷,热病,癫狂;②心悸,心痛。

【刺灸法】　浅刺 0.1 寸;或用三棱针点刺出血;可灸。

【附注】　配伍应用:少冲穴有清心、开窍、醒神的作用,配曲池、大椎穴治疗热病;配其他井穴或十宣、水沟、百会治疗中风昏迷;配心俞、内关穴治疗心悸、心痛、

癫狂。

三、手厥阴心包经
Shǒujuéyīn Xīnbāojīng
(Pericardium Meridian of Hand-Jueyin，PC.)

【经脉循行】 1. 起于胸中,出属于心包络,2. 向下通过横膈,3. 从胸至腹,依次联络上、中、下三焦。

胸部支脉:4. 沿着胸中,5. 出于胁部,从腋下 3 寸的侧胸部(天池穴),6. 上行到腋下,7. 沿着上臂内侧,循行在手太阴肺经、手少阴心经之间,8. 下行到肘窝中,9. 再向下行于前臂的掌长肌腱与桡侧腕屈肌腱之间,10. 进入掌中 2、3 掌骨之间,11. 沿着中指桡侧到指端(中冲穴)。

掌中支脉:12. 从掌中劳宫穴处分出,沿着无名指到指端(关冲穴),与手少阳三焦经相连接(图 3-19)。

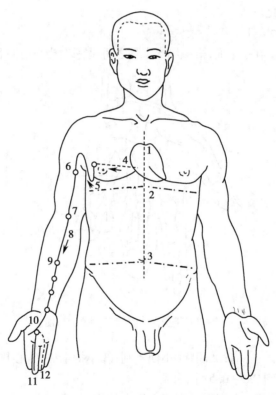

图 3-19　手厥阴心包经循行示意图

心主手厥阴心包络之脉,起于胸中,出属心包络,下膈,历络三焦。其支者,循胸出胁,下腋三寸,上抵腋下,循臑内,行太阴、少阴之间,入肘中,下臂,行两筋之间,入掌中,循中指,出其端。其支者,别掌中,循小指次指出其端(《灵枢·经脉》)。

【联系脏腑器官】 属心包,络三焦。

【主治概要】 本经腧穴主要治疗心、胸、胃病,神志病,以及经脉循行部位的其他病证。例如:心悸、心痛、胸痛、胃痛、呕吐、癫狂及肘臂挛痛等。

【本经腧穴】 本经 1 名 2 穴,左右各 9 个穴位。首穴天池,末穴中冲。

1. 天池 Tiānchí(PC 1)

【定位】 正坐或仰卧位。在胸部,当第 4 肋间隙,乳头外 1.0 寸,前正中线旁开 5.0 寸(图 3-20)。

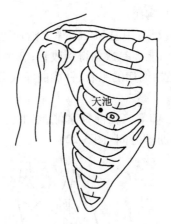

图 3-20 手厥阴心包经胸部穴位示意图

【主治】 ①咳嗽,气喘,胸胁疼痛;②乳痈。

【刺灸法】 斜刺,或平刺 0.3~0.5 寸,不可深刺,以免伤及心、肺;可灸。

【附注】 配伍应用:配膻中、乳根、少泽治疗乳痈。

2. 天泉 Tiānquán(PC 2)

【定位】 正坐或仰卧位。在臂内侧,当腋前纹头下 2.0 寸,肱二头肌的长、短头之间(图 3-21)。

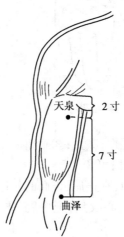

图 3-21 手厥阴心包经上臂穴位示意图

【主治】 ①心痛,胸胁胀痛;②咳嗽;③上臂痛。

【刺灸法】 直刺 0.5~0.8 寸;可灸。

3. 曲泽 Qǔzé(PC 3) 合穴

【定位】 正坐或仰卧位,微屈肘。在肘横纹中,当肱二头肌腱的尺侧缘(图 3-21)。

【主治】　①心痛,心悸;②胃痛,呕吐,泄泻;③热病,中暑,瘾疹;④肘臂挛痛。

【刺灸法】　直刺0.8~1.0寸;或点刺出血;可灸。

【附注】　(1)配伍应用:曲泽配委中称为"四弯穴",用三棱针点刺出血多用于急性高热、急性吐泻、急性腹痛、中暑、厥证、四肢拘挛等危急重症的治疗。配内关、中脘治疗呕吐;配内关、大陵治疗心胸痛。

(2)据报道:①冠心病心绞痛:用温和灸曲泽穴治疗冠心病心绞痛有一定疗效,患者胸闷减轻,心前区舒适,心功能等参数均得到改善;②手足抽搐症:以疼痛、痉挛性肌肉收缩为特征,伴麻木的手足抽搐症的患者,针刺曲泽穴后取得满意效果。

4. 郄门　Xìmén(PC 4)　郄穴

【定位】　正坐或仰卧位,仰掌。在前臂掌侧,当曲泽与大陵的连线上,腕横纹上5.0寸,掌长肌腱与桡侧腕屈肌腱之间(图3-22)。

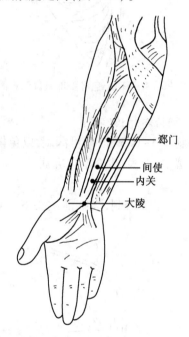

图 3-22　手厥阴心包经前臂穴位示意图

【主治】　①心悸,心痛;②呕血,咳血;③癫痫。

【刺灸法】　直刺0.5~1.0寸;可灸。

【附注】　配伍应用:郄门穴具有止痛、止血的作用,常用于治疗急性心痛、胸痛和出血证。配神门、心俞治疗心悸、心绞痛;配中脘、膈俞治疗呕血;配尺泽、肺俞治疗咳血。

5. 间使　Jiānshǐ(PC 5)　经穴

【定位】　正坐或仰卧位,仰掌。在前臂掌侧,当曲泽与大陵的连线上,腕横纹上3.0寸,掌长肌腱与桡侧腕屈肌腱之间(图3-22)。

【主治】　①心悸,心痛;②胃痛,呕吐;③热病,疟疾;④癫狂痫。

【刺灸法】　直刺0.5~1.0寸;可灸。

【附注】　(1)配伍应用;间使穴具有调心、和胃、祛疟的作用。配心俞、神门治疗心悸;配水沟、后溪治疗癫狂;配中脘、胃俞、足三里治疗胃痛、呕吐;配大椎、后溪、大杼治疗疟疾、热病。

(2)据报道:取间使、内关针刺治疗冠心病,可增强心肌的收缩力,减慢心率,增加冠脉流量和心肌血氧供应量,降低心肌氧耗量,减轻缺血心肌损伤的程度,改善心电图。

6. 内关 Nèiguān(PC 6) 络穴、八脉交会穴——通于阴维脉

【定位】 正坐或仰卧位,仰掌。在前臂掌侧,当曲泽与大陵的连线上,腕横纹上2.0寸,掌长肌腱与桡侧腕屈肌腱之间(图3-22)。

【主治】 ①心悸,心痛,胸闷;②胃痛,呕吐,呃逆;③眩晕,头痛,失眠,癫狂痫;④上肢痹痛,偏瘫。

【刺灸法】 直刺0.5~1.0寸;可灸。

【附注】 (1)配伍应用:内关穴是治疗心、胸、胃病的主穴之一。配公孙为八脉交会穴之上下配穴,治疗胃痛、呕吐、呃逆;配三阴交、合谷治疗冠心病、心绞痛;配素髎治疗低血压;配水沟、三阴交、太冲治疗中风;配大陵、神门治疗失眠;配天突治疗呃逆;配中脘、足三里治疗胃痛、呕吐。

(2)据报道:①对心血管系统有良性双向的调节作用:对心律失常的患者,其调节作用极其明显;对高血压患者有降压作用,对低血压患者则有升压作用;②调整胃肠功能:针刺内关穴,能调整胃酸分泌和肠道的运动功能;③冠心病:针刺内关穴能使冠心病心绞痛患者全血黏度、血浆比黏度、血浆纤维蛋白原、血细胞压积、血沉等均有不同程度的下降,改善心电图及临床症状;④休克:针刺内关穴抢救过敏性休克,有显著疗效,对预防过敏性休克有一定的作用;⑤胰腺炎:急性胰腺炎患者电针刺激内关穴时,其血清淀粉酶能迅速下降;⑥血小板减少:针刺内关、合谷穴,对某些疾病而致血小板减少者,能使血小板数目明显增加;⑦呕吐:针刺内关穴对神经性呕吐、手术麻醉引起的恶心呕吐,疗效较好。对晕车、船出现的恶心呕吐,以指重按内关穴亦有效。

7. 大陵 Dàlíng(PC 7) 输穴、原穴

【定位】 正坐或仰卧位,仰掌。在腕掌横纹的中点,当掌长肌腱与桡侧腕屈肌腱之间(图3-22)。

【主治】 ①心悸,心痛,胸胁痛;②癫狂痫;③胃痛,呕吐;④手腕痛,腕下垂。

【刺灸法】 直刺0.3~0.5寸,可灸。

【附注】 (1)配伍应用:大陵穴具有宁心安神的作用,擅长治疗心肾不交所致的心悸、失眠等,常配劳宫、太溪、涌泉使用;配曲泽、内关治疗心胸痛;配太冲、丰隆治疗癫狂;配神门、列缺治疗腕下垂。

(2)据报道:心脏病患者针刺大陵、内关穴,能使心肌收缩加强,心脏功能得到改善。

8. 劳宫 Láogōng(PC 8) 荥穴

【定位】 正坐或仰卧位,仰掌。在掌心,当第2、3掌骨之间,偏于第3掌骨,握拳屈指时中指尖下是穴(图3-23)。

【主治】 ①心痛;②中风昏迷,中暑;③癫狂痫;④口疮,口臭。

【刺灸法】 直刺0.3~0.5寸;可灸。

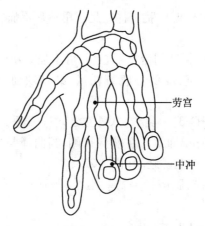

图 3-23　手厥阴心包经手部穴位示意图

【附注】　配伍应用:劳宫穴具有清心泄热的作用,擅治心火旺盛之证。配水沟、涌泉治疗中风昏迷、中暑;配水沟、百会、太冲治疗癫狂;配内庭、太冲治疗口疮。

9. 中冲　Zhōngchōng(PC 9)　井穴

【定位】　正坐或仰卧位。在手中指尖端中央(图 3-23)。

【主治】　①中风昏迷,中暑,热病,小儿惊风;②心痛,舌强肿痛。

【刺灸法】　浅刺 0.1 寸;或用三棱针点刺出血;可灸。

【附注】　配伍应用:中冲穴具有清心泄热、开窍醒神的作用,配水沟、劳宫、太冲、丰隆等穴治疗中风昏迷;配少商、合谷治疗小儿惊风;配水沟、廉泉治疗舌强肿痛。

复习思考题

1. 简述手三阴经的体表循行及腧穴的主治概要。

2. 列缺、鱼际、少海、神门、曲泽、内关穴的定位分别与哪些重要解剖标志有关?

3. 神门穴为何擅治神志病?

4. 通里、阴郄、神门三穴的主治有何异同?

5. 内关穴为何能治胸胁诸症?

6. 手三阴经在前臂部的腧穴,刺灸操作时注意事项有哪些?

第三节　手 三 阳 经

一、手阳明大肠经

Shǒuyángmíng Dàchángjīng

(Large Intestine Meridian of Hand-Yangming. LI.)

【经脉循行】　1. 起于食指桡侧端(商阳穴),沿着食指桡侧上行,2. 经过掌背第1、2掌骨之间,进入拇长伸肌腱与拇短伸肌腱之间,3. 沿前臂桡侧缘,4. 至肘部外侧,

5. 再沿上臂外侧前缘,6. 上走肩部,7. 沿肩峰前缘,8. 向后交会于大椎穴,9. 再前行向下进入锁骨上窝部,10. 联络肺脏,11. 通过横膈,12. 属于大肠。

锁骨上窝部支脉:13. 从锁骨上窝部,上行颈旁,14. 经过面颊,15. 进入下齿龈中,16. 回绕至上唇,左右两脉在水沟穴交叉后,左脉向右,右脉向左,上行至鼻翼两旁(迎香穴),与足阳明胃经相连接(图 3-24)。

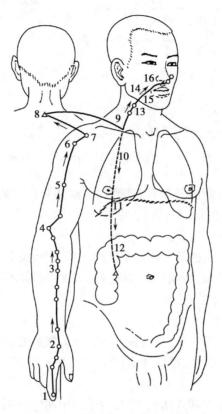

图 3-24 手阳明大肠经循行示意图

大肠手阳明之脉,起于大指次指之端,循指上廉,出合谷两骨间,上入两筋之中,循臂上廉,入肘外廉,上臑外前廉,上肩,出髃骨之前廉,上出于柱骨之会上,下入缺盆,络肺,下膈,属大肠。其支者,从缺盆上颈,贯颊,入下齿中,还出挟口,交人中——左之右,右之左,上挟鼻孔(《灵枢·经脉》)。

【联系脏腑器官】 属大肠,络肺;与口、下齿、鼻有联系。

【主治概要】 本经腧穴主要治疗头面、五官、咽喉病,胃肠病,热病以及经脉循行部位的其他病证。例如:头痛、齿痛、鼻病、咽喉肿痛、口眼㖞斜、热病、泄泻、痢疾、上肢外侧前缘疼痛等。

【本经腧穴】 本经 1 名 2 穴,左右各 20 个穴位。首穴商阳,末穴迎香。

1. 商阳 Shāngyáng(LI 1) 井穴

【定位】 伸食指。在食指桡侧,指甲角旁 0.1 寸(图 3-25)。

【主治】 ①热病,昏迷;②咽喉肿痛,齿痛;③食指麻木。

【刺灸法】 浅刺 0.1 寸;或用三棱针点刺出血;可灸。

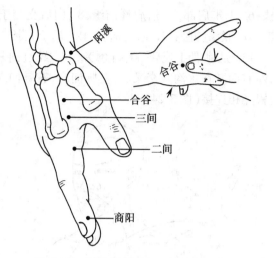

图 3-25　手阳明大肠经手部穴位示意图

【附注】　配伍应用:商阳穴具有宣肺解表、清热开窍的功用。配少商、合谷治疗咽喉肿痛;配中冲、关冲治疗高热、昏迷、中暑、小儿惊风。

2. 二间　Érjiān(LI 2)　荥穴

【定位】　侧腕对掌,微握拳。在食指桡侧,第2掌指关节前凹陷处(图3-25)。

【主治】　①齿痛,鼻衄,咽喉肿痛;②热病;③食指屈伸不利。

【刺灸法】　直刺0.2寸;可灸。

3. 三间　Sānjiān(LI 3)　输穴

【定位】　侧腕对掌,微握拳。在食指桡侧,第2掌指关节后凹陷处(图3-25)。

【主治】　①目眦痛,齿痛,咽喉肿痛;②腹胀,肠鸣,泄泻;③手背肿痛。

【刺灸法】　直刺0.3~0.5寸;可灸。

【附注】　配伍应用:三间穴功偏止痛,对于因阳明实热引起的目眦痛、齿痛、咽喉肿痛效果较好。配阳溪治疗咽喉肿痛。

4. 合谷　Hégǔ(LI 4)　原穴

【定位】　侧腕对掌,微握拳。在手背第1、2掌骨之间,当第2掌骨桡侧的中点处(图3-25)。简便取穴法:以一手的拇指指间关节横纹,与另一手拇、食指之间的指蹼缘重叠,当拇指尖下是穴。

【主治】　①头痛,目赤肿痛,齿痛,鼻衄,耳聋,咽喉肿痛,口眼㖞斜,口噤,痄腮;②热病,小儿惊风,无汗或多汗;③痛经,经闭,滞产,胞衣不下;④胃痛,腹痛,便秘,泄泻,痢疾;⑤上肢疼痛不遂;⑥瘾疹。

【刺灸法】　直刺0.5~1寸;孕妇禁针;可灸。

【附注】　(1)配伍应用:合谷穴具有祛风解表、调和营卫、镇惊止痛、泻热开闭的作用,凡表证,热病,汗症,多种痛证,妇人经闭,滞产,抽搐等,皆可以本穴作为主穴。合谷是四总穴之一:"面口合谷收"。根据经脉所过,主治所及的规律,合谷是治疗头面五官诸疾要穴和胃肠病证的主要配穴之一。配颊车、下关治疗牙痛;配少商治疗咽喉肿痛;配地仓、颊车治疗口眼㖞斜;配风池、翳风治疗痄腮;配迎香治疗鼻疾;配翳风、听宫治疗暴发耳聋;配风池、大椎、曲池治疗外感发热,头痛,荨麻疹;配复溜治疗无汗或多汗;配三阴交治疗月经不调、痛经、经闭、滞产;配天枢、上巨虚治疗痢疾;配肩髃、曲池、外关治疗上肢痹证或瘫痪;配太冲名为"四关穴",治疗抽搐、小儿惊风、癫狂、眩晕等。

（2）据报道:①镇痛:电针合谷穴可提高胃镜检查成功率,其优点是镇痛效果显著,肌肉松弛良好,无明显副作用。另外能减轻扁桃体摘除术后的自发性疼痛及吞咽疼痛;②催产:在两合谷穴分别注射缩宫素0.2U,治疗第2产程子宫收缩无力,能增强宫缩,延长宫缩时间,缩短产程,其产后出血的发生率也明显减少;③调理胃肠道功能:针刺合谷、足三里穴能使胃切除术后肠胀气的患者,肛门排气时间明显提前;④血小板减少:针刺或艾灸结核病和脾性全血细胞减少患者的合谷、足三里等穴,血小板数目明显增加,停针后2个月内,仍维持正常水平。

5. 阳溪　Yángxī(LI 5)　经穴

【定位】　侧腕对掌,伸前臂。在腕背横纹桡侧,拇指向上翘起时,当拇短伸肌腱与拇长伸肌腱之间的凹陷中(图3-25)。

【主治】　①头痛,耳鸣,耳聋,咽喉肿痛;②手腕疼痛无力。

【刺灸法】　直刺0.3~0.5寸;可灸。

【附注】　配伍应用:阳溪多用于阳明火盛引起的咽喉肿痛、耳鸣等症的治疗。配翳风、听宫治疗耳鸣,耳聋;配列缺治疗腕部腱鞘炎;配阳池、阳谷治疗腕关节痛。

6. 偏历　Piānlì(LI 6)　络穴

【定位】　侧腕对掌,伸前臂。在前臂背面桡侧,当阳溪与曲池的连线上,腕横纹上3.0寸(图3-26)。

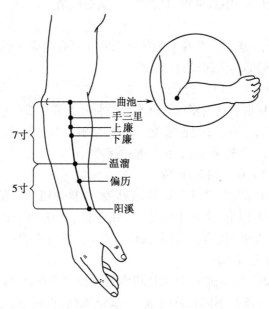

图3-26　手阳明大肠经前臂穴位示意图

【主治】　①耳鸣,鼻衄,咽喉疼痛;②手臂疼痛;③水肿,腹胀。

【刺灸法】　直刺或斜刺0.3~0.5寸;可灸。

7. 温溜　Wēnliū(LI 7)　郄穴

【定位】　侧腕对掌,伸前臂。在前臂背面桡侧,当阳溪与曲池的连线上,腕横纹上5.0寸(图3-26)。

【主治】　①肠鸣,腹痛;②头痛,面肿,咽喉肿痛;③肩臂痛。

【刺灸法】　直刺0.5~1寸;可灸。

8. 下廉　Xiàlián(LI 8)

【定位】　侧腕对掌,伸前臂。在前臂背面桡侧,当阳溪与曲池连线上,肘横纹下4.0寸(图3-26)。

【主治】　①腹胀,腹痛;②肘臂疼痛;③头痛,眩晕。

【刺灸法】　直刺0.5~1寸;可灸。

9. 上廉　Shànglián(LI 9)

【定位】　侧腕对掌,伸前臂。在前臂背面桡侧,当阳溪与曲池连线上,肘横纹下3.0寸(图3-26)。

【主治】　①肘臂麻木疼痛,上肢不遂;②肠鸣,腹痛。

【刺灸法】　直刺0.5~1寸;可灸。

10. 手三里　Shǒusānlǐ(LI 10)

【定位】　侧腕对掌,伸前臂。在前臂背面桡侧,当阳溪与曲池连线上,肘横纹下2.0寸(图3-26)。

【主治】　①腹痛,腹泻;②肩臂疼痛,上肢不遂;③齿痛。

【刺灸法】　直刺0.5~1.0寸;可灸。

【附注】　(1)配伍应用:配曲池、肩髃等穴,疏通经络,治疗肩臂疼痛;配足三里治疗腹胀、腹痛、腹泻。

(2)据报道:肩周炎患者多数在患侧手三里穴处可有明显压痛,针刺、艾灸或穴位注射手三里穴,配用局部其他穴,均有良效。

11. 曲池　Qǔchí(LI 11)　合穴

【定位】　侧腕,屈肘。在肘横纹外侧端与肱骨外上髁连线的中点(图3-26)。

【主治】　①热病,疟疾;②目肿赤痛,齿痛,咽喉肿痛;③腹痛,吐泻,痢疾;④丹毒,瘾疹,湿疹,瘰疬;⑤手臂痹痛,上肢不遂;⑥癫狂。

【刺灸法】　直刺1.0寸左右;可灸。

【附注】　(1)配伍应用:曲池穴以祛风解表、清热通络为其治疗特点,是治疗表证、热病、皮肤病、上肢不遂的常用主穴之一。配大椎、合谷、外关治疗表证、热证;配足三里、天枢治疗泄泻、痢疾;配合谷、膈俞、血海、委中治疗丹毒、荨麻疹、皮肤瘙痒;配肩髃、手三里、合谷治疗上肢不遂。

(2)据报道:①原发性高血压:高血压患者针刺曲池穴后,收缩压及舒张压均有不同程度的降低,对脑血流有不同程度的改善;②糖尿病:以曲池、三阴交、阳陵泉穴为主,结合分型配穴治疗糖尿病,2个月后,75%的患者血糖均有不同程度的降低;③阑尾炎:用强刺激手法针刺曲池、阑尾穴,对实验性阑尾炎有肯定的治疗作用;④荨麻疹:曲池穴位注射胎盘组织液,加服马来酸氯苯那敏治疗荨麻疹,有较好的效果;⑤斑秃:曲池、足三里,穴位注射维生素B_1效果良好。

12. 肘髎 Zhǒuliáo(LI 12)

【定位】 正坐屈肘,自然垂上臂。在肘臂外侧,曲池穴外上方1.0寸,当肱骨边缘处(图3-27)。

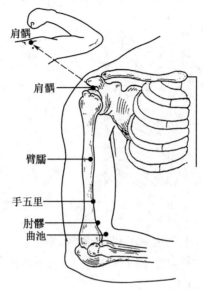

图3-27 手阳明大肠经上臂穴位示意图

【主治】 肘臂挛急疼痛。

【刺灸法】 直刺0.5~1.0寸;可灸。

【附注】 配伍应用:配曲池、手三里治疗肱骨外上髁炎。

13. 手五里 Shǒuwǔlǐ(LI 13)

【定位】 正坐,自然垂上臂。在臂外侧,当肩髃与曲池的连线上,曲池上3.0寸(图3-27)。

【主治】 ①肘臂挛痛;②瘰疬。

【刺灸法】 直刺0.5~1.0寸;可灸。

14. 臂臑 Bìnào(LI 14)

【定位】 正坐,自然垂上臂。在臂外侧,三角肌止点处,当肩髃与曲池连线上,曲池穴上7.0寸(图3-27)。

【主治】 ①目疾;②肩臂疼痛;③瘰疬。

【刺灸法】 直刺0.5~1.0寸,或向上斜刺0.8~1.2寸;可灸。

【附注】 配伍应用:配养老、球后、光明治疗视力减弱。

15. 肩髃 Jiānyú(LI 15)

【定位】 正坐。外展上臂平肩,若肩臂活动困难者可自然垂臂。在肩峰端下缘,当肩峰与肱骨大结节之间,三角肌上部。上臂外展或向前平伸时,当肩峰前下方凹陷处(图3-27)。

【主治】 ①肩臂疼痛,上肢不遂;②瘾疹。

【刺灸法】 直刺,或向下斜刺1寸左右;可灸。

【附注】 配伍应用:配肩髎、肩贞、臑俞治疗肩关节周围炎;配曲池、外关、合谷治疗上肢不遂。

16. 巨骨 Jùgǔ(LI 16)

【定位】 正坐。在肩上部,当锁骨肩峰端与肩胛冈之间凹陷处(图3-28)。

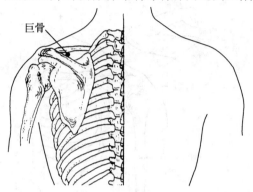

图3-28 手阳明大肠经肩部穴位示意图

【主治】 ①肩臂疼痛,上肢抬举不利;②瘿气,瘰疬。

【刺灸法】 直刺,或微斜向外下方刺0.5~1寸,不可深刺;可灸。

17. 天鼎 Tiāndǐng(LI 17)

【定位】 正坐微仰头,或仰卧位。在颈外侧部,胸锁乳突肌后缘,当喉结旁,扶突穴与缺盆穴连线的中点(图3-29)。

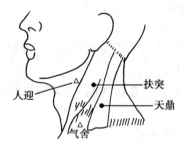

图3-29 手阳明大肠经颈部穴位示意图

【主治】 ①咽喉肿痛,暴喑;②瘿气,瘰疬。

【刺灸法】 直刺0.3~0.5寸;可灸。

18. 扶突 Fútū(LI 18)

【定位】 正坐微仰头,或仰卧位。在颈外侧部,喉结旁,当胸锁乳突肌的前、后缘之间(图3-29)。

【主治】 ①咽喉肿痛,暴喑;②瘿气,瘰疬;③咳嗽,气喘。

【刺灸法】 直刺0.5~0.8寸,注意避开颈动脉,不可针刺过深,一般不宜使用电针,以免引起迷走神经反应;可灸。

【附注】 据报道:针刺扶突、足三里、太冲用于甲状腺瘤、甲状腺囊肿、甲状腺次全或全叶切除术,镇痛效果良好,针麻优良率达90%以上。

19. 口禾髎 Kǒuhéliáo(LI 19)

【定位】 正坐或仰卧位。在上唇部,鼻孔外缘直下,平水沟穴(图3-30)。

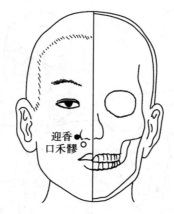

图 3-30　手阳明大肠经面部穴位示意图

【主治】　①鼻塞,衄血;②口㖞,口噤。

【刺灸法】　直刺,或斜刺 0.3~0.5 寸;可灸。

20. 迎香　Yíngxiāng(LI 20)

【定位】　正坐或仰卧位。在鼻翼外缘中点旁开约 0.5 寸,当鼻唇沟中(图 3-30)。

【主治】　①鼻塞,鼻渊,衄血;②口㖞,面痒,面肿;③胆道蛔虫症。

【刺灸法】　向内上方斜刺,或平刺 0.3~0.5 寸;不宜灸。

【附注】　(1)配伍应用:迎香穴是治疗鼻和面部病症的主穴之一。配印堂、合谷治疗鼻渊;配上星、风池、合谷治疗鼻衄;配水沟、合谷治疗面肿;配阳白、四白、地仓、翳风等穴治疗面瘫。

(2)据报道:①鼻炎:迎香是治疗鼻病的首选穴,针刺或用泼尼松龙穴位注射迎香穴治疗过敏性鼻炎、慢性鼻炎,效果满意;②胆道蛔虫症:迎香透刺四白穴治疗胆道蛔虫症,止痛效果良好,一般 0.5 小时左右即可缓解疼痛,2 小时左右疼痛消失。

二、手太阳小肠经

Shǒutàiyáng Xiǎochángjīng

(Small Intestine Meridian of Hand-Taiyang, SI.)

【经脉循行】　1. 起于小指尺侧端(少泽穴),2. 沿手背尺侧上至手腕部,3. 直上沿前臂外侧后缘,至肘部经尺骨鹰嘴与肱骨内上髁之间,4. 沿上臂外侧后缘,5. 上出肩关节部,6. 绕行肩胛部,7. 交会于大椎穴,8. 前行向下进入锁骨上窝部,9. 联络心脏,10. 沿着食管,11. 通过横膈,12. 到达胃部,13. 属于小肠。

锁骨上窝部支脉:14. 从锁骨上窝部,15. 沿着颈旁,16. 上达面颊,17. 经目外眦,18. 转入耳中(听宫穴)。

面颊部支脉:19. 从面颊部分出,经颧骨部抵达鼻旁,20. 到目内眦(睛明穴),与足太阳膀胱经相连接(图 3-31)。

小肠手太阳之脉,起于小指之端,循手外侧上腕,出踝中,直上循臂骨下廉,出肘内侧两筋之间,上循臑外后廉,出肩解,绕肩胛,交肩上,入缺盆,络心,循咽,下膈,抵胃,属小肠。其支者,从缺盆循颈,上颊,至目锐眦,却入耳中。其支者,别颊上䪼,抵鼻,至目内眦(斜络于颧)(《灵枢·经脉》)。

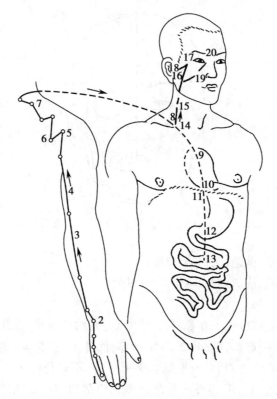

图 3-31 手太阳小肠经循行示意图

【联系脏腑器官】 属小肠,络心;与胃,食管,眼,耳,鼻有联系。

【主治概要】 本经腧穴主要治疗头项、耳、目、咽喉病,热病,神志病以及经脉循行部位的其他病证。例如:头痛、耳鸣、耳聋、目翳、咽喉肿痛、热病、癫狂及肩臂外侧后缘疼痛等。

【本经腧穴】 本经1名2穴,左右各19个穴位。首穴少泽,末穴听宫。

1. 少泽 Shàozé(SI 1) 井穴

【定位】 俯掌。在手小指尺侧,指甲角旁0.1寸(图3-32)。

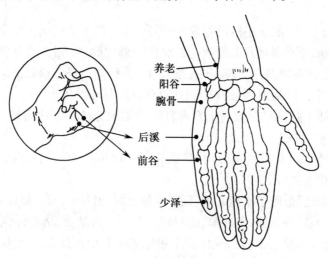

图 3-32 手太阳小肠经手部穴位示意图

【主治】 ①热病,昏迷;②产后乳少,乳痈;③头痛,咽喉肿痛。

【刺灸法】 浅刺0.1寸;或用三棱针点刺出血;可灸。

【附注】 (1)配伍应用:少泽穴可调达气血而通乳,常与膻中、乳根、合谷等穴配伍使用,是治疗产后乳少的有效穴。配水沟、涌泉、其他井穴治疗热病、昏迷。

(2)据报道:针刺少泽、膻中穴,可使产后乳少妇女生乳素含量增加,促进乳汁分泌而治疗产后乳少。

2. 前谷 Qiángǔ(SI 2) 荥穴

【定位】 微握拳。在手尺侧,第5掌指关节前,掌指横纹头赤白肉际处(图3-32)。

【主治】 ①热病,头痛,耳鸣,咽喉肿痛;②产后乳少;③手指麻木。

【刺灸法】 直刺0.2寸;可灸。

【附注】 配伍应用:配睛明、太阳治疗目痛、目翳。

3. 后溪 Hòuxī(SI 3) 输穴、八脉交会穴——通于督脉

【定位】 微握拳。在手掌尺侧,当第5掌指关节后的远端掌横纹头赤白肉际处(图3-32)。

【主治】 ①头项强痛,腰背痛,手指及肘臂挛急;②目赤,耳鸣,耳聋,咽喉肿痛;③热病,疟疾;④癫狂,痫证。

【刺灸法】 直刺0.5~1寸,或向合谷穴方向透刺;可灸。

【附注】 (1)配伍应用:后溪穴通督脉,配申脉,为八脉交会穴之上下配穴,用于治疗头项强痛、肩背痛、目赤肿痛、落枕。配水沟治疗急性腰扭伤;配翳风、听宫治疗耳鸣、耳聋;配大椎治疗发热、疟疾;后溪透刺合谷治疗手指挛痛。

(2)据报道:①急性腰扭伤:针刺后溪穴,刺入后大幅度捻转5~10次,强刺激,得气后令患者活动腰部;②面肌痉挛:针刺同侧后溪穴,得气后施以大幅度捻转提插手法5~7次,针感以病人能耐受为度,如果症状无减轻者,取双侧穴,每日1次,每次30分钟。

4. 腕骨 Wàngǔ(SI 4) 原穴

【定位】 俯掌。在手掌尺侧,当第5掌骨基底与钩骨之间的凹陷处(图3-32)。

【主治】 ①耳鸣,目翳;②头项强痛,指挛腕痛;③热病,疟疾;④黄疸,消渴。

【刺灸法】 直刺0.3~0.5寸;可灸。

【附注】 配伍应用:配太冲、肝俞、胆俞、阳陵泉治疗黄疸、胁痛;配足三里、三阴交治疗消渴。

5. 阳谷 Yánggǔ(SI 5) 经穴

【定位】 俯掌。在手腕尺侧,当尺骨茎突与三角骨之间的凹陷处(图3-32)。

【主治】 ①头痛,耳鸣,耳聋;②热病;③癫狂痫;④腕臂痛。

【刺灸法】 直刺0.3~0.5寸;可灸。

【附注】 配伍应用:配阳溪、阳池治疗腕关节痛;配百会、涌泉治疗癫痫。

6. 养老 Yǎnglǎo(SI 6) 郄穴

【定位】 在前臂后区,腕背横纹上1寸,尺骨头桡侧凹陷中(图3-32)。

注:掌心向上,用一手指按在尺骨头的最高点上,然后手掌旋后,在手指滑入的骨缝中。

【主治】 ①目视不明;②落枕,肩背肘臂痛;③急性腰痛。

【刺灸法】 以掌心向胸姿势,直刺或向肘部方向斜刺 0.5～0.8 寸;可灸。

【附注】 (1)配伍应用:养老穴能通经止痛,配后溪、命门治疗急性腰痛;配风池治疗落枕;配肩髃治疗肩臂、肘部痛。

(2)据报道:①急性腰扭伤:取养老穴,针尖向肘部方向斜刺 0.5～1.0 寸,得气后行针 1 分钟;②落枕:用强刺激针刺手法,左病右取,右病左取,得气后嘱患者活动颈部。

7. 支正 Zhīzhèng(SI 7) 络穴

【定位】 掌心对胸。在前臂背面尺侧,当阳谷与小海的连线上,腕背横纹上 5.0 寸(图 3-33)。

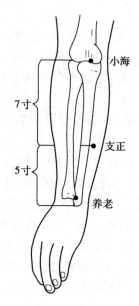

图 3-33 手太阳小肠经前臂穴位示意图

【主治】 ①头痛,项强,肘臂酸痛;②热病,消渴;③癫狂。

【刺灸法】 直刺 0.5～0.8 寸;可灸。

【附注】 配伍应用:支正穴配神门,为"原络"配穴,有宁心安神的作用,治疗癫狂。

8. 小海 Xiǎohǎi(SI 8) 合穴

【定位】 微屈肘。当尺骨鹰嘴与肱骨内上髁之间凹陷处(图 3-33)。

【主治】 ①肘臂麻木疼痛;②癫痫。

【刺灸法】 直刺 0.3～0.5 寸;可灸。

【附注】 配伍应用:配支正、后溪治疗肘臂、小指麻木疼痛。

9. 肩贞 Jiānzhēn(SI 9)

【定位】 正坐,自然垂臂。臂内收,在腋后纹头上 1.0 寸(图 3-34)。

【主治】 ①肩臂疼痛,上肢不遂;②瘰疬。

【刺灸法】 直刺 0.5～1.0 寸,不宜向胸侧深刺;可灸。

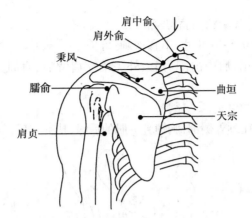

图 3-34 手太阳小肠经肩部穴位示意图

10. 臑俞 Nàoshū(SI 10)

【定位】 正坐,自然垂臂。臂内收,当腋后纹头直上,肩胛冈下缘凹陷中(图 3-34)。

【主治】 ①肩臂疼痛,上肢不遂;②瘰疬。

【刺灸法】 直刺,或斜刺 0.5~1.0 寸,不宜向胸侧深刺;可灸。

11. 天宗 Tiānzōng(SI 11)

【定位】 正坐,自然垂臂。在肩胛部,当冈下窝中央凹陷处,即肩胛冈下缘与肩胛下角连线的上 1/3 与下 2/3 交界处,平第 4 胸椎(图 3-34)。

【主治】 ①肩胛疼痛;②气喘;③乳痈,乳癖。

【刺灸法】 直刺,或斜刺 0.5~1.0 寸;可灸。

【附注】 (1)配伍应用:配曲垣、风池、天柱治疗肩背痛;配膻中治疗乳痈。

(2)据报道:①胆绞痛:针刺右侧天宗穴,有较好的镇痛作用;②多数胆道感染和胆石症患者在右侧天宗穴有压痛,且压痛程度随疾病的好转而逐渐减轻以至消失。

12. 秉风 Bǐngfēng(SI 12)

【定位】 正坐,自然垂臂。在肩胛部,当冈上窝中央,天宗穴直上,举臂有凹陷处(图 3-34)。

【主治】 肩胛疼痛,上肢酸麻。

【刺灸法】 直刺,或斜刺 0.3~0.5 寸;可灸。

13. 曲垣 Qūyuán(SI 13)

【定位】 正坐,自然垂臂。在肩胛部,冈上窝内侧端,当臑俞穴与第 2 胸椎棘突连线的中点处(图 3-34)。

【主治】 肩胛疼痛。

【刺灸法】 直刺,或斜刺 0.3~0.5 寸,不宜向胸侧深刺;可灸。

14. 肩外俞 Jiānwàishū(SI 14)

【定位】 正坐或俯伏、俯卧位。在背部,当第 1 胸椎棘突下,旁开 3.0 寸(图 3-34)。

【主治】 肩背疼痛,颈项强痛。

【刺灸法】 斜刺 0.5~0.8 寸,不宜深刺;可灸。

15. 肩中俞 Jiānzhōngshū(SI 15)

【定位】 正坐或俯伏、俯卧位。在背部,当第 7 颈椎棘突下,旁开 2.0 寸(图 3-34)。

【主治】 ①咳嗽,气喘;②肩背疼痛。

【刺灸法】 斜刺 0.5~0.8 寸,不宜深刺;可灸。

【附注】 配伍应用:肩中俞配肩髎、外关治疗肩背痛、肩周炎;配膻中、肺俞治疗咳嗽、气喘。

16. 天窗 Tiānchuāng(SI 16)

【定位】 正坐。在颈外侧部,胸锁乳突肌的后缘,扶突穴后,与喉结相平(图 3-35)。

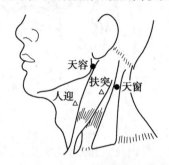

图 3-35 手太阳小肠经颈部穴位示意图

【主治】 ①耳鸣,耳聋,咽喉肿痛,暴喑;②颈项强痛。

【刺灸法】 直刺 0.5~0.8 寸;可灸。

17. 天容 Tiānróng(SI 17)

【定位】 正坐。在颈外侧部,当下颌角的后方,胸锁乳突肌的前缘凹陷中(图 3-35)。

【主治】 ①耳鸣,耳聋,咽喉肿痛;②颈项强痛;③瘿气。

【刺灸法】 直刺 0.5~0.8 寸,不宜深刺;可灸。

【附注】 据报道:针刺天容穴对胆囊奥狄括约肌有明显的解痉镇痛作用,并能促进胆总管的收缩和胆汁的分泌。

18. 颧髎 Quánliáo(SI 18)

【定位】 正坐或仰卧位。在面部,当目外眦直下,颧骨下缘凹陷处(图 3-36)。

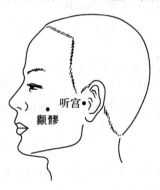

图 3-36 手太阳小肠经头部穴位示意图

【主治】 ①口眼㖞斜,眼睑𥆧动,面痛;②齿痛。

【刺灸法】 直刺 0.3 寸,或斜刺、平刺 0.8 寸左右;可灸。

【附注】 配伍应用:配翳风、合谷治疗三叉神经痛、齿痛;配肝俞、太冲治疗面肌痉挛。

19. 听宫　Tīnggōng（SI 19）

【定位】　正坐或仰卧位。在面部,耳屏与下颌骨髁状突之间,张口时呈凹陷处（图3-36）。

【主治】　①耳鸣,耳聋,聤耳;②齿痛;③癫狂、痫证。

【刺灸法】　患者张口,直刺0.5~1.0寸;可灸。

【附注】　（1）配伍应用:听宫穴是治疗耳疾的近取主穴之一,常与翳风、外关配伍;配颊车、合谷治疗牙龈肿痛。

（2）据报道:①耳聋:针刺听宫穴,使部分病人耳蜗电位增高,提示有改善耳蜗功能的作用;②颞颌关节炎:将0.9%氯化钠注射液1ml与地塞米松磷酸钠5mg混合共2ml,张口注射患侧听宫穴,每隔4日治疗1次。

三、手少阳三焦经
Shǒushàoyáng Sānjiāojīng
（Triple Energizer Meridian of Hand-shaoyang,TE.）

【经脉循行】　1. 起于无名指尺侧端（关冲穴）,2. 上行于掌背第4、5掌骨之间,3. 沿着腕背,4. 经前臂外侧尺骨与桡骨之间,5. 向上通过肘尖,6. 沿着上臂外侧,7. 上达肩部,8. 交出足少阳胆经的后面,9. 前行向下进入锁骨上窝部,10. 分布在胸中,散络心包,11. 向下通过横膈,从胸至腹,依次属于上、中、下三焦。

胸中支脉:12. 从胸中上行,13. 出于锁骨上窝部,14. 循项部上行,15. 沿耳后直上,16. 出于耳郭上方,上行额角,再屈而下行,17. 经面颊,到眼眶下。

耳后支脉:18. 从耳后进入耳中,出走耳前,与前脉交于面颊部19. 经眉外梢（丝竹空穴）,下行到目外眦（瞳子髎穴）,与足少阳经相连接（图3-37）。

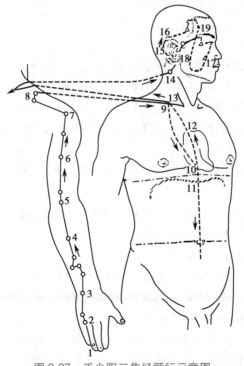

图3-37　手少阳三焦经循行示意图

三焦手少阳之脉,起于小指次指之端,上出两指之间,循手表腕,出臂外两骨之间,上贯肘,循臑外上肩,而交出足少阳之后,入缺盆,布膻中,散络心包,下膈,遍属三焦。其支者,从膻中,上出缺盆,上项,系耳后,直上出耳上角,以屈下颊至頔。其支者,从耳后入耳中,出走耳前,过客主人前,交颊,至目锐眦(《灵枢·经脉》)。

【联系脏腑器官】 属三焦,络心包;与耳、眼有联系。

【主治概要】 本经腧穴主要治疗侧头、耳、咽喉、胸胁病,热病以及经脉循行部位的其他病证。例如:头痛、耳鸣、耳聋、目赤肿痛、咽喉肿痛、胁肋痛、发热、肩臂外侧疼痛等。

【本经腧穴】 本经1名2穴,左右各23个穴位。首穴关冲,末穴丝竹空。

1. 关冲 Guānchōng(TE 1) 井穴

【定位】 正坐或仰卧位,俯掌。在无名指尺侧,指甲角旁0.1寸(图3-38)。

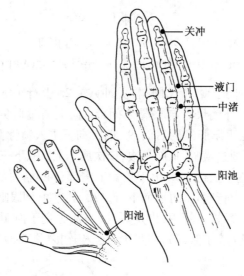

图3-38 手少阳三焦经手部穴位示意图

【主治】 ①热病,中暑,昏厥;②头痛,目赤,耳鸣,耳聋,咽喉肿痛。

【刺灸法】 浅刺0.1寸,或用三棱针点刺出血;可灸。

【附注】 配伍应用:关冲穴具有泄热开窍的作用,配水沟、劳宫治疗中风昏迷、中暑;配风池、商阳治疗热病;配少商、少泽治疗咽喉肿痛;配风池、商阳,治疗热病无汗。

2. 液门 Yèmén(TE 2) 荥穴

【定位】 正坐或仰卧位,俯掌。在手背部,当4、5掌指关节之间,指蹼后方赤白肉际处(图3-38)。

【主治】 ①头痛,目赤,耳聋,耳鸣,咽喉肿痛;②热病,疟疾;③手臂痛。

【刺灸法】 直刺0.3~0.5寸;可灸。

3. 中渚 Zhōngzhǔ(TE 3) 输穴

【定位】 在手背,第4、5掌骨间,第4掌指关节近端凹陷中(图3-38)。

【主治】 ①头痛,目赤,耳聋,耳鸣,咽喉肿痛;②热病;③肩背肘臂痛,手指屈伸不利。

【刺灸法】 直刺0.3~0.5寸;可灸。

【附注】 (1)配伍应用:本经循行联系耳、目、颞部,根据经脉所过,主治所及的规律,中渚常与外关、曲池、合谷、后溪等穴配伍治疗头面五官病证。配听宫、翳风治疗耳鸣;配外关、期门治疗胁肋痛;配八邪、外关治疗手背肿痛、手指不能屈伸。

（2）据报道:①肩周炎:取患侧中渚穴,向腕部斜刺0.5寸,得气后用泻法,使针感传至肘部并留针,嘱患者主动活动患肩,隔日治疗1次,7次为1疗程;②镇痛:以中渚、列缺为主穴,用于眼科手术的镇痛,效果优于眼区穴。

4. 阳池　Yángchí(TE 4)　原穴

【定位】　正坐或仰卧位,俯掌。在腕背横纹中,当指总伸肌腱尺侧缘的凹陷处（图3-38）。

【主治】　①目赤肿痛,耳聋,咽喉肿痛;②消渴,疟疾;③肘臂手腕痛。

【刺灸法】　直刺0.3~0.5寸;可灸。

【附注】　配伍应用:配脾俞、太溪治疗消渴;配外关、曲池治疗肘臂麻木。

5. 外关　Wàiguān(TE 5)　络穴、八脉交会穴——通于阳维脉

【定位】　正坐或仰卧位,俯掌。在前臂背侧,当阳池与肘尖的连线上,腕背横纹上2.0寸,尺骨与桡骨之间（图3-39）。

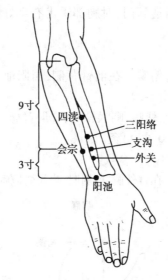

图3-39　手少阳三焦经前臂穴位示意图

【主治】　①热病,头痛,目赤肿痛,耳鸣,耳聋;②胸胁痛;③上肢痿痹不遂;④瘰疬。

【刺灸法】　直刺0.5~1.0寸;可灸。

【附注】　（1）配伍应用:外关穴通阳维脉,阳维脉主表,故能清热解表,常配合谷、曲池、大椎、风池等穴治疗表证、热病;配足临泣为八脉交会穴之上下配穴,治疗侧头、耳、目、颈项及肩部病症;配阳陵泉穴调理气机治疗胁肋疼痛。

（2）据报道:①踝关节扭伤:取患肢对侧外关穴,针刺得气后反复提插捻转,在行针时,嘱患者活动患肢,可减轻疼痛;②近视:外关配光明穴治疗青少年近视眼有效。

6. 支沟　Zhīgōu(TE 6)　经穴

【定位】　正坐或仰卧位,俯掌。在前臂背侧,当阳池与肘尖的连线上,腕背横纹上3.0寸,尺骨与桡骨之间（图3-39）。

【主治】　①便秘;②胁肋痛;③耳聋,耳鸣,暴喑;④热病。

【刺灸法】　直刺 0.5~1.0 寸;可灸。

【附注】　配伍应用:支沟穴有宣通三焦气机、通调水道的作用,是治疗便秘、胁肋痛的有效穴。配足三里、天枢、照海治疗习惯性便秘;配外关、阳陵泉、期门治疗胁肋疼痛。

7. 会宗　Huìzōng(TE 7)　郄穴

【定位】　正坐或仰卧位,俯掌。在前臂背侧,腕背横纹上 3.0 寸,支沟尺侧,当尺骨的桡侧缘(图 3-39)。

【主治】　①耳鸣,耳聋;②癫痫;③肘臂痛。

【刺灸法】　直刺 0.5~1.0 寸;可灸。

8. 三阳络　Sānyángluò(TE 8)

【定位】　正坐或仰卧位,俯掌。在前臂背侧,腕背横纹上 4.0 寸,尺骨与桡骨之间(图 3-39)。

【主治】　①耳聋,暴喑,齿痛;②肘臂痛。

【刺灸法】　直刺 0.5~1.0 寸;可灸。

【附注】　据报道:三阳络透郄门,对胸部手术有良好的镇痛作用,用于二尖瓣扩张术和肺叶切除术的针刺麻醉。

9. 四渎　Sìdú(TE 9)

【定位】　正坐或仰卧位,俯掌。在前臂背侧,当阳池与肘尖的连线上,尺骨鹰嘴下 5.0 寸,尺骨与桡骨之间(图 3-39)。

【主治】　①偏头痛,耳聋,暴喑,咽喉肿痛;②肘臂痛。

【刺灸法】　直刺 0.5~1.0 寸;可灸。

10. 天井　Tiānjǐng(TE 10)　合穴

【定位】　正坐或仰卧位。在臂外侧,屈肘时,当尺骨鹰嘴上 1.0 寸凹陷处(图 3-40)。

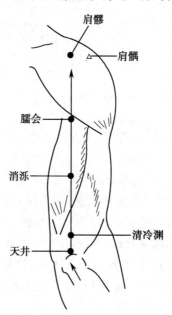

图 3-40　手少阳三焦经上臂穴位示意图

【主治】　①偏头痛,耳聋;②瘰疬;③癫痫;④肘臂痛。

【刺灸法】 直刺 0.5～1.0 寸;可灸。

【附注】 配伍应用:配少海、曲池透臂臑治疗瘰疬。

11. 清冷渊 Qīnglěngyuān(TE 11)

【定位】 正坐或仰卧位,屈肘。在臂外侧,当尺骨鹰嘴上 2.0 寸,即天井上 1.0 寸(图 3-40)。

【主治】 头痛,目痛,肩臂痛。

【刺灸法】 直刺 0.5～1.0 寸;可灸。

12. 消泺 Xiāoluò(TE 12)

【定位】 正坐或侧卧位,臂自然下垂。在臂外侧,当清冷渊与臑会连线的中点处,或清冷渊上 3.0 寸(图 3-40)。

【主治】 头痛,颈项强痛,肩臂痛。

【刺灸法】 直刺 1.0 寸左右;可灸。

13. 臑会 Nàohuì(TE 13)

【定位】 正坐或侧卧位,臂自然下垂。在臂外侧,当肩髎与尺骨鹰嘴连线上,肩髎下 3.0 寸,三角肌的后下缘(图 3-40)。

【主治】 ①瘿气,瘰疬;②肩臂痛。

【刺灸法】 直刺 1 寸左右;可灸。

14. 肩髎 Jiānliáo(TE 14)

【定位】 正坐或侧卧、俯卧位。在肩部,肩峰后下方,上臂外展时,当肩髃后寸许凹陷中(图 3-40)。

【主治】 肩臂痛,上肢不遂。

【刺灸法】 直刺 1 寸左右;可灸。

15. 天髎 Tiānliáo(TE 15)

【定位】 正坐或俯卧位。在肩胛部,肩井与曲垣连线的中点,当肩胛骨上角凹陷处(图 3-41)。

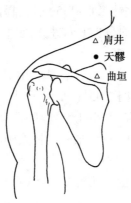

图 3-41 手少阳三焦经肩部穴位示意图

【主治】 颈项强痛,肩臂痛。

【刺灸法】 直刺 0.5～0.8 寸;可灸。

16. 天牖 Tiānyǒu(TE 16)

【定位】 正坐,侧伏或侧卧位。在颈侧部,当乳突后下方,胸锁乳突肌的后缘,平下颌角处(图 3-42)。

【主治】 ①头痛,项强,目痛,耳聋;②瘰疬。

【刺灸法】 直刺 0.5~1.0 寸;可灸。

17. 翳风 Yìfēng(TE 17)

【定位】 正坐,侧伏或侧卧位。在耳垂后方,当乳突与下颌角之间的凹陷处(图 3-43)。

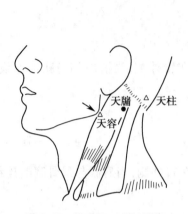
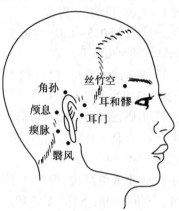

图 3-42 手少阳三焦经颈部
穴位示意图

图 3-43 手少阳三焦经头部
穴位示意图

【主治】 ①耳鸣,耳聋,聍耳;②口眼㖞斜,口噤,齿痛,颊肿;③瘰疬。

【刺灸法】 直刺 1 寸左右;可灸。

【附注】 (1)配伍应用:翳风穴是治疗耳疾的主穴之一,常与听会、听宫等穴配伍;风邪引起的面瘫,本穴为首选穴之一,配太阳、四白、地仓透颊车、合谷等穴治疗;配角孙、合谷治疗颊肿。

(2)据报道:①呃逆:用两拇指用力按压翳风穴,以患者自觉胀痛难忍为度,有较好的作用;②化脓性中耳炎:取翳风穴用悬灸法治疗,效果良好;③腮腺炎:取患侧翳风穴,针尖略斜向下方,用疾徐法进针 1.0~1.5 寸后,提插捻转,中强刺激 2~3 分钟,不留针;④面神经炎:针刺时,针尖向鼻尖方向进针,使患者有得气感并扩散到面部为度。

18. 瘈脉 Chìmài(TE 18)

【定位】 正坐,侧伏或侧卧位。在耳后乳突中央,当翳风与角孙之间,沿耳轮连线的上 2/3 与下 1/3 的交点处(图 3-43)。

【主治】 ①头痛,耳鸣,耳聋;②小儿惊风。

【刺灸法】 向下平刺 0.3~0.5 寸;或三棱针点刺出血;可灸。

19. 颅息 Lúxī(TE 19)

【定位】 正坐,侧伏或侧卧位。在头部,当翳风与角孙之间,沿耳轮连线的上 1/3 与下 2/3 的交点处(图 3-43)。

【主治】 ①头痛,耳鸣,耳聋;②小儿惊风。

【刺灸法】 向下平刺 0.3~0.5 寸;可灸。

20. 角孙 Jiǎosūn(TE 20)

【定位】 正坐,侧伏或侧卧位。在头部,折耳郭向前,当耳尖直上入发际处(图 3-43)。

【主治】 ①颊肿,目赤肿痛,目翳;②头痛,项强。

【刺灸法】　平刺0.3~0.5寸;可灸。

【附注】　(1)配伍应用:配风池、外关治疗偏头痛。

(2)据报道:用灯火灸角孙穴治疗小儿痄腮,有一定的效果。

21. 耳门　Ěrmén(TE 21)

【定位】　正坐,侧伏或侧卧位。在面部,当耳屏上切迹与下颌骨髁状突之间,张口有凹陷处(图3-43)。

【主治】　①耳鸣,耳聋,聤耳;②齿痛。

【刺灸法】　患者张口,直刺0.5~1.0寸;可灸。

【附注】　配伍应用:耳门是治疗耳病的常用主穴之一,常与听宫、听会、翳风、中渚、外关等穴配伍使用。

22. 耳和髎　Ěrhéliáo(TE 22)

【定位】　正坐,侧伏或侧卧位,或仰卧位。在头侧部,鬓发后缘,平耳郭根的前方,当颞浅动脉的后缘(图3-43)。

【主治】　①头痛,耳鸣;②口噤,口㖞。

【刺灸法】　向下平刺,或斜刺0.3~0.5寸,避开颞浅动脉;可灸。

23. 丝竹空　Sīzhúkōng(TE 23)

【定位】　正坐或仰卧位。在面部,当眉梢的凹陷处(图3-43)。

【主治】　①目赤肿痛,目眩,眼睑瞤动;②头痛,齿痛;③癫痫。

【刺灸法】　平刺0.5~1.0寸,或透刺鱼腰、太阳穴;不灸。

【附注】　配伍应用:丝竹空以治疗目疾为主,配后溪治疗眼睑瞤动;配攒竹、太阳、风池治疗目赤肿痛;丝竹空透率谷或透头维,治疗偏头痛。

 复习思考题

1. 简述手三阳经的体表循行。

2. 合谷穴为何能治疗头面及五官病症?

3. 外关穴为何能治疗热病?

4. 阳溪、肩髃、腕骨、小海、耳门的定位分别与哪些重要解剖标志有关?

5. 简述下列腧穴的定位:

阳溪、曲池、扶突、腕骨、小海、肩外俞、听宫、阳池、肩髎、翳风

6. 手三阳经腧穴主治有何异同?

第四节　足三阳经

一、足阳明胃经

Zúyángmíng Wèijīng

(Stomach Meridian of Foot-Yangming,ST.)

【经脉循行】　面部支脉:1. 从鼻旁迎香穴开始(与手阳明大肠经相交),上行到

鼻子的根部,2. 与足太阳经交会于睛明穴,3. 向下沿鼻外侧,4. 进入上齿龈中,5. 回出来夹口旁,环绕口唇,6. 向下交会于颏唇沟,7. 退回来沿下颌出面动脉,8. 经过下颌角,9. 上行耳前,经过颧弓,10. 沿着发际,11. 到达前额中部。

颈部支脉:12. 从大迎前向下经过颈总动脉,沿着喉咙,13. 进入锁骨上窝。

躯干部支脉:14. 内行支脉由锁骨上窝向下通过横膈,15. 属于胃,联络脾。

16. 外行支脉从锁骨上窝下行经乳头,17. 向下夹脐旁,进入少腹两侧腹股沟动脉。

下肢部支脉:18. 胃下口支脉沿腹里向下与外行支脉在气冲穴会合,19. 下行髋关节前,20. 到股四头肌隆起最高点,21. 下至膝盖,22. 沿胫骨外侧前缘,23. 下经足跗,24. 进入足的第2趾外侧端。

胫部支脉:25. 从膝下3寸处(足三里)分出,26. 进入足中趾外侧。

足跗部支脉:27. 从足跗上分出,进入足大趾内侧端,接足太阴脾经(图3-44)。

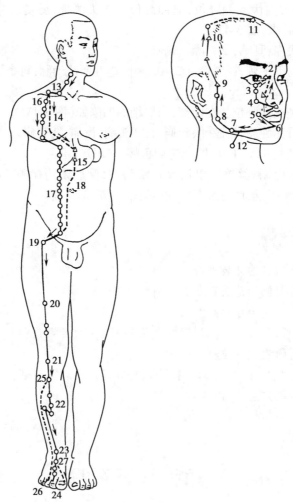

图3-44　足阳明胃经循行示意图

起于鼻,交颏中,旁约太阳之脉,下循鼻外,入上齿中,还出挟口,环唇,下交承浆,却循颐后下廉,出大迎,循颊车,上耳前,过客主人,循发际,至额颅。其支者,从大迎前,下人迎,循喉咙,入缺盆,下膈,属胃,络脾。其直者,从缺盆下乳内廉,下挟脐,入气街中。其支者,起于胃口,下循腹里,下至气街中而合。以下髀关,抵伏兔,下膝髌中,下循胫外廉,下足跗,入中指内间。其支者,下膝三寸而别,下入中指外间。其支者,别跗上,入大指间,出其端(《灵枢·经脉》)。

《黄帝内经》中阳明为多气多血之经。首先从经脉脏腑关系来看,阳明属胃络脾,脾胃属土位居中焦,为气血生化之源。其次从循行部位看,由于阳明气血充盛,在其循行线上出现多处搏动,特别是人迎、冲阳可用来诊辨脉气盛衰。《黄帝内经》所载阳明的刺法为"刺阳明出血气",也反映了阳明多气多血的特点。

【联系组织脏器】　属胃,络脾,与鼻、眼、口、上齿、喉咙、乳房相联系。

【主治概要】　本经腧穴主要治疗胃肠病、头面五官病、神志病、热病及经脉循行部位的其他病证。例如:胃痛、呕吐、泄泻、便秘、面瘫、牙痛、癫狂及下肢偏瘫等。

【本经腧穴】　本经 1 名 2 穴,左右各 45 个穴位。首穴承泣,末穴厉兑。

1. 承泣　Chéngqì(ST 1)

【定位】　正坐位或仰卧位,目正视,瞳孔直下,当眼球与眶下缘之间(图 3-45)。

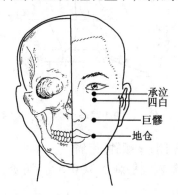

图 3-45　足阳明胃经面部穴位示意图

【主治】　①目赤肿痛,流泪,夜盲,眼睑瞤动;②口眼㖞斜,面肌痉挛。

【刺灸法】　押手拇指向上轻推眼球,刺手持针沿眶下缘缓慢刺入 0.5～1.5 寸,不宜提插,以防刺破血管引起血肿;禁灸。

【附注】　本穴主要用于眼底病变的治疗。配睛明、风池、曲池、太冲,治青光眼。

2. 四白　Sìbái(ST 2)

【定位】　正坐位或仰卧位,目正视,瞳孔直下,当眶下孔凹陷中(图 3-45)。

【主治】　①目赤痛痒,目翳,眼睑瞤动;②三叉神经痛,口眼歪斜,面肌痉挛;③鼻衄;④胆道蛔虫症。

【刺灸法】　直刺或斜刺 0.3～0.5 寸,不可深刺;不宜灸。

【附注】　配伍应用:配下关、地仓、颊车、颧髎、合谷,治面瘫。

3. 巨髎　Jùliáo(ST 3)

【定位】　正坐位或仰卧位,目正视,瞳孔直下,平鼻翼下缘处,当鼻唇沟外侧(图3-45)。

【主治】 ①口眼歪斜,眼睑瞤动;②鼻衄;③齿痛,唇颊肿。

【刺灸法】 斜刺或平刺0.3~0.5寸;可灸。

【附注】 配伍应用:配天窗,治颊肿痛;配地仓、迎香、颊车、下关、合谷,治面瘫。

4. 地仓 Dìcāng(ST 4)

【定位】 正坐位或仰卧位,口角旁0.4寸,上直对瞳孔(图3-45)。

【主治】 ①口角㖞斜,流涎,唇缓不收,齿痛;②眼睑瞤动。

【刺灸法】 斜刺或平刺0.5~0.8寸;可灸。

【附注】 配伍应用:本穴为治疗口眼㖞斜、流涎的常用穴。配颊车、合谷,治口角㖞斜,牙齿疼痛;配鱼腰、四白治三叉神经痛。

5. 大迎 Dàyíng(ST 5)

【定位】 正坐位或仰卧位,下颌角前下方,咬肌附着部前缘,当面动脉搏动处(图3-46)。

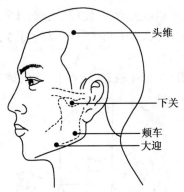

图3-46 足阳明胃经头部穴位示意图

【主治】 ①口㖞,牙关紧闭;②颊肿,齿痛。

【刺灸法】 避开动脉,斜刺或平刺0.3~0.5寸;可灸。

6. 颊车 Jiáchē(ST 6)

【定位】 正坐位或仰卧位,下颌角前上方一横指(中指),咀嚼时咬肌隆起最高点处(图3-46)。

【主治】 ①口㖞,齿痛,②颊肿,牙关紧闭。

【刺灸法】 直刺0.3~0.5寸,平刺0.5~1寸,可向地仓穴透刺;可灸。

【附注】 配伍应用:本穴为治疗腮腺炎、面瘫的常用穴。配地仓,治口眼㖞斜;配翳风、合谷,治急性腮腺炎;配承浆、合谷,治口噤不开。

7. 下关 Xiàguān(ST 7)

【定位】 正坐位或仰卧位,在面部耳前方,颧弓下缘中央与下颌切迹之间凹陷中。合口有孔,张口即闭(图3-46)。

【主治】 ①耳聋,耳鸣,聤耳;②齿痛,口眼㖞斜,三叉神经痛。

【刺灸法】 直刺0.5~1寸;可灸。

【附注】 配伍应用:本穴为治疗上牙痛、下颌关节炎、牙关紧闭及口眼㖞斜的常用穴。配颊车、合谷,治牙痛;配耳门、听宫、翳风、外关,治耳鸣、耳聋;配地仓、颧髎、迎香、颊车、合谷,治面瘫、三叉神经痛。

8. 头维　Tóuwéi(ST 8)

【定位】　正坐位或仰卧位,当额角发际直上 0.5 寸,距头前正中线 4.5 寸(图 3-46)。

【主治】　①头痛;②目眩,目痛,流泪。

【刺灸法】　平刺 0.5~1 寸。《针灸甲乙经》:禁不可灸。

【附注】　(1)配伍应用:本穴为治疗各种原因导致的偏头痛的常用穴。配曲鬓、风府、列缺,治偏头痛。

(2)据报道:该穴可急救高血压脑病。

9. 人迎　Rényíng(ST 9)

【定位】　正坐位或仰卧位。在颈部,喉结旁,横平喉结,胸锁乳突肌的前缘,颈总动脉搏动处(图 3-47)。

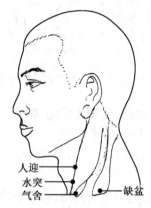

图 3-47　足阳明胃经颈部穴位示意图

【主治】　①咽喉肿痛,气喘;②瘰疬,瘿气;③高血压。

【刺灸法】　避开颈总动脉,直刺 0.3~0.5 寸。《针灸甲乙经》:禁不可灸。

【附注】　配伍应用:本穴为治疗高血压的局部常用穴。配曲池、足三里,治高血压;配百会、人中、内关、太冲、膈俞、脾俞、肝俞,治低血压。

10. 水突　Shuǐtū(ST 310)

【定位】　正坐位或仰卧位。在颈部,当胸锁乳突肌前缘人迎穴与气舍穴连线的中点(图 3-47)。

【主治】　咽喉肿痛,咳嗽,气喘。

【刺灸法】　直刺 0.3~0.5 寸;可灸。

11. 气舍　Qìshè(ST 11)

【定位】　正坐位或仰卧位。在颈部,锁骨内侧端上缘,在胸锁乳突肌的胸骨头与锁骨头之间(图 3-47)。

【主治】　①咽喉肿痛,气喘;②呃逆;③瘿瘤,瘰疬;④颈项强痛。

【刺灸法】　直刺 0.3~0.5 寸。本经气舍至乳根诸穴,深部有大动脉及肺、肝等重要脏器,不可深刺;可灸。

12. 缺盆　Quēpén(ST 12)

【定位】　正坐位或仰卧位。锁骨上窝中央,前正中线旁开 4 寸(图 3-47)。

【主治】　①咳嗽,气喘,咽喉肿痛;②缺盆中痛;③瘰疬。

【刺灸法】　直刺或斜刺 0.3~0.5 寸。《类经图翼》:孕妇禁针。可灸。

13. 气户　Qìhù(ST 13)

【定位】　正坐位或仰卧位。在胸部,锁骨下缘,前正中线旁开 4 寸(图 3-48)。

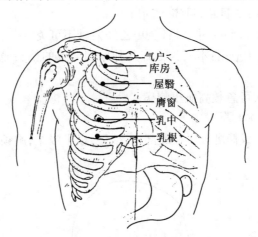

图 3-48　足阳明胃经胸部穴位示意图

【主治】　①咳嗽,气喘;②呃逆;③胸胁胀满,胸痛。

【刺灸法】　斜刺或平刺 0.5~0.8 寸;可灸。

【附注】　配伍应用:配云门、天府、神门,治喘逆上气;配华盖,治胸胁疼痛。

14. 库房　Kùfáng(ST 14)

【定位】　仰卧位。在胸部,当第 1 肋间隙,前正中线旁开 4 寸(图 3-48)。

【主治】　①咳嗽,气喘,咳吐脓血;②胸胁胀痛。

【刺灸法】　斜刺或平刺 0.5~0.8 寸;可灸。

【附注】　配伍应用:配肺俞、膻中、天突、尺泽,治咳吐脓血;配屋翳、膏肓,治上气咳逆。

15. 屋翳　Wūyì(ST 15)

【定位】　仰卧位。在胸部,第 2 肋间隙,前正中线旁开 4 寸(图 3-48)。

【主治】　①咳嗽,气喘,咳吐脓血;②胸胁胀痛;③乳癖,乳痈。

【刺灸法】　斜刺或平刺 0.5~0.8 寸;可灸。

16. 膺窗　Yīngchuāng(ST 16)

【定位】　仰卧位。在胸部,第 3 肋间隙,前正中线旁开 4 寸(图 3-48)。

【主治】　①咳嗽,气喘;②胸胁胀痛;③乳痈。

【刺灸法】　斜刺或平刺 0.5~0.8 寸;可灸。

【附注】　配伍应用:配乳根、膻中、合谷、少泽,治乳痈、乳房胀痛。

17. 乳中　Rǔzhōng(ST 17)

【定位】　仰卧位。在胸部,当第 4 肋间隙,乳头中央,前正中线旁开 4 寸(图 3-48)。

【刺灸法】　本穴不针不灸,只作胸腹部腧穴的定位标志。

18. 乳根　Rǔgēn(ST 18)

【定位】　仰卧位。在胸部,乳头直下,第 5 肋间隙,前正中线旁开 4 寸(图 3-48)。

【主治】　①咳嗽,气喘;②呃逆;③胸痛;④乳痈,乳汁少。

【刺灸法】　斜刺或平刺 0.5~0.8 寸;可灸。

【附注】　配伍应用:配膻中、少泽,治乳痈;配足三里、少泽、中脘,治乳汁少。

19. 不容 Bùróng(ST 19)

【定位】 仰卧位。在上腹部,脐中上 6 寸,前正中线旁开 2 寸(图 3-49)。

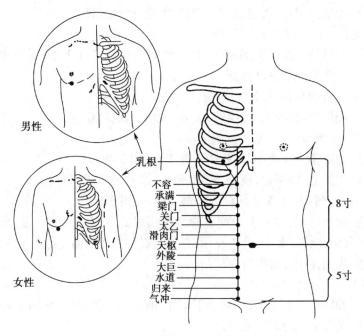

图 3-49 足阳明胃经胸腹部穴位示意图

【主治】 ①呕吐,胃痛,食欲不振;②腹胀。

【刺灸法】 直刺 0.5~1 寸;可灸。

【附注】 配伍应用:配中脘、内关、足三里、公孙,治胃痛、腹胀。

20. 承满 Chéngmǎn(ST 20)

【定位】 仰卧位。在上腹部,脐中上 5 寸,前正中线旁开 2 寸(图 3-49)。

【主治】 ①胃痛,吐血,食欲不振;②腹胀。

【刺灸法】 直刺 0.5~1 寸,肝肿大者慎针或禁针,不宜作大幅度提插;可灸。

21. 梁门 Liángmén(ST 21)

【定位】 仰卧位。在上腹部,脐中上 4 寸,前正中线旁开 2 寸(图 3-49)。

【主治】 ①胃痛,呕吐,食欲不振;②腹胀,大便溏薄。

【刺灸法】 直刺 0.8~1.2 寸,肝肿大者慎针或禁针,不宜作大幅度提插;可灸。

【附注】 配伍应用:本穴为治疗胃疾的局部常用穴。配中脘、足三里,治胃痛;配公孙、内关,治呕吐。

22. 关门 Guānmén(ST 22)

【定位】 仰卧位。在上腹部,脐中上 3 寸,前正中线旁开 2 寸(图 3-49)。

【主治】 ①腹胀,腹痛,肠鸣泄泻;②水肿。

【刺灸法】 直刺 0.8~1.2 寸;可灸。

【附注】 配伍应用:配中脘、天枢、关元、足三里,治腹胀、腹痛;配足三里、水分,治肠鸣腹泻。

23. 太乙 Tàiyǐ(ST 23)

【定位】 仰卧位。在上腹部,脐中上 2 寸,前正中线旁开 2 寸(图 3-49)。

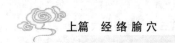

【主治】 ①胃痛;②心烦,癫狂。

【刺灸法】 直刺0.8~1.2寸;可灸。

【附注】 配伍应用:配百会、心俞、神门、大陵,治癫狂证。

24. 滑肉门 Huáròumén(ST 24)

【定位】 仰卧位。在上腹部,脐中上1寸,前正中线旁开2寸(图3-49)。

【主治】 ①胃痛,呕吐;②癫狂。

【刺灸法】 直刺0.8~1.2寸;可灸。

【附注】 配伍应用:配天枢、中脘、关元、大横,治肥胖症。

25. 天枢 Tiānshū(ST 25)　大肠募穴

【定位】 仰卧位。在腹中部,脐中旁开2寸(图3-49)。

【主治】 ①腹胀,绕脐痛,便秘,泄泻,痢疾;②月经不调,痛经。

【刺灸法】 直刺1~1.5寸。《千金方》:孕妇不可灸。

【附注】 配伍应用:本穴为治疗各种大肠疾患的主穴。配上巨虚、支沟,治便秘与泄泻;配三阴交、地机、太冲,治痛经;配合谷、阑尾穴、上巨虚、关元,治阑尾炎;配关元、足三里、曲池、上巨虚,治腹痛、腹泻。

26. 外陵 Wàilíng(ST 26)

【定位】 仰卧位。在下腹部,脐中下1寸,前正中线旁开2寸(图3-49)。

【主治】 ①腹痛;②疝气,痛经。

【刺灸法】 直刺1~1.5寸;可灸。

27. 大巨 Dàjù(ST 27)

【定位】 仰卧位。在下腹部,脐中下2寸,前正中线旁开2寸(图3-49)。

【主治】 ①小腹胀满;②小便不利;③疝气,遗精,早泄。

【刺灸法】 直刺1~1.5寸;可灸。

【附注】 配伍应用:配肾俞、关元、命门、次髎,治阳痿、遗精。

28. 水道 Shuǐdào(ST 28)

【定位】 仰卧位。在下腹部,脐中下3寸,前正中线旁开2寸(图3-49)。

【主治】 ①小腹胀满;②小便不利;③痛经,不孕,疝气。

【刺灸法】 直刺1~1.5寸;可灸。

【附注】 配伍应用:配肾俞、膀胱俞、三阴交,治肾炎;配关元、中极、三阴交、阴陵泉,治尿潴留、膀胱炎;配水分、足三里、三阴交,治腹水。

29. 归来 Guīlái(ST 29)

【定位】 仰卧位。在下腹部,脐中下4寸,前正中线旁开2寸(图3-49)。

【主治】 ①痛经,经闭,月经不调,白带,阴挺;②茎中痛,疝气;③少腹疼痛。

【刺灸法】 直刺1~1.5寸;可灸。

【附注】 配伍应用:本穴为治疗各种妇科病证的常用穴。配关元、中极、三阴交、肾俞,治经闭、白带过多;配大敦、太冲,治疝气。

30. 气冲 Qìchōng(ST 30)

【定位】 仰卧位。在腹股沟稍上方,脐中下5寸,前正中线旁开2寸(图3-49)。

【主治】 ①肠鸣腹痛;②疝气,月经不调,不孕,阳痿,阴肿。

【刺灸法】 直刺0.5~1寸;可灸。

【附注】　配伍应用:配曲泉、太冲,治疝气。

31. 髀关　Bìguān(ST 31)

【定位】　仰卧位。在大腿前面,髂前上棘与髌底外侧端连线上,屈髋时,平会阴,居缝匠肌外侧凹陷中(图 3-50)。

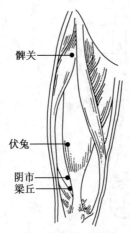

图 3-50　足阳明胃经股部穴位示意图

【主治】　腰痛膝冷,痿痹,下肢瘫痪。

【刺灸法】　直刺 1~2 寸;可灸。

【附注】　配伍应用:配伏兔、梁丘、足三里、阳陵泉,治下肢痿痹。

32. 伏兔　Fútù(ST 32)

【定位】　仰卧位。在大腿前面,当髂前上棘与髌底外侧端连线上,髌底上 6 寸(图 3-50)。

【主治】　①腰痛膝冷,下肢麻痹;②脚气。

【刺灸法】　直刺 1~2 寸;可灸。

【附注】　配伍应用:配环跳、风市、足三里、阳陵泉、三阴交,治下肢瘫痪。

33. 阴市　Yīnshì(ST 33)

【定位】　仰卧位。在大腿前面,当髂前上棘与髌底外侧端连线上,髌底上 3 寸(图 3-50)。

【主治】　腿膝痿痹,屈伸不利,下肢不遂。

【刺灸法】　直刺 1~1.5 寸;可灸。

【附注】　配伍应用:配足三里、阳陵泉,治腿膝痿痹。

34. 梁丘　Liángqiū(ST 34)　郄穴

【定位】　仰卧位。在大腿前面,当髂前上棘与髌底外侧端连线上,髌底上 2 寸,股外侧肌与股直肌肌腱之间(图 3-50)。

【主治】　①膝肿痛,下肢不遂;②胃痛;③乳痛,乳痈。

【刺灸法】　直刺 1~1.2 寸;可灸。

【附注】　配伍应用:本穴治疗急慢性胃痛疗效较好。配中脘、内关、公孙、足三里,治胃痛;配阴陵泉、阳陵泉、犊鼻、鹤顶,治膝关节疼痛,肿胀;配地五会,治乳痈。

35. 犊鼻　Dúbí(ST 35)

【定位】　屈膝,在膝前区,髌韧带外侧凹陷中(图 3-51)。

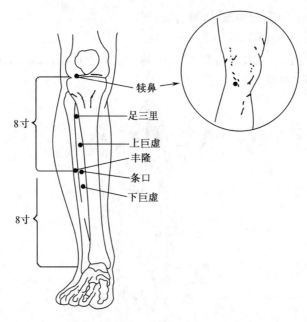

图 3-51　足阳明胃经胫部穴位示意图

【主治】　①膝痛,下肢痿痹,关节屈伸不利;②脚气。

【刺灸法】　向后内斜刺 0.5~1 寸;可灸。

【附注】　配伍应用:配梁丘、血海、阴陵泉、阳陵泉、足三里,治膝关节疼痛。

36. 足三里　Zúsānlǐ(ST 36)　合穴、胃下合穴

【定位】　屈膝,在小腿前外侧,当犊鼻穴下 3 寸,胫骨前缘外一横指处(图 3-51)。

【主治】　①胃痛,呕吐,噎膈,腹胀,泄泻,痢疾,便秘,肠鸣;②中风,下肢麻痹;③水肿;④癫狂;⑤心悸,气短;⑥虚劳羸瘦。

【刺灸法】　直刺 1~2 寸;可灸。

【附注】　配伍应用:本穴为治疗各种脾胃疾患,以及因脾胃功能失调导致的各种病证的主穴。且具有培元固本作用,是保健要穴。配中脘、梁丘,治胃脘痛;配天枢、上巨虚、关元,治慢性肠炎;配内关、公孙、中脘治呕吐;配中脘、内关、膈俞、天突,治呃逆;配伏兔、风市、阳陵泉,治下肢偏瘫;配百会、水沟、合谷、太冲,治晕厥。

37. 上巨虚　Shàngjùxū(ST 37)　大肠下合穴

【定位】　屈膝,在小腿前外侧,犊鼻下 6 寸,犊鼻与解溪连线上(图 3-51)。

【主治】　①腹痛,腹泻,便秘,肠痈;②中风瘫痪,下肢痿痹;③脚气。

【刺灸法】　直刺 1~2 寸;可灸。

【附注】　配伍应用:本穴为治疗大肠腑病的常用穴。配内关、公孙、曲池、天枢,治脾胃虚弱、胃痛、腹痛、痢疾;配天枢,治肠炎、痢疾。

38. 条口　Tiáokǒu(ST 38)

【定位】　屈膝,在小腿前外侧,犊鼻下 8 寸,犊鼻与解溪连线上(图 3-51)。

【主治】　①下肢痿痹,瘫痪,转筋;②肩痛不得举;③脘腹疼痛。

【刺灸法】　直刺 1~1.5 寸;可灸。

【附注】　配伍应用:条口透承山,配肩髃、肩髎,治肩臂痛;配环跳、风市、足三里、

三阴交、悬钟,治下肢痿痹;

39. 下巨虚 Xiàjùxū(ST 39) 小肠下合穴

【定位】 屈膝,在小腿前外侧,犊鼻下9寸,犊鼻与解溪连线上(图3-51)。

【主治】 ①小腹痛,泄泻,痢疾;②下肢痿痹;③乳痈;④腰脊痛引睾丸。

【刺灸法】 直刺1～1.5寸;可灸。

知识链接

四海理论中,冲脉为血海,又为十二经脉之海,这是从冲脉有蓄溢,调节十二经脉气血的功能角度讲的。冲脉所输注的腧穴上为大杼,下为上、下巨虚,故凡冲脉气逆所致逆气冲巅,头目眩晕,逆气犯胃,腹急疼痛,胸闷气逆,喘咳等症,均可取大杼、上下巨虚穴配伍治疗。临床上如治疗贲门失弛症上穴加天突、膻中;治支气管哮喘症加天突、鱼际;治气逆冲胸加膻中、内关;治逆气冲巅加内关、太冲;治腹急冲痛加内关、公孙等,疗效甚佳。

【附注】 配伍应用:本穴与足三里、上巨虚相配为治疗消化系统疾病的重要穴位。配阳陵泉、悬钟、委中、承山、昆仑,治下肢痿软或麻木;配丘墟、侠溪、肾俞,治胸胁痛。

40. 丰隆 Fēng lóng(ST 40) 络穴

【定位】 屈膝,在小腿前外侧,犊鼻下8寸,距胫骨前缘二横指(图3-51)。

【主治】 ①呕吐,腹胀,便秘;②下肢痿痹;③头痛,眩晕;④痰多咳嗽,哮喘;⑤水肿;⑥癫狂。

【刺灸法】 直刺1～1.5寸;可灸。

【附注】 配伍应用:本穴为治疗痰湿所致病变的常用穴。配神门、太冲,治癫痫;配天突、肺俞、中脘、尺泽、足三里,治咳喘痰多;配风池、神门、内关、百会,治失眠、头痛、头晕。

41. 解溪 Jiěxī(ST 41) 经穴

【定位】 在踝区,踝关节前面中央凹陷中,姆长伸肌腱与趾长伸肌腱之间(图3-52)。

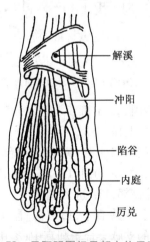

图3-52 足阳明胃经足部穴位示意图

【主治】 ①腹胀,便秘;②头疼,眩晕,目赤;③下肢痿痹,脚背肿痛;④胃热谵语,癫狂。

【刺灸法】 直刺0.5～1寸;可灸。

【附注】 配伍应用:配承光,治风眩头痛;配肾俞、复溜、阴陵泉,治肾炎;配商丘、丘墟、昆仑、太溪,治踝部疼痛。

42. 冲阳 Chōngyáng(ST 42) 原穴

【定位】 在足背最高处,踇长伸肌腱和趾长伸肌腱之间,当二、三跖骨与楔状骨间,足背动脉搏动处(图3-52)。

【主治】 ①口眼㖞斜,面肿,齿痛;②癫狂痫;③胃痛;④足痿无力。

【刺灸法】 避开动脉,直刺0.3~0.5寸;可灸。

【附注】 配伍应用:配足三里、仆参、飞扬、复溜、完骨,治足痿;配百会、大陵、合谷、神门、后溪、心俞,治精神病。

43. 陷谷 Xiàngǔ(ST 43) 输穴

【定位】 在足背,第2、3跖骨间,第2跖趾关节近端凹陷中(图3-52)。

【主治】 ①面浮身肿,目赤肿痛;②肠鸣腹痛;③热病;④足背肿痛。

【刺灸法】 直刺或斜刺0.5~1寸;可灸。

【附注】 配伍应用:配列缺,治面目浮肿;配大肠俞、太白、公孙、天枢,治腹痛。

44. 内庭 Nèitíng(ST 44) 荥穴

【定位】 在足背,第2、3趾间,趾蹼缘后方赤白肉际处(图3-52)。

【主治】 ①胃痛,吐酸,腹胀,泄泻,痢疾,便秘;②齿痛,咽喉肿痛,口歪,鼻衄;③热病;④足背肿痛。

【刺灸法】 直刺或斜刺0.5~0.8寸;可灸。

【附注】 配伍应用:本穴为治疗胃经实热导致的牙痛、咽喉肿痛及鼻衄等病的常用穴。配合谷、颊车,治齿痛。

45. 厉兑 Lìduì(ST 45) 井穴

【定位】 在足趾,第2趾末节外侧,趾甲根角侧后方0.1寸(图3-52)。

【主治】 ①腹胀;②面肿,鼻衄,齿痛,咽喉肿痛;③热病;④多梦,癫狂。

【刺灸法】 浅刺0.1寸;可灸。

【附注】 配伍应用:配百会、人中、中冲,治晕厥、中风、中暑;配内关、神门,治多梦。

二、足太阳膀胱经

Zútàiyáng Pángguāngjīng

(Bladder Meridian of Foot-Taiyang,BL.)

【经脉循行】 1. 起于目内眦,2. 上额,3. 交会于巅顶。

巅顶部支脉:4. 从巅顶到耳上角。

巅顶部直行的脉:5. 从巅顶入络于脑,6. 复出项部,7. (天柱)分开下行:8. 一支沿肩胛内侧,9. 夹脊旁,10. 进入脊旁筋肉,11. 络于肾,属于膀胱。

腰部的支脉:12. 向下通过臀部,13. 进入腘窝中。

后项的支脉:14. 通过肩胛骨内缘直下,15. 经过髋关节部(会环跳穴),16. 沿着大腿后外侧下行,17. 与腰部下行的支脉会合于腘窝中(委中),18. 向下通过腓肠肌,19. 出于外踝之后,20. 沿着第五跖骨粗隆,21. 至小趾外侧端,下接足少阴肾经(图3-53)。

起于目内眦,上额,交巅。其支者,从巅至耳上角。其直者,从巅入络脑,还出别下项,循肩膊内,挟脊抵腰中,入循膂,络肾,属膀胱。其支者,从腰中,下挟脊,贯臀,入腘

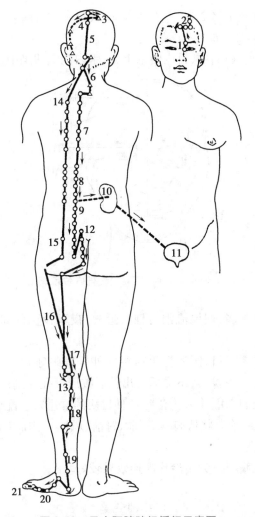

图 3-53　足太阳膀胱经循行示意图

中。其支者,从膊内左右别下贯胛,夹脊内,过髀枢,循髀外后廉下合腘中,以下贯踹内,出外踝之后,循京骨至小趾外侧(《灵枢·经脉》)。

【联系脏器】 属膀胱,络肾,与脑、眼、鼻有联系。

【主治概要】 本经腧穴主要治疗头面五官病、神志病、经脉循行部位的项、背、腰、下肢后面的病证,例如:头痛、项强、目眩、鼻塞、腰背痛、癫狂、痫证等。背俞穴主治相关的脏腑、组织器官的病证。

知识链接

　　足太阳膀胱经经脉病候"是主筋所生病者"的注释为:"太阳为巨阳,行身之后,经筋即以足太阳之筋为首,所以主筋所发生的病证。"且《内经》其他原文作出解释:其一,《素问·热论》云:"巨阳者,诸阳之属也,其脉连于风府,故为诸阳主气也。"其二,《素问·生气通天论》云:"阳气者,精则养神,柔则养筋。"由于太阳为诸阳主气,而阳气又能"精则养神,柔则养筋",故足太阳膀胱经主筋所生病。

【本经腧穴】 本经1名2穴,左右各67个穴位。首穴睛明,末穴至阴。

1. 睛明 Jīngmíng(BL 1)

【定位】 正坐位。在面部,目内眦内上方,眶内侧壁凹陷中(图3-54)。

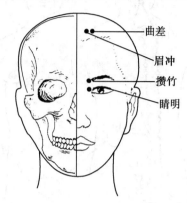

图3-54 足太阳膀胱经面部穴位示意图

【主治】 ①目赤肿痛,迎风流泪,目眩,近视,夜盲,色盲;②急性腰扭伤,坐骨神经痛。

【刺灸法】 嘱患者闭目,医者押手拇指向外轻推眼球并固定,刺手缓慢进针,紧靠眶缘直刺0.5~1寸。不捻转,不提插。出针后按压针孔片刻;禁灸。

【附注】 (1)配伍应用:本穴为治疗各种目疾的常用穴。配合谷、四白,治目生翳膜;配少泽、太阳、合谷,治翼状胬肉;配肝俞、肾俞、风池、太阳、太冲、合谷,治视神经萎缩、视网膜出血、青光眼。

(2)据报道:针刺睛明穴为主治疗呃逆效果较好。

知识链接

睛明是治疗眼病的局部穴位中的主穴,其治疗眼病的功效,已被古今针灸家所共识,如《针灸甲乙经》记载"目不明,恶风日、泪出憎寒、目痛目眩、内眦赤痛、眦痒痛、淫肤白翳,睛明主之。"《秘传眼科龙木论》记载:"睛明治攀睛翳膜复瞳,恶风泪出、目内眦痒痛,小儿雀目疳眼、大人气睛冷泪、晴目视物不明、大眦胬肉侵睛,针入一寸五分,留三呼,禁不可灸,雀目者宜可久留针,然后速出针,忌如前法。"《铜人腧穴针灸图经》对睛明之记述与《龙木论》基本相同。《针灸大成》《审视瑶函》等书,亦均有类似记载。此外尚可治目红肿涩、眼赤暴痛、外障、内障、目生翳膜、眼红肿痛,怕日羞明诸症。席宏赋云:"睛明治眼若未效,合谷、光明安可缺。"

2. 攒竹 Cuánzhú(BL 2)

【定位】 正坐位。在面部,眉头凹陷中,额切迹处(图3-54)。

【主治】 ①前额头痛,眉棱骨痛;②目视不明,目赤肿痛,流泪,眼睑瞤动,口眼歪斜,眼睑下垂;③呃逆

【刺灸法】 平刺0.5~0.8寸;禁灸。

【附注】 (1)配伍应用:本穴为治疗眉棱骨疼痛的常用穴。配丝竹空、鱼腰、阳白,治眉棱骨痛;用攒竹透鱼腰、头维,治前额痛。

（2）据报道:攒竹穴治疗顽固性呃逆、闪挫性胁背痛效果较好。

3. 眉冲　Méichōng(BL 3)

【定位】　正坐位。在头部,攒竹穴直上入发际0.5寸(图3-54)。

【主治】　①头痛,眩晕,鼻塞,鼻衄,目视不明;②癫痫。

【刺灸法】　平刺0.3~0.5寸;禁灸。

4. 曲差　Qūchā(BL 4)

【定位】　正坐位。在头部,前发际正中直上0.5寸,旁开1.5寸,当神庭穴与头维穴连线的内1/3与外2/3连接点取之(图3-54)。

【主治】　头痛,目视不明,鼻塞,鼻衄。

【刺灸法】　平刺0.5~0.8寸;可灸。

【附注】　配百会、印堂、太阳、合谷,治头痛、头晕;配风池、合谷,治鼻塞。

5. 五处　Wǔchù(BL 5)

【定位】　正坐位。在头部,前发际正中直上1寸,距头部正中线1.5寸(图3-55)。

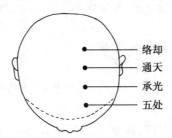

图3-55　足太阳膀胱经头顶部穴位示意图

【主治】　①头痛,目眩;②癫痫。

【刺灸法】　平刺0.5~0.8寸;可灸。

【附注】　配伍应用:配百会、上星、风池、合谷、后溪,治头痛;配心俞、巨阙、合谷、太冲,治癫痫。

6. 承光　Chéngguāng(BL 6)

【定位】　正坐位。在头部,前发际正中直上2.5寸,距头部正中线1.5寸(图3-55)。

【主治】　①头痛,目眩;②鼻塞热病。

【刺灸法】　平刺0.3~0.5寸;可灸。

7. 通天　Tōngtiān(BL 7)

【定位】　正坐位。在头部,前发际正中直上4寸,距头部正中线1.5寸(图3-55)。

【主治】　①头痛,头晕;②鼻塞,鼻衄,鼻渊。

【刺灸法】　平刺0.3~0.5寸;可灸。

【附注】　配伍应用:配百会、风池、太阳、合谷,治头痛;配上星、印堂、合谷,治鼻渊。

8. 络却　Luòquè(BL 8)

【定位】　正坐位。在头部,前发际正中直上5.5寸,距头部正中线1.5寸(图3-55)。

【主治】　①头晕,目视不明,耳鸣;②癫狂。

【刺灸法】　平刺0.3~0.5寸;可灸。

【附注】　配伍应用:配百会、风池、耳门、听宫、听会、后溪、肾俞,治头晕耳鸣;配听会、身柱,治狂走瘈疭、恍惚不乐。

9. 玉枕　Yùzhěn(BL 9)

【定位】　正坐位。在后头部,后发际正中直上 2.5 寸,旁开 1.3 寸,平枕外隆凸上缘凹陷中(图 3-56)。

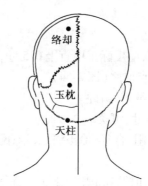

图 3-56　足太阳膀胱经头后部穴位示意图

【主治】　①头痛,项痛;②鼻塞,目痛。

【刺灸法】　平刺 0.3~0.5 寸;可灸。

【附注】　配伍应用:配风池、百会、合谷,治头痛;配完骨,治项痛。

10. 天柱　Tiānzhù(BL 10)

【定位】　正坐位。在颈后区,横平第 2 颈椎棘突上际,斜方肌外缘之凹陷中(图 3-56)。

【主治】　①头痛,项强,肩背痛;②热病;③鼻塞;④癫狂痫。

【刺灸法】　直刺 0.5~0.8 寸,不可向内上方深刺,以防伤及延髓;可灸。

【附注】　配伍应用:本穴常用于治疗后头、项背、腰部疼痛等病症,加头部按摩治疗眩晕效果满意。配风池、百会、太阳、颈夹脊、列缺,治头痛、颈项强痛;配后溪、绝骨,治落枕。

11. 大杼　Dàzhù(BL 11)　八会穴之骨会

【定位】　俯卧位。在脊柱区,第 1 胸椎棘突下,后正中线旁开 1.5 寸(图 3-57)。

【主治】　①项强,肩背痛;②咳嗽;③发热。

【刺灸法】　斜刺 0.5~0.8 寸,本经背部诸穴不宜深刺,以免伤及重要脏器;可灸。

【附注】　配伍应用:配风池、风门、肺俞,治感冒;配膻中、中府、丰隆,治咳嗽、哮喘;配肩中俞、肩外俞,治肩背痛。

12. 风门　Fēngmén(BL 12)

【定位】　俯卧位。在脊柱区,第 2 胸椎棘突下,后正中线旁开 1.5 寸(图 3-57)。

【主治】　①伤风,咳嗽,发热,鼻塞流涕;②头痛,项强;③胸背痛。

【刺灸法】　斜刺 0.5~0.8 寸;可灸。

【附注】　配伍应用:配肩井、风池、天柱,治项强;配期门、日月,治胸痛彻背;配大椎、肺俞、中府、外关,治发热、咳嗽、胸痛;配曲池、列缺、血海,治荨麻疹;化脓灸风门穴防治感冒。

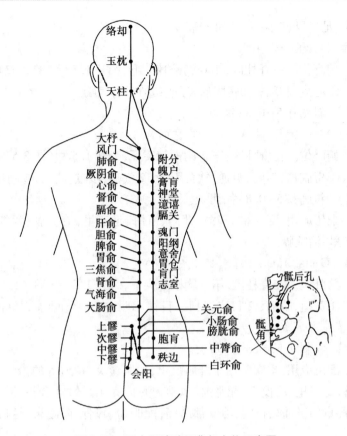

图 3-57　足太阳膀胱经背部穴位示意图

13. 肺俞　Fèishū(BL 13)　背俞穴

【定位】　俯卧位。在脊柱区，第 3 胸椎棘突下，后正中线旁开 1.5 寸(图 3-57)。

【主治】　①咳嗽，气喘，吐血；②骨蒸潮热，盗汗；③胸满，背痛。

【刺灸法】　斜刺 0.5~0.8 寸；可灸。

【附注】　配伍应用：本穴为治疗肺疾的常用穴，如支气管哮喘、肺结核等病。配风门、天突、丰隆，治疗咳嗽；配大椎(灸)、膏肓(灸)，治肺结核及慢性支气管炎；配风门、曲池、血海、膈俞，治瘾疹。

14. 厥阴俞　Juéyīnshū(BL 14)　背俞穴

【定位】　俯卧位。在脊柱区，第 4 胸椎棘突下，旁开 1.5 寸(图 3-57)。

【主治】　①咳嗽；②心痛，胸闷；③呕吐。

【刺灸法】　斜刺 0.5~0.8 寸；可灸。

【附注】　配伍应用：配少府、通里，治心动过速；配心俞、内关，治冠心病、心绞痛。

15. 心俞　Xīnshū(BL 15)　背俞穴

【定位】　俯卧位。在脊柱区，第 5 胸椎棘突下，旁开 1.5 寸(图 3-57)。

【主治】　①心烦，心痛，惊悸，咳嗽，吐血；②失眠，健忘，癫痫；③盗汗，梦遗。

【刺灸法】　斜刺 0.5~0.8 寸；可灸。

【附注】　配伍应用：本穴为治疗心神疾患的常用穴。配巨阙、神门、内关，治心悸怔忡；配胃俞、中脘、神门、丰隆，治不寐；配巨阙、神门、百会、大陵、合谷，治癫痫；配肾俞、风池、百会、足三里、三阴交,治神经衰弱。

16. 督俞　Dūshū(BL 16)

【定位】　俯卧位。在脊柱区,第6胸椎棘突下,旁开1.5寸(图3-57)。

【主治】　①心痛,胸闷;②腹胀痛,呃逆;③寒热,气喘。

【刺灸法】　斜刺0.5~0.8寸;可灸。

17. 膈俞　Géshū(BL 17)　八会穴之血会

【定位】　俯卧位。在脊柱区,第7胸椎棘突下,旁开1.5寸(图3-57)。

【主治】　①胃脘痛,呕吐,呃逆,饮食不下;②气喘,咳嗽,吐血;③潮热,盗汗。

【刺灸法】　斜刺0.5~0.8寸;可灸。

【附注】　配伍应用:配大椎、脾俞、郄门、血海、足三里,治贫血、紫斑;配巨阙、内关、胃俞、足三里,治噎膈。

18. 肝俞　Gānshū(BL 18)　背俞穴

【定位】　俯卧位。在脊柱区,第9胸椎棘突下,旁开1.5寸(图3-57)。

【主治】　①黄疸,胁痛;②目赤,目眩,目视不明,夜盲;③吐血,鼻衄;④癫狂痫;⑤背痛。

【刺灸法】　斜刺0.5~0.8寸;可灸。

【附注】　配伍应用:本穴常用于肝胆疾患,如胆囊炎、黄疸等的治疗。配胆俞、风池、睛明、合谷、足三里,治夜盲;配肾俞、风池、角孙、太阳、攒竹、合谷,治视神经萎缩、视网膜出血;配章门、气海、行间,治气郁胁痛;配胆俞、腕骨、阳陵泉、足临泣、行间,治胆石症。

19. 胆俞　Dǎnshū(BL 19)　背俞穴

【定位】　俯卧位。在脊柱区,第10胸椎棘突下,旁开1.5寸(图3-57)。

【主治】　①黄疸,口苦,胸胁痛;②肺痨,潮热。

【刺灸法】　斜刺0.5~0.8寸;可灸。

【附注】　配伍应用:配期门、章门,治胁痛、胸满;配阳陵泉、太冲,治胆道疾病;配阳陵泉、阴陵泉、至阳、腕骨,治黄疸。

20. 脾俞　Píshū(BL 20)　背俞穴

【定位】　俯卧位。在脊柱区,第11胸椎棘突下,旁开1.5寸(图3-57)。

【主治】　①胃痛,腹痛,腹胀,呕吐,泄泻,痢疾,便血;②黄疸,水肿。

【刺灸法】　斜刺0.5~0.8寸;可灸。

【附注】　配伍应用:本穴为治疗脾胃疾患的常用穴。配胃俞、中脘、内关、足三里,治反胃;配胃俞、中脘、足三里、公孙,治呃逆;配膈俞、肾俞、足三里、三阴交,治糖尿病;配胃俞、中脘、内关、公孙,治腹胀、腹痛、痢疾、胃及十二指肠溃疡。

21. 胃俞　Wèishū(BL 21)　背俞穴

【定位】　俯卧位。在脊柱区,第12胸椎棘突下,旁开1.5寸(图3-57)。

【主治】　①胃脘痛,呕吐,腹胀,肠鸣,完谷不化;②胸胁痛。

【刺灸法】　斜刺0.5~0.8寸;可灸。

【附注】　配伍应用:本穴为治疗脾胃疾患的要穴。配脾俞、中脘、梁丘,治胃脘痛;配脾俞、大肠俞,治疗肠鸣腹泻;配四缝、中脘、足三里,治疗小儿疳积。

22. 三焦俞　Sānjiāoshū(BL 22)　背俞穴

【定位】　俯卧位。在脊柱区,第1腰椎棘突下,旁开1.5寸(图3-57)。

【主治】　①肠鸣,腹胀,呕吐,泄泻,痢疾;②小便不利,水肿;③腰背强痛。

【刺灸法】　直刺0.5~1寸;可灸。

【附注】　配伍应用:配肾俞、气海俞、关元,治尿崩;配大肠俞、水分、气海、足三里、阴陵泉,治肾炎。

23. 肾俞　Shènshū(BL 23)　背俞穴

【定位】　俯卧位。在脊柱区,第2腰椎棘突下,旁开1.5寸(图3-57)。

【主治】　①遗尿,水肿,小便不利;②月经不调,白带,遗精,阳痿,早泄,不孕,不育;③头晕,耳鸣,耳聋;④腰痛。

【刺灸法】　直刺0.5~(1)寸;可灸。

【附注】　配伍应用:本穴为治疗肾气不足引起的各种疾病的主穴之一。配气海、次髎,治阳痿;配大赫、三阴交、关元、气海,治滑精;配膀胱俞、中极、三阴交、百会,治遗尿;配气海、关元、膏肓,治虚喘;配大肠俞、委中,治腰痛。

24. 气海俞　Qìhǎishū(BL 24)

【定位】　俯卧位。在脊柱区,第3腰椎棘突下,旁开1.5寸(图3-57)。

【主治】　①肠鸣腹胀,痔疾;②痛经;③腰痛。

【刺灸法】　直刺0.5~1寸;可灸。

25. 大肠俞　Dàchángshū(BL 25)　背俞穴

【定位】　俯卧位。第4腰椎棘突下,旁开1.5寸(图3-57)。

【主治】　①腹胀,肠鸣,泄泻,便秘;②腰痛。

【刺灸法】　直刺0.5~1寸;可灸。

【附注】　(1)配伍应用:本穴为治疗大肠腑病的主穴之一。配肾俞,治完谷不化;配百会、长强、归来,治脱肛;配天枢、足三里,治小儿急性肠炎;配天枢、支沟、上巨虚,治便秘;配肾俞、环跳、风市、委中,治坐骨神经痛。

(2)据报道:可以治疗股神经痛。

26. 关元俞　Guānyuánshū(BL 26)

【定位】　俯卧位。在脊柱区,第5腰椎棘突下,旁开1.5寸(图3-57)。

【主治】　①腹胀,泄泻;②小便频数或不利,遗尿;③腰痛。

【刺灸法】　直刺0.8~1.2寸;可灸。

【附注】　配伍应用:配肾俞、委中,治腰痛;配脾俞、肾俞,治慢性肠炎;配肾俞、关元、中极、三阴交,治慢性盆腔炎。

27. 小肠俞　Xiǎochángshū(BL 27)　背俞穴

【定位】　俯卧位。在骶区,横平第1骶后孔,骶正中嵴旁1.5寸(图3-57)。

【主治】　①腹痛,痔疾;②泄泻,痢疾;③遗尿,血尿;④遗精,疝气,白带;⑤腰骶痛。

【刺灸法】　直刺或斜刺0.8~1.2寸;可灸。

【附注】　配伍应用:配肾俞、关元、中极、三阴交治尿潴留、遗尿、盆腔炎。

28. 膀胱俞　Pángguāngshū(BL 28)　背俞穴

【定位】　俯卧位。在骶区,横平第2骶后孔,骶正中嵴旁1.5寸(图3-57)。

【主治】　①小便不利,遗尿;②泄泻,便秘;③腰脊强痛。

【刺灸法】　直刺0.8~1.2寸;可灸。

【附注】　配伍应用:本穴为治疗小便不利的主穴之一。配肾俞、关元、中极、三阴交,治尿频、尿闭、遗精、阳痿、痛经、尿路感染;配肾俞、大肠俞、环跳、风市、委中、足三里,治腰痛、下肢痿痹。

29. 中膂俞　Zhōnglǚshū(BL 29)

【定位】　俯卧位。在骶区,横平第3骶后孔,骶正中嵴旁1.5寸(图3-57)。

【主治】　①泄泻;②疝气;③腰脊强痛。

【刺灸法】　直刺1~1.5寸;可灸。

【附注】　配伍应用:配肾俞、上髎、环跳、委中,治坐骨神经痛。

30. 白环俞　Báihuánshū(BL 30)

【定位】　俯卧位。在骶区,横平第4骶后孔,骶正中嵴旁1.5寸(图3-57)。

【主治】　①遗尿;②疝气,遗精,月经不调,白带;③腰骶疼痛。

【刺灸法】　直刺1~1.5寸;可灸。

【附注】　配伍应用:配长强、承山,治脱肛、痔疮;配承扶、大肠俞,治二便不利;配肾俞、关元、中极、三阴交,治遗精、崩漏、带下。

31. 上髎　Shàngliáo(BL 31)

【定位】　俯卧位。在骶区,正对第1骶后孔(图3-57)。

【主治】　①二便不利;②月经不调,带下,阴挺,遗精,阳痿;③腰骶痛。

【刺灸法】　直刺1~1.5寸;可灸。

【附注】　配伍应用:配肾俞、关元、中极、三阴交,治痛经、月经不调、遗精、阳痿。

32. 次髎　Cìliáo(BL 32)

【定位】　俯卧位。在骶区,正对第2骶后孔(图3-57)。

【主治】　①小便不利;②月经不调,痛经,带下,遗精,疝气;③腰骶痛,下肢痿痹。

【刺灸法】　直刺1~1.5寸;可灸。

【附注】　配伍应用:本穴主治男女生殖病变、小便不利及腰腿痛。配中封、中极、大赫、血海、三阴交,治阴道炎;配膀胱俞、中极,治尿潴留、尿失禁;配长强、会阳、承山、二白,治痔疮。

33. 中髎　Zhōngliáo(BL 33)

【定位】　俯卧位。在骶区,正对第3骶后孔(图3-57)。

【主治】　①便秘,泄泻;②小便不利;③月经不调,带下;④腰骶痛。

【刺灸法】　直刺1~1.5寸;可灸。

【附注】　配伍应用:配肾俞、膀胱俞、关元、中极、三阴交,治月经不调、带下。

34. 下髎　Xiàliáo(BL 34)

【定位】　俯卧位。在骶区,正对第4骶后孔(图3-57)。

【主治】　①腹痛,便秘;②小便不利;③带下;④腰骶痛。

【刺灸法】　直刺1~1.5寸;可灸。

【附注】　配伍应用:配肾俞、膀胱俞、关元、中极、三阴交,治痛经、白带过多、盆腔炎。

35. 会阳　Huìyáng(BL 35)

【定位】　俯卧位。在骶区,尾骨端旁开0.5寸(图3-57)。

【主治】　①泄泻,便血,痔疾;②阳痿,带下。

【刺灸法】　直刺1~1.5寸;可灸。

36. 承扶　Chéngfú(BL 36)

【定位】　俯卧位。在股后区,臀下横纹的中点(图3-58)。

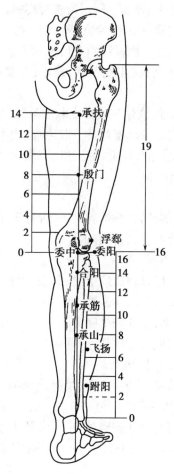

图3-58　足太阳膀胱经股胫部穴位示意图

【主治】　①腰、骶、臀、股部疼痛;②痔疾。

【刺灸法】　直刺1~2寸;可灸。

【附注】　配伍应用:配肾俞、关元俞、风市、委中、承山,治下肢痿痹。

37. 殷门　Yīnmén(BL 37)

【定位】　俯卧位。大腿后面。承扶穴与委中穴的连线上,承扶穴下6寸(图3-58)。

【主治】　腰腿痛,下肢痿痹。

【刺灸法】　直刺1~2寸;可灸。

【附注】　配伍应用:配肾俞、委阳,治下肢痿痹。

38. 浮郄　Fúxì(BL 38)

【定位】　俯卧位。在腘横纹外侧端,委阳穴上1寸,在股二头肌腱内侧(图3-58)。

【主治】 ①便秘;②股腘部疼痛、麻木。

【刺灸法】 直刺 1~1.5 寸;可灸。

39. 委阳 Wěiyáng(BL 39) 三焦下合穴

【定位】 俯卧位。腘横纹外端,股二头肌腱内缘(图 3-58)。

【主治】 ①腹满;②小便不利;③腰脊强痛,下肢挛痛。

【刺灸法】 直刺 1~1.5 寸;可灸。

【附注】 配伍应用:配委中、肾俞、环跳,治腰背疼痛、下肢麻木不仁。

40. 委中 Wěizhōng (BL 40) 合穴、膀胱下合穴

【定位】 俯卧位。在膝后区,腘横纹中点(图 3-58)。

【主治】 ①腰痛,下肢痿痹;②小便不利,遗尿;③腹痛,吐泻;④丹毒;⑤中风半身不遂。

【刺灸法】 直刺 1~1.5 寸,或用三棱针点刺腘静脉出血;可灸。

【附注】 配伍应用:本穴是治疗腰背及下肢疼痛、半身不遂的常用穴,配后溪、水沟,治急性腰扭伤;配肾俞、关元俞、环跳、足三里、三阴交,治下肢痿痹;配尺泽点刺治疗急性吐泻;配十宣、人中,治中暑。

41. 附分 Fùfēn(BL 41)

【定位】 俯卧位。在背部,第 2 胸椎棘突下,旁开 3 寸(图 3-57)。

【主治】 颈项强痛,肩背拘急,肘臂麻木。

【刺灸法】 斜刺 0.5~0.8 寸;可灸。

【附注】 配伍应用:配大椎、肩井、肩中俞、天宗,治肩背拘急疼痛。

42. 魄户 Pòhù(BL 42)

【定位】 俯卧位。在背部,第 3 胸椎棘突下,旁开 3 寸(图 3-57)。

【主治】 ①咳嗽,气喘,肺痨;②项强,肩背痛。

【刺灸法】 斜刺 0.5~0.8 寸;可灸。

【附注】 配伍应用:配肺俞、中府、膻中、尺泽,治咳嗽、哮喘。

43. 膏肓 Gāohuāng(BL 43)

【定位】 俯卧位。在背部,第 4 胸椎棘突下,旁开 3 寸(图 3-57)。

【主治】 ①咳嗽,气喘,吐血,盗汗,肺痨;②肩胛痛;③遗精;④健忘;⑤完谷不化。

【刺灸法】 斜刺 0.5~0.8 寸;可灸。

【附注】 配伍应用:本穴是治疗虚损证的常用穴,如肺结核、久嗽久喘等。配肺俞、定喘、膻中、足三里,治哮喘;灸膏肓,配大椎、复溜,治自汗;配肾俞、中府、肺俞、膻中、足三里,治肺结核;配肾俞、中极、三阴交,治滑精。

44. 神堂 Shéntáng(BL 44)

【定位】 俯卧位。在背部,第 5 胸椎棘突下,旁开 3 寸(图 3-57)。

【主治】 ①咳嗽,气喘,胸闷;②脊背强痛。

【刺灸法】 斜刺 0.5~0.8 寸;可灸。

【附注】 配伍应用:配心俞、内关治冠心病。

45. 谚语 Yìxǐ(BL 45)

【定位】 俯卧位。在背部,第 6 胸椎棘突下,旁开 3 寸(图 3-57)。

【主治】 ①咳嗽,气喘;②疟疾,热病;③肩背痛。

【刺灸法】 斜刺 0.5~0.8 寸;可灸。

46. 膈关 Géguān(BL 46)

【定位】 俯卧位。在背部,第 7 胸椎棘突下,旁开 3 寸(图 3-57)。

【主治】 ①胸闷;②嗳气,呕吐;③脊背强痛。

【刺灸法】 斜刺 0.5~0.8 寸;可灸。

【附注】 配伍应用:配大椎、肩髎、天宗,治肩背痛、脊强。

47. 魂门 Húnmén(BL 47)

【定位】 俯卧位。在背部,第 9 胸椎棘突下,旁开 3 寸(图 3-57)。

【主治】 ①胸胁痛;②呕吐,泄泻;③背痛。

【刺灸法】 斜刺 0.5~0.8 寸;可灸。

48. 阳纲 Yánggāng(BL 48)

【定位】 俯卧位。在背部,第 10 胸椎棘突下,旁开 3 寸(图 3-57)。

【主治】 ①肠鸣,腹痛,泄泻,黄疸;②消渴。

【刺灸法】 斜刺 0.5~0.8 寸;可灸。

【附注】 配伍应用:配大椎、至阳、肝俞、脾俞、足三里、三阴交,治黄疸。

49. 意舍 Yìshè(BL 49)

【定位】 俯卧位,在背部,第 11 胸椎棘突下,旁开 3 寸(图 3-57)。

【主治】 腹胀,肠鸣,呕吐,泄泻。

【刺灸法】 斜刺 0.5~0.8 寸;可灸。

【附注】 配伍应用:配脾俞、肺俞、肾俞、足三里、太溪,治消渴症。

50. 胃仓 Wèicāng(BL 50)

【定位】 俯卧位,在背部,第 12 胸椎棘突下,旁开 3 寸(图 3-57)。

【主治】 ①胃脘痛,腹胀,小儿食积;②水肿;③背脊痛。

【刺灸法】 斜刺 0.5~0.8 寸;可灸。

【附注】 配伍应用:配意舍、膈关,治饮食不下;配脾俞、胃俞、内关、足三里、三阴交,治腹胀、腹痛。

51. 肓门 Huāngmén(BL 51)

【定位】 仰卧位,在腰部,第 1 腰椎棘突下,旁开 3 寸(图 3-57)。

【主治】 ①腹痛,便秘,痞块;②乳疾。

【刺灸法】 斜刺 0.5~0.8 寸;可灸。

52. 志室 Zhìshì(BL 52)

【定位】 俯卧位,在腰部,第 2 腰椎棘突下,旁开 3 寸(图 3-57)。

【主治】 ①小便不利,水肿;②遗精,阳痿,阴痛;③腰脊强痛。

【刺灸法】 斜刺 0.5~0.8 寸;可灸。

【附注】 配伍应用:配肾俞、三阴交,治肾绞痛;配肾俞、关元、三阴交,治阳痿、遗精。

53. 胞肓 Bāohuāng(BL 53)

【定位】 俯卧位,在臀部,横平第 2 骶后孔,骶正中嵴旁 3 寸(图 3-57)。

【主治】 ①肠鸣,腹胀,便秘;②癃闭;③腰脊强痛。

【刺灸法】 直刺 1~1.5 寸;可灸。

54. 秩边 Zhìbiān(BL 54)

【定位】 俯卧位。在臀部,横平第 4 骶后孔,骶正中嵴旁 3 寸(图 3-57)。

【主治】 ①小便不利;②阴痛;③便秘,痔疾;④腰骶痛,下肢痿痹。

【刺灸法】 直刺 1.5~2 寸;可灸。

【附注】 配伍应用:本穴是治疗腰腿疾患及前列腺炎的常用穴。配殷门、阳陵泉,治腰腿痛。

55. 合阳 Héyáng(BL 55)

【定位】 俯卧位。在小腿后面,当委中与承山连线上,委中穴直下 2 寸(图 3-59)。

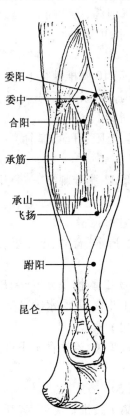

图 3-59 足太阳膀胱经小腿后部穴位示意图

【主治】 ①腰脊强痛,下肢痿痹;②疝气,崩漏。

【刺灸法】 直刺 1~2 寸;可灸。

56. 承筋 Chéngjīn(BL 56)

【定位】 俯卧位。在小腿后面,当委中与承山连线上,腓肠肌肌腹中央,委中穴直下 5 寸(图 3-59)。

【主治】 ①腰腿拘急疼痛;②痔疾。

【刺灸法】 直刺 1~1.5 寸;可灸。

【附注】 配伍应用:配承山、委中、阳谷,治痔疮;配大肠俞、支沟、足三里、三阴交,治便秘。

57. 承山　Chéngshān（BL 57）

【定位】　俯卧位。在小腿后面正中,委中与昆仑之间,当伸直小腿或足跟上提时腓肠肌肌腹下出现尖角凹陷处(图 3-59)。

【主治】　①痔疾,便秘;②腰腿拘急、疼痛;③疝气。

【刺灸法】　直刺 1~2 寸,不宜强刺激,以免引起腓肠肌痉挛;可灸。

【附注】　配伍应用:本穴常与二白穴相配治疗痔疾。配长强、二白,治痔疮;配复溜、太冲、太白,治便血;配昆仑、阳陵泉,治腓肠肌痉挛。

58. 飞扬　Fēiyáng（BL 58）　络穴

【定位】　俯卧位,在小腿后面,外踝后,昆仑穴直上 7 寸,承山穴外下方 1 寸处(图 3-59)。

【主治】　①头痛,目眩,衄血;②腰腿疼痛;③痔疾。

【刺灸法】　直刺 1~1.5 寸;可灸。

【附注】　配伍应用:配肾俞、关元、环跳、足三里、三阴交,治膝腿痛;配中极、膀胱俞、阴陵泉,治膀胱炎。

59. 跗阳　Fūyáng（BL 59）　阳跷脉郄穴

【定位】　俯卧位,在小腿后面,外踝后,昆仑穴直上 3 寸(图 3-59)。

【主治】　①头痛;②腰骶疼痛,下肢痿痹,外踝肿痛。

【刺灸法】　直刺 0.8~1.2 寸;可灸。

【附注】　配伍应用:配环跳、腰俞、风市、委中、足三里,治腰腿痛。

知识链接

　　"三阳启泰"针刺法是天津中医药大学第一附属医院针灸科主任医师、教授、硕士研究生导师、天津市著名脑病专家武连仲教授总结治疗坐骨神经痛临床经验而创立的。"三阳"为委阳、飞扬、跗阳三穴合称,分别隶属于合穴、络穴、郄穴,三穴合用,通过提插捻转手法取其窜、动、抽针感以疏导经气为主,疏通太阳、少阳经脉,驱邪外出,通经活络,治疗因风寒湿邪痹阻经脉、跌仆闪挫致气血瘀滞,经络受损,继而造成气血运行不畅所致的腰腿疼痛、肌萎无力,有针到病除、否极泰来之效,谓之"三阳启泰"法。

60. 昆仑　Kūnlún（BL 60）　经穴

【定位】　正坐位。在踝区,外踝尖与跟腱之间凹陷中(图 3-60)。

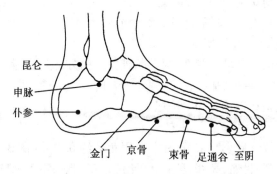

图 3-60　足太阳膀胱经足部穴位示意图

【主治】①头痛,项强,目眩,鼻衄;②腰骶疼痛,脚跟肿痛;③小儿惊风,癫痫;④难产。

【刺灸法】直刺0.5~0.8寸。《针灸大成》:"妊妇刺之落胎"。可灸。

【附注】(1)配伍应用:本穴是治疗头项疾患的常用穴。配百会、风池、合谷、后溪、申脉,治头痛;配肾俞、腰俞、风池、合谷、环跳、风市,治腰背及腿痛;配太冲、太溪,治足跟痛。

(2)据报道:单用昆仑穴治疗坐骨神经痛效果满意。

61. 仆参　Púcān(BL 61)

【定位】正坐位。在足外侧部,外踝后下方,昆仑穴直下,跟骨外侧,赤白肉际处(图3-60)。

【主治】①下肢痿痹,足跟痛;②癫痫。

【刺灸法】直刺0.3~0.5寸;可灸。

【附注】配伍应用:配承山、太溪、昆仑、阿是穴,治足跟痛。

62. 申脉　Shēnmài(BL 62)　八脉交会穴之一——通阳跷脉

【定位】正坐位。在足外侧部,外踝直下方凹陷中(图3-60)。

【主治】①头痛,眩晕,目赤痛;②癫狂痫,失眠;③项强,腰腿酸痛,足内翻。

【刺灸法】直刺0.3~0.5寸;可灸。

【附注】配伍应用:配百会、风池、心俞、后溪,治癫痫;配金门,治头痛;配翳风、安眠、太冲,治内耳性眩晕。

63. 金门　Jīnmén(BL 63)　郄穴

【定位】正坐位。在足外侧部,当外踝前缘直下,骰骨下缘处(图3-60)。

【主治】①头痛;②小儿惊风,癫痫;③腰痛,下肢痿痹,外踝痛。

【刺灸法】直刺0.3~0.5寸;可灸。

64. 京骨　Jīnggǔ(BL 64)　原穴

【定位】正坐位。在足外侧部,第5跖骨粗隆下,赤白肉际处(图3-60)。

【主治】①头痛,目翳;②癫痫;③项强,腰痛。

【刺灸法】直刺0.3~0.5寸;可灸。

65. 束骨　Shùgǔ(BL 65)　输穴

【定位】正坐位。在足外侧部,第5跖趾关节的后方,赤白肉际处(图3-60)。

【主治】①头痛,目翳;②癫痫;③项强,腰腿痛。

【刺灸法】直刺0.3~0.5寸;可灸。

【附注】配伍应用:配飞扬、承筋,治腰痛。

66. 足通谷　Zútōnggǔ(BL 66)　荥穴

【定位】正坐位。在足外侧部,第5跖趾关节前方,赤白肉际处(图3-60)。

【主治】①头痛,目眩,鼻衄;②项强;③癫狂。

【刺灸法】直刺0.2~0.3寸;可灸。

67. 至阴　Zhìyīn(BL 67)　井穴

【定位】正坐位。足小趾末节外侧,趾甲角旁约0.1寸(图3-60)。

【主治】①头痛,目痛,鼻塞,鼻衄;②胎位不正,胞衣不下,难产。

【刺灸法】浅刺0.1寸;可灸。

【附注】 本穴是治疗胎位不正的主穴。

三、足少阳胆经
Zúshàoyáng Dǎnjīng
(Gallbladder Meridian of Foot-Shaoyang，GB.)

【经脉循行】 1. 起于目外眦，2. 向上到额角，3. 下行至耳后，4. 沿着颈部行于手少阳经的前面，到肩上交出手少阳经的后面，5. 向下进入锁骨上窝。

耳部支脉：6. 从耳后进入耳中，7. 出走耳前，8. 到目外眦后方。

外眦部的支脉：9. 从目外眦处分出，10. 下走大迎，11. 合于手少阳经到达目眶下，12. 下行经过颊车穴，13. 由颈部向下会合前脉于锁骨上窝部，14. 进入胸中，通过横膈，15. 联络肝脏，16. 属于胆腑，17. 沿着胁肋内，18. 出于少腹两侧腹股沟动脉部，19. 经过外阴毛际处，20. 横行入髋关节部。

缺盆部直行支脉：21. 从锁骨上窝下行，22. 到达腋下，23. 沿着胸胁，24. 经过季胁，25. 向下会合前脉于髋关节部，26. 沿着大腿的外侧，27. 出于膝外侧，28. 经腓骨前面，29. 直下到达腓骨下段，30. 经外踝的前面，沿足背，31. 进入足第4趾外侧端。

足背部支脉：32. 从足背分出，沿着第1、2跖骨之间，出于大趾端，回绕到趾甲后的毫毛部，接足厥阴肝经(图3-61)。

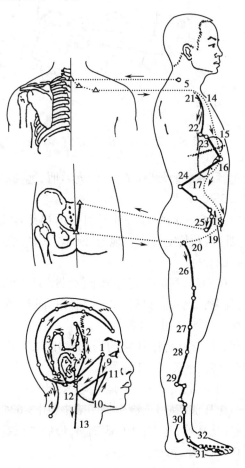

图 3-61　足少阳胆经循行示意图

起于目锐眦,上抵头角,下耳后,循颈,行手少阳之前,至肩上,却交出手少阳之后,入缺盆。其支者,从耳后入耳中,出走耳前,至目锐眦后。其支者,别锐眦,下大迎,合于手少阳,抵于頔,下加颊车,下颈,合缺盆,以下胸中,贯膈,络肝,属胆,循胁里,出气街,绕毛际,横入髀厌中。其直者,从缺盆下腋,循胸,过季胁,下合髀厌中,以下循髀阳,出膝外廉,下外辅骨之前,直下抵绝骨之端,下出外踝之前,循足跗上,入小趾次趾之间。其支者,别跗上,入大趾之间,循大趾歧骨内,出其端,还贯爪甲,出三毛(《灵枢·经脉》)。

【联系脏器】 属胆,络肝,与眼、耳、胁肋有联系。

【主治概要】 本经腧穴主要治疗头侧部、眼、耳、咽喉病证、肝胆胁肋病、热病、神志病以及经脉循行部位其他病证。例如:头痛、耳鸣、耳聋、胁肋痛、黄疸、疟疾等。

【本经腧穴】 本经1名2穴,左右各44个穴位。首穴瞳子髎,末穴足窍阴。

1. 瞳子髎 Tóngzǐliáo(GB 1)

【定位】 正坐位。在面部,目外眦外侧0.5寸凹陷中(图3-62)。

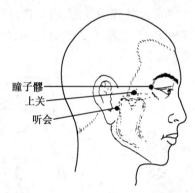

图3-62 足少阳胆经面部穴位示意图

【主治】 ①头痛;②目赤肿痛,迎风流泪,怕光羞明,远视不明,目翳,青盲。

【刺灸法】 平刺0.3~0.5寸。

【附注】 配伍应用:本穴为治疗偏头痛及目疾的局部常用穴。配睛明、养老、光明,治夜盲症;配风池、翳风、丝竹空、四白、地仓、颊车、下关、攒竹,治口眼㖞斜。

2. 听会 Tīnghuì(GB 2)

【定位】 正坐位。在面部,耳屏间切迹与下颌骨髁突之间的凹陷中(图3-62)。

【主治】 ①耳鸣,耳聋;②齿痛,口㖞;③下颌脱臼,面痛,头痛。

【刺灸法】 张口直刺0.5~1寸;可灸。

【附注】 配伍应用:本穴为治疗耳疾的局部常用穴。配听宫、翳风,治耳鸣、耳聋;配翳风、颊车、地仓、上关、下关,治口角㖞斜。

3. 上关 Shàng guān(GB 3) 又名客主人(Kèzhǔrén)

【定位】 正坐位。在耳前,颧弓上缘中央凹陷中(图3-62)。

【主治】 ①偏头痛;②耳鸣,耳聋;③口眼㖞斜,齿痛,口噤。

【刺灸法】 直刺0.5~1寸;可灸。

【附注】 配伍应用:配下关、颊车、合谷,治牙痛;配颊车、地仓、人中、丝竹空、合谷,治口眼㖞斜。

4. 颔厌 Hànyàn(GB 4)

【定位】 正坐位。在头部鬓发中,头维穴至曲鬓穴弧形连线的上1/4与下3/4交界处(图3-63)。

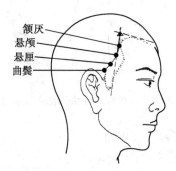

图3-63 足少阳胆经头部穴位示意图

【主治】 ①偏头痛;②目眩,耳鸣,齿痛;③癫痫。

【刺灸法】 平刺0.5~0.8寸;可灸。

【附注】 配伍应用:配风池、外关、悬颅,治偏正头痛。

5. 悬颅 Xuánlú(GB 5)

【定位】 正坐位。在头部鬓发中,头维穴至曲鬓穴弧形线的中点(图3-63)。

【主治】 ①偏头痛;②目赤肿痛;③齿痛。

【刺灸法】 平刺0.5~0.8寸;可灸。

【附注】 配伍应用:配头维、天冲、合谷,治偏头痛。

6. 悬厘 Xuánlí(GB 6)

【定位】 正坐位。在头部鬓发中,头维穴至曲鬓穴弧形连线的下1/4与上3/4交界处(图3-63)。

【主治】 ①偏头痛;②目赤肿痛;③耳鸣。

【刺灸法】 平刺0.5~0.8寸;可灸。

【附注】 配伍应用:配水沟、迎香、下关、合谷,治三叉神经痛。

7. 曲鬓 Qūbìn(GB 7)

【定位】 正坐位。在头部鬓发中,在耳前鬓角发际后缘的垂线与耳尖水平交点处(图3-63)。

【主治】 ①偏头痛,牙关紧闭,齿痛;②暴喑。

【刺灸法】 平刺0.5~0.8寸;可灸。

8. 率谷 Shuàigǔ(GB 8)

【定位】 正坐位。在头部,耳尖直上入发际1.5寸(图3-64)。

【主治】 ①偏头痛,眩晕;②小儿惊风;③呕吐。

【刺灸法】 平刺0.5~0.8寸;可灸。

【附注】 配伍应用:配风池、曲鬓、太阳、合谷,治偏头痛。

9. 天冲 Tiānchōng(GB 9)

【定位】 正坐位。在头部,耳根后缘直上入发际2寸,率谷后0.5寸(图3-64)。

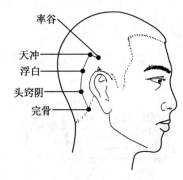

率谷
天冲
浮白
头窍阴
完骨

图 3-64　足少阳胆经头侧部穴位示意图

【主治】 ①头痛,牙龈肿痛;②癫痫。

【刺灸法】 平刺 0.5~0.8 寸;可灸。

10. 浮白　Fúbái(GB 10)

【定位】 正坐位。在头部,当耳后乳突的后上方,天冲与完骨弧形连线的中 1/3 与上 1/3 交界处(图 3-64)。

【主治】 ①头痛,耳鸣,耳聋,目痛;②瘿气。

【刺灸法】 平刺 0.5~0.8 寸;可灸。

11. 头窍阴　Tóuqiàoyīn(GB 11)

【定位】 正坐位。在头部,当耳后乳突的后上方,天冲与完骨弧形连线的中 1/3 与下 1/3 交界处(图 3-64)。

【主治】 ①头痛,眩晕;②耳鸣,耳聋。

【刺灸法】 平刺 0.5~0.8 寸;可灸。

【附注】 配伍应用:配翳风、听宫、听会,治耳鸣、耳聋。

12. 完骨　Wángǔ(GB 12)

【定位】 正坐位。在头部,乳突后下方凹陷中(图 3-64)。

【主治】 ①头痛,颈项强痛,颊肿,齿痛,口歪;②疟疾;③癫痫。

【刺灸法】 斜刺 0.5~0.8 寸;可灸。

【附注】 配伍应用:配天柱、后溪、绝骨,治颈项强痛。

13. 本神　Běnshén(GB 13)

【定位】 正坐位。在头部,神庭穴旁开 3 寸,当神庭穴与头维穴连线的内 2/3 与外 1/3 连接点处(图 3-65)。

【主治】 ①头痛,目眩;②癫痫,小儿惊风;③胸胁痛,半身不遂。

【刺灸法】 平刺 0.5~0.8 寸;可灸。

【附注】 配伍应用:配百会、人中、十宣,治中风不省人事;配心俞、行间、大陵、合谷,治癫痫。

14. 阳白　Yángbái(GB 14)

【定位】 正坐位。在前额部,目正视,瞳孔直上,眉上 1 寸(图 3-65)。

【主治】 ①头痛;②目痛,目眩,视物模糊,眼睑瞤动。

【刺灸法】 平刺 0.3~0.5 寸;可灸。

【附注】 配伍应用:本穴为治疗眼睑下垂的局部常用穴,也用于偏正头痛的治

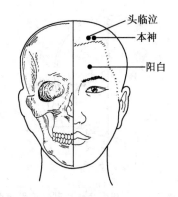

图 3-65　足少阳胆经头面部穴位示意图

疗。配印堂、合谷,治头痛、眉目间痛;配肝俞、肾俞、风池、太阳、睛明、攒竹,治目赤肿痛、夜盲、近视。

15. 头临泣　Tóulínqì(GB 15)

【定位】　正坐位。在头部,瞳孔直上入发际0.5寸,神庭与头维连线中点(图3-65)。

【主治】　①目眩,头痛;②目赤肿痛,流泪,鼻塞,鼻渊;③小儿惊风。

【刺灸法】　平刺0.3~0.5寸;可灸。

【附注】　配伍应用:配中渚,治目眩;配百会、人中、内关、十宣,治中风不省人事。

16. 目窗　Mùchuāng(GB 16)

【定位】　正坐位。在头部,当前发际上1.5寸,头正中线旁开2.25寸(图3-66)。

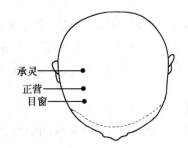

图 3-66　足少阳胆经头顶部穴位示意图

【主治】　①头痛;②目赤肿痛,青盲;③鼻塞;④面浮肿;⑤癫痫。

【刺灸法】　平刺0.3~0.5寸;可灸。

17. 正营　Zhèngyíng(GB 17)

【定位】　正坐位。在头部,当前发际上2.5寸,头正中线旁开2.25寸(图3-66)。

【主治】　①偏头痛;②目眩;③齿痛。

【刺灸法】　平刺0.5~0.8寸;可灸。

18. 承灵　Chénglíng(GB 18)

【定位】　正坐位。在头部,当前发际上4寸,头正中线旁开2.25寸(图3-66)。

【主治】　①头痛,眩晕;②目痛;③鼻塞,鼽衄。

【刺灸法】　平刺0.3~0.5寸;可灸。

19. 脑空　Nǎokōng(GB 19)

【定位】　正坐位。在头部,当枕外隆凸的上缘外侧,头正中线旁开2.25寸(图3-67)。

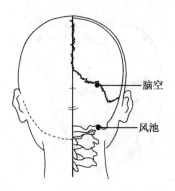

图 3-67　足少阳胆经头后部穴位示意图

【主治】　①头痛;②目眩;③癫狂痫;④颈项强痛。

【刺灸法】　平刺 0.3~0.5 寸;可灸。

【附注】　配伍应用:配百会、合谷,治头痛。

20. 风池　Fēngchí(GB 20)

【定位】　正坐位。在项部,当枕骨直下,与风府相平,胸锁乳突肌与斜方肌上端之间的凹陷中(图 3-67)。

【主治】　①头痛;②目眩,目赤肿痛,鼻渊,鼻衄,耳鸣,口眼㖞斜,颈项强痛;③感冒,发热,疟疾;④中风,癫痫,热病,瘿气。

【刺灸法】　针尖向鼻尖方向斜刺 0.8~1.2 寸,深部中间为延髓,必须严格掌握针刺的角度与深度;可灸。

【附注】　配伍应用:本穴为治疗因风邪引起的头部诸疾的常用穴。如头痛、眩晕、中风舌强不语、目疾等。配肺俞、合谷、外关,治感冒;配肝俞、肾俞、行间、侠溪,治肝阳上亢型眩晕;配昆仑、后溪,治头后痛;配曲池、足三里、太冲,治高血压。

21. 肩井　Jiānjǐng(GB 21)

【定位】　正坐位。在肩部,大椎穴与肩峰连线的中点上,前直乳中(图 3-68)。

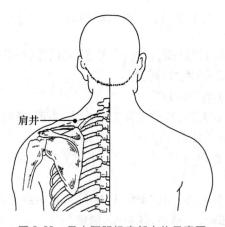

图 3-68　足少阳胆经肩部穴位示意图

【主治】　①头痛项强,肩背疼痛,上肢不遂;②难产,乳痈,乳汁不下;③瘰疬;④中风。

【刺灸法】　直刺 0.5~0.8 寸,内为肺尖,不可深刺;孕妇禁针。可灸。

【附注】　配伍应用:配扶突、大迎,治瘰疬;配中极、三阴交,治胎衣不下;配天宗、少泽,治乳腺炎。

22. 渊腋　Yuānyè(GB 22)

【定位】　正坐位。在侧胸部,举臂,腋中线上,腋下 3 寸,第 4 肋间隙中(图 3-69)。

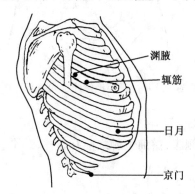

图 3-69　足少阳胆经胸部穴位示意图

【主治】　①胸满,胁痛;②上肢痹痛,腋下肿。

【刺灸法】　斜刺 0.5~0.8 寸。本经渊腋至京门诸穴,不可深刺,以免伤及内部重要脏器。可灸。

23. 辄筋　Zhéjīn(GB 23)

【定位】　正坐位。在侧胸部,渊腋穴前 1 寸,平乳头,第 4 肋间隙(图 3-69)。

【主治】　①胸满,胁痛,气喘;②呕吐,吞酸。

【刺灸法】　斜刺 0.5~0.8 寸;可灸。

24. 日月　Rìyuè(GB 24)　胆的募穴

【定位】　正坐位,在上腹部,乳头直下第 7 肋间隙,前正中线旁开 4 寸(图 3-69)。

【主治】　①呕吐,呃逆,吞酸;②黄疸,胁肋胀满疼痛。

【刺灸法】　斜刺 0.5~0.8 寸;可灸。

【附注】　配伍应用:配胆俞、外关、合谷、阳陵泉,治胁肋疼痛。

25. 京门　Jīngmén(GB 25)　肾的募穴

【定位】　正坐位。在侧腰部,章门后 1.8 寸,当第 12 肋游离端下方(图 3-69)。

【主治】　①小便不利,水肿;②腰痛,胁痛;③腹胀,泄泻。

【刺灸法】　直刺 0.5~1 寸;可灸。

【附注】　配伍应用:配然谷、阴陵泉,治洞泄不化;配肾俞、膀胱俞、委中,治腰痛。

26. 带脉　Dàimài(GB 26)

【定位】　正坐位。在侧腹部,第 11 肋骨游离端垂线与脐水平线的交点上(图 3-70)。

【主治】　①腹痛;②经闭,月经不调,带下,疝气;③腰胁痛。

【刺灸法】　直刺 1~1.5 寸;可灸。

【附注】　配伍应用:配肾俞、白环俞、关元、阴陵泉、三阴交,治月经不调、白带过多。

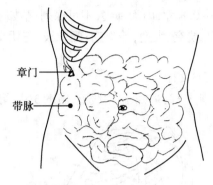

图 3-70　足少阳胆经侧腹部穴位示意图

27. 五枢　Wǔshū (GB 27)

【定位】　仰卧位。在侧腹,髂前上棘之前 0.5 寸,约平脐下 3 寸处(图 3-71)。

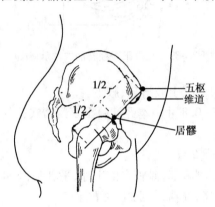

图 3-71　足少阳胆经侧腹部穴位示意图

【主治】　①腹痛,便秘;②疝气,带下,阴挺,月经不调。

【刺灸法】　直刺 1~1.5 寸;可灸。

【附注】　配伍应用:配曲泉、太冲、关元,治睾丸炎。

28. 维道　Wéidào (GB 28)

【定位】　仰卧位。在侧腹,髂前上棘的前下方,五枢前下 0.5 寸处(图 3-71)。

【主治】　①腰臀疼痛,下腹痛;②带下,阴挺,月经不调,疝气。

【刺灸法】　直刺或向前下方斜刺 1~1.5 寸;可灸。

【附注】　配伍应用:配肾俞、关元、三阴交,治盆腔炎、附件炎。

29. 居髎　Jūliáo (GB 29)

【定位】　仰卧位。在髋部,髂前上棘与股骨大转子最凸点连线的中点(图 3-71)。

【主治】　①腰痛,下肢痿痹,瘫痪;②疝气。

【刺灸法】　直刺 1~1.5 寸;可灸。

【附注】　配伍应用:配环跳、委中,治腿风湿痛;配肾俞、关元俞、风市、足三里、委中,治下肢瘫痪。

30. 环跳　Huántiào (GB 30)

【定位】　侧卧,伸下腿,上腿屈髋屈膝取穴。在臀区,股骨大转子最凸点与骶管裂孔连线的外 1/3 与内 2/3 交点处(图 3-72)。

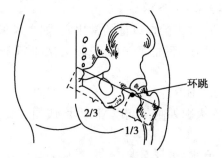

图 3-72　足少阳胆经臀部穴位示意图

【主治】　①下肢痿痹,腰痛,半身不遂,膝踝肿痛;②风疹。

【刺灸法】　直刺 2~3 寸;可灸。

【附注】　配伍应用:本穴为治疗下肢不遂及疼痛(坐骨神经痛)的常用穴。

配阳陵泉、丘墟,治腿膝酸痛;配阳陵泉、足三里、解溪、昆仑,治中风半身不遂;配肾俞、大肠俞、足三里、风市,治下肢瘫痪。

31. 风市　Fēngshì(GB 31)

【定位】　在股部,直立垂手,掌心贴于大腿时,中指尖所指凹陷中,髂胫束后缘(图 3-73)。

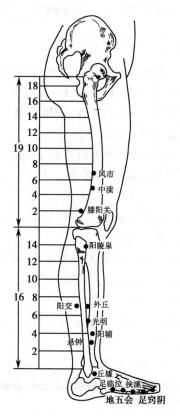

图 3-73　足少阳胆经腿部外侧穴位示意图

【主治】 ①下肢痿痹,麻木,中风半身不遂;②皮肤瘙痒;③脚气。

【刺灸法】 直刺1~2寸;可灸。

【附注】 配伍应用:本穴为治疗风证的常用穴,如中风偏瘫、风邪引起的下肢痹痛及风疹等。配肾俞、关元俞、环跳、足三里、三阴交,治腰腿痛、中风下肢瘫痪、小儿麻痹后遗症。

32. 中渎 Zhōngdú(GB 32)

【定位】 站立位。在大腿外侧,风市穴下2寸,或腘横纹上5寸,股外侧肌与股二头肌之间(图3-73)。

【主治】 下肢痿痹、麻木,半身不遂。

【刺灸法】 直刺1~2寸;可灸。

【附注】 配伍应用:配环跳、委中、足三里、三阴交,治瘫痪、下肢麻痹。

33. 膝阳关 Xīyángguān(GB 33)

【定位】 仰卧位。在膝外侧。当股骨外上髁上方的凹陷中(图3-73)。

【主治】 膝腘肿痛挛急,小腿麻木。

【刺灸法】 直刺1~1.5寸;可灸。

【附注】 配伍应用:配梁丘、足三里、犊鼻、血海,治膝关节炎。

34. 阳陵泉 Yánglíngquán(GB 36) 合穴、胆下合穴、八会穴之筋会

【定位】 正坐位。在小腿外侧,腓骨头前下方凹陷中(图3-73)。

【主治】 ①胁痛,口苦,黄疸,呕吐;②下肢痿痹,半身不遂,膝肿痛,脚气;③小儿惊风,破伤风。

【刺灸法】 直刺1~1.5寸;可灸。

【附注】 配伍应用:本穴为治疗由肝胆气郁或肝胆湿热所致的胁肋疼痛、胆绞痛及黄疸的常用穴。配支沟、期门,治胁痛;配胆囊穴、内关、胸8~9夹脊穴,治胆囊炎;配肾俞、环跳、风市、委中、三阴交,治半身不遂、腰腿疼痛。

35. 阳交 Yángjiāo(GB 35) 阳维脉郄穴

【定位】 正坐位。在小腿外侧,外踝尖上7寸,腓骨后缘(图3-73)。

【主治】 ①胸胁胀满;②下肢痿痹;③癫狂。

【刺灸法】 直刺1~1.5寸;可灸。

【附注】 配伍应用:配足三里、阴陵泉、三阴交、血海、梁丘,治膝肿痛、小腿寒痛。

36. 外丘 Wàiqiū(GB 36) 郄穴

【定位】 正坐位。在小腿外侧,外踝尖上7寸,腓骨前缘,平阳交(图3-73)。

【主治】 ①胸胁胀满;②下肢痿痹;③癫狂。

【刺灸法】 直刺1~1.5寸;可灸。

【附注】 配伍应用:配膈俞、肝俞、三阳络、阳陵泉,治胸胁胀满。

37. 光明 Guāngmíng(GB 37) 络穴

【定位】 正坐位。在小腿外侧,外踝尖上5寸,腓骨前缘(图3-73)。

【主治】 ①目痛,夜盲,近视;②下肢痿痹;③乳房胀痛。

【刺灸法】 直刺1~1.5寸;可灸。

【附注】 (1)配伍应用:本穴为治疗各种目疾的常用穴。配地五会,治眼痒、眼痛;配肝俞、风池、角孙、攒竹、丝竹空、睛明、太冲,治早期白内障。

（2）据报道：针刺光明、足临泣穴可回乳。

38. 阳辅 Yángfǔ（GB 38） 经穴

【定位】 正坐位。在小腿外侧，外踝尖上 4 寸，腓骨前缘稍前方（图 3-73）。

【主治】 ①偏头痛，目外眦痛；②瘰疬；③脚气，腋下肿痛，胸胁胀痛，下肢痿痹。

【刺灸法】 直刺 1~1.5 寸；可灸。

【附注】 配伍应用：配肝俞、膈俞、支沟、外关、足临泣，治胸胁痛；配绝骨、阳陵泉、风市，治脚气。

39. 悬钟 Xuánzhōng（GB 39） 又名绝骨（Juégǔ）

【定位】 正坐位。在小腿外侧，外踝尖上 3 寸，腓骨前缘（图 3-73）。

【主治】 ①咽喉肿痛，项强，胸胁胀痛；②半身不遂，下肢痿痹，膝腿痛，脚气；③痔疾。

【刺灸法】 直刺 1~1.5 寸；可灸。

【附注】 配伍应用：本穴常用于治疗落枕、颈项强痛、偏头痛等。配足三里、三阴交，治脚气；配侠溪、风池，治偏头痛；配肾俞、环跳、风市、委中、足三里，治半身不遂；配天柱、后溪，治落枕。

40. 丘墟 Qiūxū（GB 40） 原穴

【定位】 正坐位。在小腿外侧，外踝前下方，趾长伸肌腱外侧凹陷中（图 3-74）。

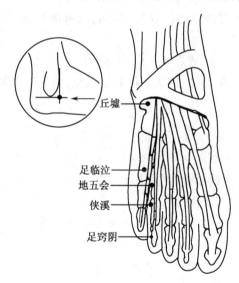

图 3-74 足少阳胆经足部穴位示意图

【主治】 ①颈项痛，胸胁胀痛；②下肢痿痹，足内翻，足下垂；③疟疾；④目疾。

【刺灸法】 直刺 0.5~0.8 寸；可灸。

【附注】 配伍应用：本穴治疗胁痛、胆绞痛效果较好。配三阳络，治胸胁痛、肋间神经痛。

41. 足临泣 Zúlínqì（GB 41） 输穴、八脉交会穴之一——通于带脉

【定位】 正坐位。在足背外侧，第 4 跖趾关节的后方，小趾伸肌腱外侧凹陷中（图 3-74）。

【主治】 ①头痛，目外眦痛，目赤肿痛；②胁肋疼痛，乳房痛，足跗疼痛；③月经不

调;④遗尿;⑤瘰疬;⑥疟疾。

【刺灸法】 直刺 0.3~0.5 寸;可灸。

【附注】 配伍应用:本穴常与外关配伍治疗偏头痛、目疾等。配光明,可回乳;配风池、百会、合谷,治头痛目眩。

42. 地五会 Dìwǔhuì(GB 42)

【定位】 正坐位。在足背外侧,第 4 跖趾关节的后方,当小趾伸肌腱内侧缘处(图 3-74)。

【主治】 ①头痛,目赤,耳鸣;②胁痛,乳痈,内伤吐血;③足背肿痛。

【刺灸法】 直刺 0.3~0.5 寸;可灸。

【附注】 配伍应用:配膻中、乳根、足三里、足临泣,治乳房肿痛。

43. 侠溪 Xiáxī(GB 43) 荥穴

【定位】 正坐位。在足背外侧,第 4、5 趾间,趾蹼缘后方赤白肉际(图 3-74)。

【主治】 ①头痛,耳聋,耳鸣,目外眦痛,目眩,咽喉肿痛;②胁肋疼痛,乳痈;③热病。

【刺灸法】 直刺 0.3~0.5 寸;可灸。

44. 足窍阴 Zúqiàoyīn(GB 44) 井穴

【定位】 第 4 趾末节外侧,趾甲角旁约 0.1 寸(图 3-74)。

【主治】 ①偏头痛,目赤肿痛,耳聋,胁痛,咽喉肿痛;②热病;③失眠;④咳逆;⑤月经不调。

【刺灸法】 浅刺 0.1 寸,或点刺出血;可灸。

【附注】 配伍应用:配心俞、内关、神门、足三里,治失眠多梦。

 复习思考题

1. 足三阳经腧穴主治有何异同?

2. 简述五脏背俞穴的位置、刺法与主治范围。

3. 如何理解"肚腹三里留"?

4. 天枢、丰隆、委中、昆仑、阳陵泉、光明各治哪些病症?

5. 承泣、风池、肩井、日月针刺时应注意什么?

第五节 足三阴经

一、足太阴脾经

Zútàiyīn Píjīng

(Spleen Meridian of Foot-Taiyin,SP.)

【经脉循行】 足太阴脾经,1. 起于足大趾内侧的末端,沿着大趾内侧赤白肉际,2. 经过第一跖趾关节后面,3. 上行至内踝前面,4. 上行小腿内侧,5. 沿着胫骨后面,

6. 交到足厥阴肝经的前面,7. 经膝股部内侧前缘,8. 进入腹部,9. 属于脾脏,联络胃腑,10. 向上通过横膈,11. 夹食管两旁,12. 连系舌根,散布于舌下。

胃部支脉:13. 由胃向上通过横膈,14. 至心中,交于手少阴心经。

脾之大络,穴名大包,位于渊腋穴下三寸,分布于胸胁(图3-75)

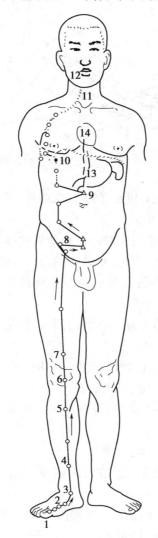

图 3-75 足太阴脾经循行示意图

脾足太阴之脉,起于大指之端,循指内侧白肉际,过核骨后,上内踝前廉,上腨内,循胫骨后,交出厥阴之前,上膝股内前廉,入腹,属脾,络胃,上膈,挟咽,连舌本,散舌下。

其支者,复从胃别,上膈,注心中。

脾之大络,名曰大包,出渊腋下三寸,布胸胁(《灵枢·经脉》)。

【联系脏腑器官】 属脾,络胃,与心脏、舌、咽(食道)有联系。

【主治概要】 本经腧穴主要治疗脾胃病、妇科病、前阴病及经脉循行部位的其他病证。例如:呕吐、胃痛、腹胀、泄泻、月经不调、崩漏、遗尿、尿闭、水肿等。

【本经腧穴】 本经1名2穴,左右各21个穴位。首穴隐白,末穴大包。

1. 隐白 Yǐnbái(SP 1) 井穴

【定位】 仰卧或正坐平放足底。足大趾末节内侧,距趾甲角0.1寸。

【取法】 相当于沿爪甲内侧画一直线与爪甲基底缘水平线交点处取穴(图3-76)。

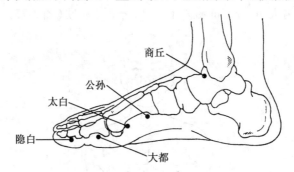

图3-76 足太阴脾经足部穴位示意图

【主治】 ①月经过多,崩漏,尿血,便血。②腹胀。③癫狂,多梦,惊风。

【刺灸法】 浅刺0.1寸;可灸。

【附注】 配伍应用:本穴常用于脾不统血所致的崩漏、便血、血尿,尤其是崩漏,重灸本穴效果更佳。配三阴交、关元、血海、天枢,治月经过多、月经不调;配脾俞、胃俞、足三里、天枢,治腹胀、腹泻;配灸足三里,治大便脓血。

2. 大都 Dàdū(SP 2) 荥穴

【定位】 仰卧或正坐平放足底。在足内侧缘,当足第一跖趾关节前下方赤白肉际处(图3-76)。

【主治】 ①腹胀,胃痛,呕吐,泄泻,便秘;②热病无汗,体重肢肿。

【刺灸法】 直刺0.3~0.5寸;可灸。

【附注】 配伍应用:配中冲、关冲、合谷、太冲,治四肢厥逆;配灸商丘、阴陵泉,治泄泻。

3. 太白 Tàibái(SP 3) 输穴、原穴

【定位】 仰卧或正坐平放足底。在足内侧缘,当第一跖趾关节后下方赤白肉际凹陷处(图3-76)。

【主治】 ①胃痛,腹胀,腹痛,泄泻,便秘;②体重节痛,脚气。

【刺灸法】 直刺0.5~0.8寸;可灸。

【附注】 配伍应用:本穴是治疗脾胃病的常用穴。配太冲、三阴交、足三里、天枢、中脘、内关,治腹胀、腹痛;配天枢、足三里、大肠俞,治痢疾、泄泻、便秘;配丰隆,治身重,倦怠,面黄,舌强而痛,善饥而不欲食。

4. 公孙 Gōngsūn(SP 4) 络穴、八脉交会穴之一———通于冲脉

【定位】 仰卧或正坐平放足底。在足内侧缘,当第一跖骨基底部的前下方(图3-76)。

【主治】 ①胃痛,呕吐,腹痛,腹胀,泄泻,痢疾;②心烦失眠,发狂,嗜卧。

【刺灸法】 直刺0.6~1.2寸;可灸。

【附注】 (1)配伍应用:本穴为治疗胃痛、腹胀等消化系统疾病的常用效穴。配内关,主治心、胸、胃部疾病;配束骨、八风,治足趾麻痛;配中脘、足三里、梁门,治疗食滞中脘所致的胃病、呕吐;配丰隆、膻中,治疗呕吐痰涎,眩晕;配支沟、章门、阳陵泉,治

胸胁痛。

（2）据报道:对消化性溃疡病人进行 X 线胃肠检查时,观察到针刺内关、足三里对胃蠕动多有增强作用,尤以足三里为明显,而针刺公孙、内关、梁丘等穴有抑制胃酸的分泌作用。

5. 商丘 Shāngqiū(SP 5) 经穴

【定位】 正坐平放足底或仰卧位。在足内踝前下缘凹陷处,当舟骨结节与内踝尖连线的中点处(图 3-76)。

【取法】 内踝前缘直线与内踝下缘横线的交点处取穴。

【主治】 ①腹胀,肠鸣,腹泻,便秘;②足踝肿痛。

【刺灸法】 直刺 0.3~0.5 寸;可灸。

【附注】 配伍应用:配天枢、关元、足三里、三阴交,治急、慢性泄泻;配三阴交、阴陵泉、足三里,治下肢浮肿;配解溪、丘墟,治足踝肿痛。

6. 三阴交 Sānyīnjiāo(SP 6)

【定位】 正坐或仰卧位。在小腿内侧,当足内踝尖上 3 寸,胫骨内侧面后缘(图 3-77)。

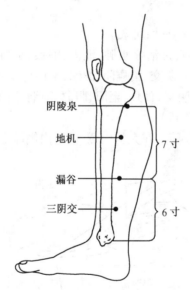

图 3-77 足太阴脾经小腿内侧穴位示意图

【主治】 ①月经不调,崩漏,经闭,带下,阴挺,不孕,滞产,遗精,阳痿,遗尿,疝气,小便不利,水肿;②肠鸣,腹胀,食不化,泄泻;③心悸,失眠,眩晕;④下肢痿痹,脚气。

【刺灸法】 直刺 1.0~1.5 寸,孕妇禁针;可灸。

【附注】 配伍应用:本穴是治疗生殖、泌尿、失眠及下肢疾患的常用穴。配肾俞、膀胱俞、中极、关元,治遗尿、癃闭、阳痿;配归来、太冲,治疝气;配照海、气海、关元、支沟,治月经不调、痛经;配天枢、合谷,治急性肠炎;配神门、内关,治失眠;配中脘、内关、足三里,治血栓闭塞性脉管炎。

7. 漏谷 Lòugǔ(SP 7)

【定位】 正坐或仰卧位。在小腿内侧,当内踝尖与阴陵泉的连线上,三阴交穴上

3 寸(图 3-77)。

【主治】　①腹胀,肠鸣,小便不利;②遗精;③下肢痿痹。

【刺灸法】　直刺 1.0~1.5 寸;可灸。

【附注】　配伍应用:配梁丘、血海、三阴交,治膝腿麻木不仁;配太冲,治小便不利。

8. 地机　Dìjī(SP 8)　郄穴

【定位】　正坐或仰卧位。在小腿内侧,当内踝尖与阴陵泉的连线上,阴陵泉下 3 寸(图 3-77)。

【主治】　①腹痛,泄泻;②小便不利,水肿;③月经不调,痛经,崩漏,遗精。

【刺灸法】　直刺 1.0~1.5 寸;可灸。

【附注】　配伍应用:本穴为治疗妇科疾患的常用穴。配肾俞、中极、三阴交、十七椎,治痛经;配肾俞、关元、血海,治月经不调。

9. 阴陵泉　Yīnlíngquán(SP 9)　合穴

【定位】　正坐或仰卧位。在小腿内侧,当胫骨内侧髁后下方凹陷处(图 3-77)。

【主治】　①腹胀,泄泻,黄疸,水肿,小便不利或失禁;②阴茎痛,妇人阴痛,带下;③膝痛。

【刺灸法】　直刺 1.0~2.0 寸;可灸。

【附注】　配伍应用:本穴是治疗水肿、泄泻、痢疾、黄疸、小便不利或失禁的常用穴。配水分、中极、足三里、三阴交,治癃闭、腹水;配内外膝眼、阳陵泉,治膝关节肿痛;配隐白、天枢,治腹泻;配三阴交、日月、至阳、胆俞、阳纲,治黄疸。

10. 血海　Xuèhǎi(SP 10)

【定位】　仰卧或正坐屈膝。在大腿内侧,髌底内侧端上 2 寸(图 3-78)。

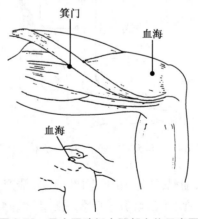

图 3-78　足太阴脾经大腿部穴位示意图

【简便取穴法】　患者屈膝,医生以左手掌心按于患者右膝髌骨上缘,二至五指向上伸直,拇指约成 45° 斜置,拇指尖下是穴。对侧取法仿此。

【主治】　①月经不调,崩漏,痛经,闭经;②瘾疹,丹毒;③股内侧痛。

【刺灸法】　直刺 1.0~1.5 寸;可灸。

【附注】　配伍应用:本穴为治疗各种月经病及瘙痒性皮肤病的常用穴。配带脉,治月经不调;配合谷、曲池、膈俞、三阴交,治荨麻疹;配犊鼻、鹤顶、阴陵泉、阳陵泉,治膝关节疼痛。

11. 箕门　Jīmén(SP 11)

【定位】　正坐或仰卧位。在大腿内侧,血海与冲门的连线上,血海穴直上6寸(图3-78)。

【主治】　①小便不利,遗尿;②腹股沟肿痛。

【刺灸法】　避开动脉,直刺0.5~1.0寸;可灸。

【附注】　配伍应用:配肾俞、关元、中极、会阴(灸),治阴囊湿痒。

12. 冲门　Chōngmén(SP 12)

【定位】　仰卧位。耻骨联合上缘中点旁开3.5寸(图3-79)。

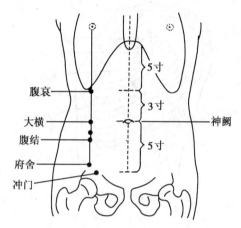

图 3-79　足太阴脾经腹部穴位示意图

【主治】　①腹痛;②疝气,崩漏,带下。

【刺灸法】　避开动脉,直刺0.5~1.0寸;可灸。

【附注】　配伍应用:配肾俞、关元、中极、三阴交,治尿闭。

13. 府舍　Fǔshè(SP 13)

【定位】　仰卧位。在下腹部,当脐中下4寸,冲门穴上方0.7寸,前正中线旁开4寸处(图3-79)。

【主治】　①腹痛,积聚;②疝气。

【刺灸法】　直刺1.0~1.5寸;可灸。

【附注】　配伍应用:配内关、合谷、天枢、足三里、三阴交,治积聚,浮肿。

14. 腹结　Fùjié(SP 14)

【定位】　仰卧位。在下腹部,大横穴直下1.3寸(图3-79)。

【主治】　①腹痛,泄泻,便秘;②疝气。

【刺灸法】　直刺1.0~1.5寸;可灸。

15. 大横　Dàhéng(SP 15)

【定位】　仰卧位。在腹中部,脐中旁开4寸(图3-79)。

【主治】　泄泻,便秘,腹痛。

【刺灸法】　直刺1.0~1.5寸;可灸。

【附注】　配伍应用:配四缝或足三里,治肠道蛔虫症;配天枢、中脘 、关元、足三里、三阴交,治腹痛、洞泄;配阳陵泉、支沟、照海,治习惯性便秘。配中脘、气海、归来、百会、足三里,治胃下垂。

16. 腹哀 Fùāi(SP 16)

【定位】 仰卧位。在上腹部,大横穴直上 3 寸(图 3-79)。

【主治】 消化不良,腹痛,便秘,痢疾。

【刺灸法】 直刺 1.0~1.5 寸;可灸。

17. 食窦 ShíDòu(SP 17)

【定位】 仰卧位。在胸外侧部,第五肋间隙中,前正中线旁开 6 寸(图 3-80)。

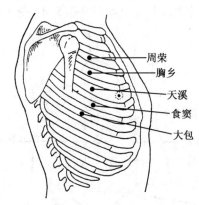

图 3-80 足太阴脾经胸部穴位示意图

【主治】 ①胸胁胀痛;②噫气,反胃,腹胀;③水肿。

【刺灸法】 斜刺或向外平刺 0.5~0.8 寸。可灸。

【附注】 配伍应用:配膈俞、三阳络透郄门、阳陵泉,治胸胁满痛。

18. 天溪 Tiānxī(SP 18)

【定位】 仰卧位。在胸外侧部,第四肋间隙中,前正中线旁开 6 寸(图 3-80)。

【主治】 ①胸胁疼痛;②咳嗽;③乳痈,乳汁少。

【刺灸法】 斜刺或平刺 0.5~0.8 寸;可灸。

19. 胸乡 Xiōngxiāng(SP 19)

【定位】 仰卧位。在胸外侧部,第三肋间隙中,前正中线旁开 6 寸(图 3-80)。

【主治】 胸胁胀痛。

【刺灸法】 斜刺或平刺 0.5~0.8 寸;可灸。

20. 周荣 Zhōuróng(SP 20)

【定位】 仰卧位。在胸外侧部,第二肋间隙中,前正中线旁开 6 寸(图 3-80)。

【主治】 ①咳嗽,气逆;②胸胁胀满疼痛。

【刺灸法】 斜刺或平刺 0.5~0.8 寸;可灸。

21. 大包 Dàbāo(SP 21) 脾之大络

【定位】 侧卧举臂。在侧胸部,腋中线上,第六肋间隙中(图 3-80)。

【主治】 ①咳嗽,气喘;②胸胁痛,全身疼痛,四肢无力。

【刺灸法】 斜刺或平刺 0.5~0.8 寸;可灸。

【附注】 配伍应用:配三阳络透郄门、阳辅、足临泣,治胸胁痛。

二、足少阴肾经
Zúshàoyīn Shènjīng
(Kidney Meridian of Foot-Shaoyin, KI.)

【经脉循行】　足少阴肾经,1. 起于足小趾之下,斜向足心,2. 出于舟骨粗隆下,3. 沿内踝后,4. 进入足跟,5. 上行于小腿内侧,6. 出腘窝的内侧,7. 向上行大腿内侧后缘,8. 通过脊柱,属于肾脏,9. 联络膀胱腑。

直行经脉:10. 从肾向上,11. 通过肝和横膈,12. 进入肺中,13. 沿着喉咙,14. 夹于舌根部。

肺部支脉:15. 从肺部出来,联络心脏,流注于胸中,交于手厥阴心包经(图 3-81)。

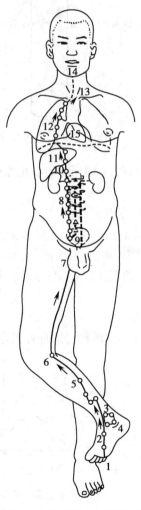

图 3-81　足少阴肾经循行示意图

肾足少阴之脉,起于小指之下,邪走足心,出于然谷之下,循内踝之后,别入跟中,以上腨内,出腘内廉,上股内后廉,贯脊属肾,络膀胱。

其直者,从肾上贯肝膈,入肺中,循喉咙,挟舌本。

其支者,从肺出,络心,注胸中(《灵枢·经脉》)。

【联系脏器】 属肾,络膀胱,与肝、肺、心、脊髓、舌、喉咙有联系。

【主治概要】 本经主要治疗妇科病、前阴病、肾、肺、咽喉病证及经脉循行部位的其他病证。例如:月经不调、遗精、小便不利、水肿、泄泻、便秘、咳喘等。

【本经腧穴】 本经1名2穴,左右各27个穴位。首穴涌泉,末穴俞府。

1. 涌泉 Yǒngquán(KI 1) 井穴

【定位】 卧位或伸腿坐位,卷足,约当足底第二、三趾缝纹头端与足跟连线的前1/3与后2/3交点处,足趾跖屈时呈凹陷(图3-82)。

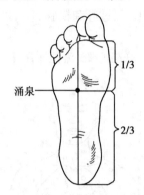

图3-82 足少阴肾经足底穴位示意图

【主治】 ①头痛,眩晕,咽喉肿痛,失音;②小儿惊风,癫狂,昏厥,失眠;③小便不利,便秘;④足心热。

【刺灸法】 直刺0.5~1.0寸;可灸。

【附注】 配伍应用:本穴为治疗肝阳上亢所致的头痛、眩晕,以及昏迷、休克、小儿惊风、中暑的有效穴。配四神聪、神门,治失眠、头晕、癔症;配人中、十宣、足三里,治中暑、晕厥、抽搐;配京骨、承山,治足趾肌痉挛;配足三里,治中毒性休克;吴茱萸用醋调敷贴涌泉,治口腔溃疡。

2. 然谷 Rángǔ(KI 2) 荥穴

【定位】 正坐或仰卧位。在足内侧缘,足舟骨粗隆下方,赤白肉际处(图3-83)。

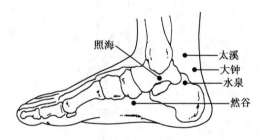

图3-83 足少阴肾经足部穴位示意图

【主治】 ①月经不调,带下,阴挺,阴痒,遗精;②消渴;③泄泻;④咳血,咽喉肿痛;⑤小便不利;⑥小儿脐风,口噤。

【刺灸法】 直刺0.5~1.0寸;可灸。

【附注】 配伍应用:配太冲透涌泉,治足趾疼痛;配肾俞、肺俞、中膂俞,治消渴。

3. 太溪 Tàixī(KI 3)   输穴、原穴

【定位】 正坐平放足底或仰卧位。在足内侧面,当内踝尖与跟腱之间凹陷中(图3-83)

【主治】 ① 小便频数;②月经不调,遗精,阳痿;③耳鸣、耳聋;④腰痛;⑤咳血,气喘,咽喉肿痛;⑥ 便秘,消渴,失眠,齿痛。

【刺灸法】 直刺 0.5~1.0 寸;可灸。

【附注】 配伍应用:本穴为补肾要穴,凡肾虚之证皆可取之治疗。配神门、三阴交,治不寐;配颊车、下关,治肾虚牙痛;配三阴交、关元,治月经不调;配昆仑、申脉、丘墟,治足踝肿痛;配飞扬,治头痛目眩;配肾俞、志室,治遗精,阳痿,肾虚腰痛。

4. 大钟 Dàzhōng(KI 4)   络穴

【定位】 正坐平放足底或仰卧位。在足内侧,内踝后下方,当跟腱附着部的内侧前方凹陷处(图3-83)。

【主治】 ①癃闭,遗尿,便秘;②咳血,气喘;③痴呆;④腰脊强痛,足跟痛。

【刺灸法】 直刺 0.3~0.5 寸;可灸。

【附注】 配伍应用:配中极、三阴交、水道,治癃闭;配太溪、神门,治失眠;配委中、昆仑、行间,治足跟肿痛。

5. 水泉 Shuǐquán(KI 5)   郄穴

【定位】 正坐平放足底或仰卧位。在足内侧,内踝后下方,太溪穴直下 1 寸。(图3-83)

【主治】 ①月经不调,痛经,经闭,阴挺;②小便不利。

【刺灸法】 直刺 0.3~0.5 寸;可灸。

【附注】 配伍应用:配曲池、支沟、关元、足三里、三阴交,治经闭;配气海、天枢,治当脐腹痛。

6. 照海 Zhàohǎi(KI 6)   八脉交会穴之一——通于阴跷脉

【定位】 正坐平放足底。在足内侧,内踝尖下方凹陷中(图3-83)。

【主治】 ①月经不调,痛经,带下,阴挺;②小便频数,癃闭,便秘;③咽喉干痛;④失眠,癫痫。

【刺灸法】 直刺 0.3~0.5 寸;可灸。

【附注】 (1)配伍应用:本穴为治疗呼吸系统疾患及失眠的常用穴。配合谷、列缺,治咽喉肿痛;配廉泉、通里,治中风失语;配巨阙、内关、心俞、足三里,治癫痫、癔症;配支沟,治便秘;配阴交、曲泉、气海、关元,治疝气小腹痛;配申脉,治失眠。

(2)据报道:针刺健康人照海穴,有明显的促进泌尿的作用。

7. 复溜 Fùliū(KI 7)   经穴

【定位】 正坐或仰卧位。在小腿内侧,太溪穴直上 2 寸(图3-84)。

【主治】 ①腹胀,泄泻,肠鸣,水肿;②盗汗,热病无汗或汗出不止;③腰脊强痛,腿肿,下肢痿痹。

【刺灸法】 直刺 0.5~1.0 寸;可灸。

【附注】 配伍应用:本穴为治疗汗证的常用穴。配肾俞、水分、气海、足三里、三阴交,治腹水,下肢浮肿;配公孙、中封、太白、水分、三阴交,治臌胀;配照海、太冲、中封,治咽喉肿痛;配合谷,既可发汗,又可止汗,补复溜,泻合谷,治多汗,泻复溜,补合

119

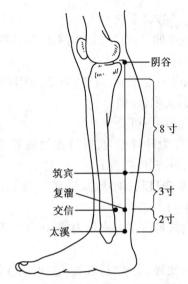

图 3-84 足少阴肾经小腿内侧穴位示意图

谷,治无汗或少汗。

8. 交信 Jiāoxìn(KI 8) 阴跷脉郄穴

【定位】 正坐或仰卧位。在小腿内侧,复溜穴前 0.5 寸,胫骨内侧缘的后方(图 3-84)。

【主治】 ①月经不调,经闭,崩漏,阴挺,疝气;②泄泻,便秘。

【刺灸法】 直刺 0.5~1.0 寸;可灸。

【附注】 配伍应用:配百会、关元、归来,治阴挺;配阴陵泉、太冲,治崩漏;配肾俞、气海、关元、三阴交,治经闭、月经不调;配水道,治癃闭。

9. 筑宾 Zhùbīn(KI 9) 阴维脉郄穴

【定位】 正坐或仰卧。在小腿内侧,太溪穴与阴谷穴的连线上,太溪穴上 5 寸(图 3-84)

【主治】 ①癫狂;②疝气;③呕吐;④小腿内侧疼痛。

【刺灸法】 直刺 1.0~1.5 寸;可灸。

【附注】 配伍应用:配承山,治腓肠肌痉挛;配阴谷、后顶、强间、脑户、络却、玉枕,治癫痫。

10. 阴谷 Yīngǔ(KI 10) 合穴

【定位】 正坐微屈膝。在腘窝内侧,当半腱肌腱与半膜肌腱之间(图 3-85)。

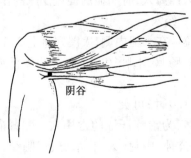

图 3-85 足少阴肾经膝部穴位示意图

【主治】 ①阳痿,疝气,崩漏;②小便不利;③膝腘酸痛。

【刺灸法】 直刺 1.0~1.5 寸;可灸。

【附注】 配伍应用:配肾俞、三焦俞、气海、委阳,治癃闭;配蠡沟,治阴痒痛;配膝眼、鹤顶,治膝肿痛;配关元、气海、三阴交、阴陵泉,治小便淋沥。

11. 横骨 Hénggǔ(KI 11)

【定位】 仰卧位。在下腹部,脐中下 5 寸,前正中线旁开 0.5 寸(图 3-86)。

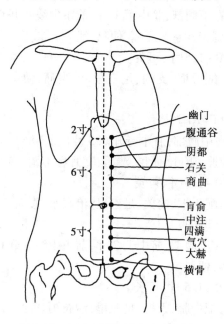

图 3-86 足少阴肾经腹部穴位示意图

【主治】 ①少腹胀痛;②小便不利,遗尿;③遗精,阳痿,疝气。

【刺灸法】 直刺 1.0~1.5 寸;可灸。

【附注】 配伍应用:配肾俞、气海、关元、三阴交,治遗精、阳痿;配中极、三阴交,治尿闭、遗尿。

12. 大赫 Dàhè(KI 12)

【定位】 仰卧位。在下腹部,脐中下 4 寸,前正中线旁开 0.5 寸(图 3-86)。

【主治】 ①遗精,阳痿,阴挺,带下,痛经,月经不调;②泄泻。

【刺灸法】 直刺 1.0~1.5 寸;可灸。

【附注】 配伍应用:配关元、三阴交,治月经不调;配命门、中封,治遗精、滑精、阳痿。

13. 气穴 Qìxué(KI 13)

【定位】 仰卧位。在下腹部,脐中下 3 寸,前正中线旁开 0.5 寸(图 3-86)。

【主治】 ①月经不调,崩漏,经闭,带下;②小便不利;③泄泻。

【刺灸法】 直刺 1.0~1.5 寸;可灸。

【附注】 配伍应用:配肾俞、气海、三阴交、商丘,治妇女月经不调、不孕症;配天枢、上巨虚,治泄泻、痢疾。

14. 四满 Sìmǎn(KI 14)

【定位】 仰卧位。在下腹部,脐中下2寸,前正中线旁开0.5寸(图3-86)。

【主治】 ①月经不调,带下,遗精,疝气;②遗尿;③便秘,腹痛;④水肿。

【刺灸法】 直刺1.0~1.5寸;可灸。

【附注】 配伍应用:配膈俞、三焦俞、足三里、三阴交,治下腹积聚。

15. 中注 Zhōngzhù(KI 15)

【定位】 仰卧位。在下腹部,脐中下1寸,前正中线旁开0.5寸(图3-86)。

【主治】 ①月经不调,痛经;②腹痛,便秘,泄泻。

【刺灸法】 直刺1.0~1.5寸;可灸。

【附注】 配伍应用:配天枢、支沟、足三里,治腹痛,便秘;配关元、次髎、三阴交,治月经不调。

16. 肓俞 Huāngshū(KI 16)

【定位】 仰卧位。在中腹部,脐中旁开0.5寸(图3-86)。

【主治】 ①腹痛,腹胀,呕吐,便秘,泄泻;②月经不调,疝气,腰脊痛。

【刺灸法】 直刺1.0~1.5寸;可灸。

【附注】 配伍应用:配天枢、内关、足三里,治腹水、腹痛。

17. 商曲 Shāngqū(KI 17)

【定位】 仰卧位。在上腹部,脐中上2寸,前正中线旁开0.5寸(图3-86)。

【主治】 腹痛,泄泻,便秘。

【刺灸法】 直刺1.0~1.5寸;可灸。

【附注】 配伍应用:配中脘、天枢、足三里,治腹泻。

18. 石关 Shíguān(KI 18)

【定位】 仰卧位。在上腹部,脐中上3寸,前正中线旁开0.5寸(图3-86)。

【主治】 ①呕吐,腹痛,便秘;②不孕。

【刺灸法】 直刺1.0~1.5寸;可灸。

【附注】 配伍应用:配膈俞、中脘、足三里,治呕吐。

19. 阴都 Yīndū(KI 19)

【定位】 仰卧位。在上腹部,脐中上4寸,前正中线旁开0.5寸(图3-86)。

【主治】 ①腹胀,腹痛,便秘;②不孕。

【刺灸法】 直刺1.0~1.5寸;可灸。

20. 腹通谷 Fùtōnggǔ(KI 20)

【定位】 仰卧位。在上腹部,脐中上5寸,前正中线旁开0.5寸(图3-86)。

【主治】 ①腹胀,腹痛,呕吐;②心痛,心悸。

【刺灸法】 直刺0.5~1.0寸;可灸。

21. 幽门 Yōumén(KI 21)

【定位】 仰卧位。在上腹部,脐中上6寸,前正中线旁开0.5寸(图3-86)。

【主治】 腹痛,腹胀,呕吐,泄泻。

【刺灸法】 直刺0.5~1.0寸,不可深刺,以免伤及肝脏;可灸。

【附注】 (1)配伍应用:配内关、中脘、足三里,治胃痛。

(2)据报道:针刺幽门可使胃蠕动减慢。

22. 步廊 Bùláng(KI 22)

【定位】 仰卧位。在胸部,第五肋间隙,前正中线旁开2寸(图3-87)。

【主治】 ①咳嗽,气喘,胸胁胀满;②呕吐。

【刺灸法】 斜刺或平刺0.5~0.8寸。可灸。

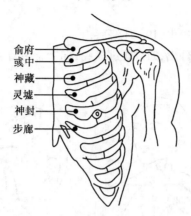

图3-87 足少阴肾经胸部穴位示意图

23. 神封 Shénfēng(KI 23)

【定位】 仰卧位。在胸部,第四肋间隙,前正中线旁开2寸(图3-87)。

【主治】 ①咳嗽,气喘,胸胁胀满;②呕吐,不嗜食;③乳痈。

【刺灸法】 斜刺或平刺0.5~0.8寸;可灸。

24. 灵墟 Língxū(KI 24)

【定位】 仰卧位。在胸部,第三肋间隙,前正中线旁开2寸(图3-87)。

【主治】 ①咳嗽,气喘,胸胁胀满;②呕吐;③乳痈。

【刺灸法】 斜刺或平刺0.5~0.8寸;可灸。

25. 神藏 Shéncáng(KI 25)

【定位】 仰卧位。在胸部,第二肋间隙,前正中线旁开2寸(图3-87)。

【主治】 ①咳嗽,气喘,胸痛;②呕吐。

【刺灸法】 斜刺或平刺0.5~0.8寸;可灸。

26. 彧中 Yùzhōng(KI 26)

【定位】 仰卧位。在胸部,第一肋间隙中,前正中线旁开2寸(图3-87)。

【主治】 ①咳嗽,气喘;②胸胁胀满。

【刺灸法】 斜刺或平刺0.5~0.8寸;可灸。

27. 俞府 Shūfǔ(KI 27)

【定位】 仰卧位。在胸部,锁骨下缘,前正中线旁开2寸(图3-87)。

【主治】 ①咳嗽,气喘,胸痛;②呕吐,不嗜食。

【刺灸法】 斜刺或平刺0.5~0.8寸;可灸。

三、足厥阴肝经

Zújuéyīn Gānjīng

(Liver Meridian of Foot-Jueyin,LR.)

【经脉循行】 足厥阴肝经,1.起于足大趾爪甲后毫毛之处,2.沿着足背向上,

3. 经过内踝前 1 寸处,4. 向上至内踝上 8 寸处交出足太阴脾经的后面,5. 上行膝内侧,6. 沿着大腿内侧,7. 进入阴毛中,8. 环绕阴部,9. 上达小腹,10. 夹行于胃旁,属于肝脏,联络胆腑,11. 向上通过横膈,12. 分布在胁肋部,13. 沿着喉咙的后面,14. 向上进入鼻咽部,15. 连接于"目系"(眼球连系于脑的部位),16. 向上出于前额,17. 与督脉会合于巅顶。

目系的支脉:18. 下行颊里,19. 环绕唇内。

肝部的支脉:20. 从肝分出,21. 通过横膈,向上流注于肺中,交于手太阴肺经(图3-88)

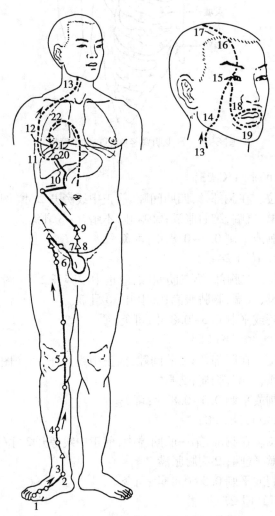

图 3-88 足厥阴肝经循行示意图

肝足厥阴之脉,起于大指丛毛之际,上循足跗上廉,去内踝一寸,上踝八寸,交出太阴之后,上腘内廉,循股阴,入毛中,环阴器,抵小腹,挟胃,属肝络胆,上贯膈,布胁肋,循喉咙之后,上入颃颡,连目系,上出额,与督脉会于巅。

其支者,从目系下颊里,环唇内。

其支者,复从肝别,贯膈,上注肺(《灵枢·经脉》)。

【联系脏器】　属肝,络胆,与胃、膈、肺、生殖器、喉咙、目、口唇、头部有联系。

【主治概要】　本经腧穴主要治疗肝胆病、妇科病、前阴病证及经脉循行部位的其他病症。例如:月经不调、崩漏、遗精、疝气、遗尿、小便不利等。

【本经腧穴】　本经1名2穴,左右各14个穴位。首穴大敦,末穴期门。

1. 大敦　Dàdūn(LR 1)　井穴

【定位】　正坐或仰卧位。在足大趾末节外侧,趾甲角旁0.1寸(图3-89)。

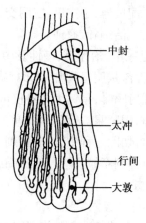

图3-89　足厥阴肝经足部穴位示意图

【取法】　从踇趾爪甲外侧缘作一垂线与爪甲基底部作一水平线,两线交点处取穴。

【主治】　①疝气,少腹痛,崩漏,遗尿,阴挺,阴缩,阴中痛,血崩,血尿,外阴肿;②癫痫,善寐。

【刺灸法】　浅刺0.1~0.2寸,或点刺出血;可灸。

【附注】　(1)配伍应用:本穴为治疗崩漏、便血、血尿、疝气、阴挺等证的常用穴。配人中、百会、中冲、厉兑,治晕厥;配关元、三阴交、照海,治疝气;配隐白、归来,治崩漏;配气海、百会,治阴挺。

(2)据报道:动物实验证实,给狗注射垂体后叶素造成垂体性高血压,针刺大敦有明显的降压作用。

2. 行间　Xíngjiān(LR 2)　荥穴

【定位】　正坐或仰卧位。在足背侧,第一、二趾间,趾蹼缘后方的赤白肉际处(图3-89)。

【主治】　①头痛,目眩,目赤肿痛,青盲,口喎;②疝气,痛经,带下,崩漏,月经不调,尿闭,小便不利,遗尿;③胁痛,足背痛;④癫痫,失眠。

【刺灸法】　直刺0.5~0.8寸;可灸。

【附注】　(1)配伍应用:本穴为治疗肝阳上亢所致的头痛、眩晕,肝火上炎所致的目赤肿痛,及月经过多等妇科病证的常用穴。配风池、太阳、印堂、足三里,治眩晕;配神门、百会,治失眠;配风池、太阳、合谷,治目赤肿痛、青光眼;配支沟、曲池,治肋间神经痛。

(2)据报道:针刺行间,对原发青光眼患者,有明显降低眼压的作用。

3. 太冲 （LR 3） 输穴、原穴

【定位】 正坐或仰卧位。在足背侧,第一、二跖骨结合部前方凹陷中(图3-89)。

【主治】 ①头痛,眩晕,目赤肿痛,咽喉肿痛;②月经不调,尿闭,遗尿,疝气,崩漏;③中风,癫狂痫,小儿惊风,失眠;④胁胀,足背痛,下肢痿痹。

【刺灸法】 直刺0.5~0.8寸;可灸。

【附注】 (1)配伍应用:本穴为治疗由于肝经失调所致的泌尿生殖系统、消化系统、胁肋及头部诸疾的常用穴。配风池、足三里、三阴交,治头目眩晕;配合谷、百会,治头顶痛;配百会、人中、合谷、内关,治癫狂、痫证。

(2)据报道:①针刺太冲、足三里,治疗急、慢性及中毒性肝炎和胆囊感染有良效,并可使大多数胆道造瘘患者胆汁流量明显增加。②对施行胆囊切除术和胆总管探查术的急性胆道疾病患者,皮下注射吗啡,单针太冲不仅可使胆道内压停止上升,且可迅速下降,其效应优于针刺足三里、阳陵泉。③以太冲单穴针麻,施行甲状腺手术,具有较高的优良率。④在针麻施行胃切除过程中,快速针刺太冲、公孙,可以减轻切腹膜反应,重刺激捻提太冲、足三里,可抑制牵拉反应。⑤据临床观察发现,肝病严重时,可在太冲穴出现以结节为主的反应物。

4. 中封 Zhōngfēng(LR 4) 经穴

【定位】 正坐或仰卧位。在足背侧,内踝前,胫骨前肌肌腱的内侧缘凹陷中(图3-89)。

【主治】 ①疝气,腹痛,遗精;②小便不利;③足踝肿痛,下肢痿痹。

【刺灸法】 直刺0.5~0.8寸;可灸。

【附注】 配伍应用:配合谷、曲池、肝俞、胆俞,治黄疸;配阳辅,治眩晕;配解溪、丘墟、昆仑,治踝关节疾患。

5. 蠡沟 Lígōu(LR 5) 络穴

【定位】 正坐或仰卧位。在小腿内侧,内踝尖上5寸,胫骨内侧面的中央。(图3-90)。

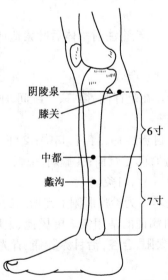

图3-90 足厥阴肝经小腿内侧穴位示意图

【主治】　①小便不利，遗尿；②阴痒，月经不调，带下；③足胫痿痹。

【刺灸法】　平刺 0.5～0.8 寸；可灸。

【附注】　配伍应用：配曲泉、太冲，治睾丸炎；配阴陵泉、三阴交，治胫部酸痛。

6. 中都　Zhōngdū(LR 6)　郄穴

【定位】　正坐或仰卧位。在小腿内侧，内踝尖上 7 寸，胫骨内侧面的中央(图 3-90)。

【主治】　①疝气，崩漏，恶露不尽；②腹痛，泄泻。③下肢痿痹。

【刺灸法】　平刺 0.5～0.8 寸；可灸。

【附注】　配伍应用：配委中、关元、太冲，治疝气；配三阴交、关元，治月经不调、痛经。

7. 膝关　Xīguān(LR 7)

【定位】　正坐或仰卧位，屈膝。在小腿内侧，胫骨内侧髁的后下方，阴陵泉穴后 1 寸(图 3-90)。

【主治】　膝股疼痛，下肢痿痹。

【刺灸法】　直刺 1～1.5 寸；可灸。

【附注】　配伍应用：配犊鼻、梁丘、血海，治膝关节炎。

8. 曲泉　Qūquán(LR 8)　合穴

【定位】　正坐或仰卧位，屈膝。当腘横纹的内侧端，半腱肌、半膜肌止端的前缘凹陷中(图 3-91)。

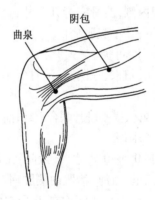

图 3-91　足厥阴肝经大腿内侧穴位示意图

【主治】　①月经不调，痛经，阴挺，小便不利，遗精，阴痒；②膝痛。

【刺灸法】　直刺 0.8～1.0 寸；可灸。

【附注】　(1)配伍应用：配关元、中极、太冲、三阴交，治疝痛、阴茎痛；配照海、太冲、少府，治阴挺；配中极、阴陵泉、三阴交，治小便不利；配膝眼、鹤顶、梁丘、血海，治膝髌肿痛。

(2)据报道：肝病患者，常可在曲泉出现压痛点。

9. 阴包　Yīnbāo(LR 9)

【定位】　正坐或仰卧位。在大腿内侧，当股骨内上髁上 4 寸，股内肌与缝匠肌之间(图 3-91)。

【主治】　①腹痛，腰骶痛引小腹；②遗尿，小便不利；③月经不调。

【刺灸法】　直刺 1.0～2.0 寸；可灸。

【附注】　配伍应用：配中极、水道、阴陵泉，治小便不利；配肾俞、关元、三阴交，治月经不调。

10. 足五里　Zúwǔlǐ(LR 10)

【定位】　仰卧位。在大腿内侧,曲骨穴旁开 2 寸,直下 3 寸(图 3-92)。

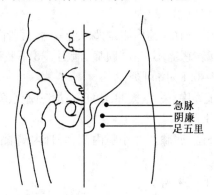

急脉
阴廉
足五里

图 3-92　足厥阴肝经腹股沟部穴位示意图

【主治】　①小腹痛;②小便不通,阴挺,睾丸肿痛;③嗜卧;④瘰疬。

【刺灸法】　直刺 1.0~1.5 寸;可灸。

11. 阴廉　Yīnlián(LR 11)

【定位】　仰卧位。在大腿内侧,曲骨穴旁开 2 寸,直下 2 寸(图 3-92)。

【主治】　①月经不调,带下;②小腹胀痛。

【刺灸法】　直刺 1.0~2.0 寸;可灸。

【附注】　配伍应用:配关元、归来、三阴交,治月经不调。

12. 急脉　Jímài(LR 12)

【定位】　仰卧位。在腹股沟区,横平耻骨联合上缘,前正中线旁开 2.5 寸(图 3-92)。

【主治】　①小腹痛;②疝气,阴挺。

【刺灸法】　避开动脉,直刺 0.5~0.8 寸。《素问》王冰注:可灸而不可刺。

【附注】　配伍应用:配足三里、血海,治股内侧肿痛。

13. 章门　Zhāngmén(LR 13)　脾的募穴、八会穴之脏会

【定位】　仰卧位。在侧腹部,第十一肋游离端的下方(图 3-93)。

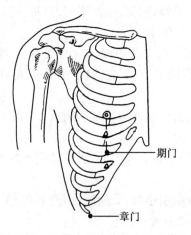

期门

章门

图 3-93　足厥阴肝经胸部穴位示意图

【主治】 ①腹胀,泄泻,腹部痞块;②胁痛,黄疸。

【刺灸法】 斜刺0.5~0.8寸;可灸。

【附注】 配伍应用:配天枢、上巨虚,治肠鸣、泄泻;配足三里、中脘、内关,治呕吐、饮食不化;配中脘、气海、天枢、上脘、腹通谷,治腹中痞块;配支沟、内关、阳陵泉,治胸胁痛。

14. 期门 Qīmén(LR 14) 肝的募穴

【定位】 仰卧位。在胸部,乳头直下,第六肋间隙中(图3-93)。

【主治】 ①胸胁痛,胸满;②呕吐,反酸,呃逆,腹胀,泄泻;③乳痈。

【刺灸法】 斜刺或平刺0.5~0.8寸;可灸。

【附注】 配伍应用:本穴为治疗胁肋、肝胆疾患的常用穴。常配太冲、日月等穴。配膻中、内关,治胸满、胸痛;配支沟、阳陵泉、足三里、太冲,治胁痛;配阳陵泉、肝俞、中封,治黄疸;配中脘、内关、足三里,治呕吐。

 复习思考题

1. 足三阴经在膝关节以下部位是如何循行分布的?

2. 试述足三阴经腧穴主治的异同点。

3. 三阴交与阴陵泉在主治范围上有何区别?

4. 试述血海、地机、太溪、复溜、太冲的位置及主治病症。

第六节 常用奇穴

一、头颈部穴
Tóujǐngbù Xué
(Points of Head Neck,EX-HN.)

1. 四神聪 Sìshéncōng(EX-HN1)

【定位】 正坐位。在头顶部,当百会前后左右各1寸处,共4个穴(图3-94)。

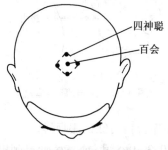

四神聪

百会

图3-94 四神聪穴

【主治】 ①头痛,眩晕;②失眠,健忘,癫狂,痫证。

【刺灸法】 平刺0.5~0.8寸;可灸。

【附注】 (1)配伍应用:配神门、三阴交,治失眠;配太冲、风池,治头痛,头昏。

(2)据报道:以四神聪为主穴治疗眩晕,属肝阳上亢者加太冲、合谷;痰浊内阻者加丰隆、内关;气血亏虚肾精不足者加百会、足三里、三阴交;头痛加太阳点刺放血,对实证眩晕效果较好,虚证眩晕次之。

2. 当阳 Dāngyáng(EX-HN2)

【定位】 正坐位。在头部,目正视,瞳孔直上,前发际上1寸(图3-95)。

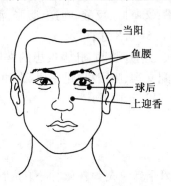

图 3-95 当阳、鱼腰等穴

【主治】 ①头痛,眩晕;②目赤肿痛,鼻塞。

【刺灸法】 平刺0.3~0.5寸;可灸。

3. 鱼腰 Yúyāo(EX-HN3)

【定位】 正坐或仰卧位。在额部,目正视,瞳孔直上,眉毛正中(图3-95)。

【主治】 ①目赤肿痛,眼睑下垂,眼睑瞤动,目翳;②眉棱骨痛,口眼㖞斜。

【刺灸法】 平刺0.3~0.5寸;禁灸。

4. 太阳 Tàiyáng(EX-HN4)

【定位】 正坐或侧伏坐位。在颞部,当眉梢与目外眦之间,向后约一横指的凹陷处(图3-96)。

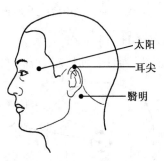

图 3-96 太阳、耳尖等穴

【主治】 ①头痛,目赤肿痛,目眩;②口眼㖞斜。

【刺灸法】 直刺或斜刺0.3~0.5寸;或三棱针点刺出血;禁灸。

【附注】 配伍应用:配太冲、委中、关冲、风池、合谷,治天行赤眼;配攒竹、肝俞、太冲、光明、肾俞、照海,治视物不清;配头维、率谷、风池,治偏头痛;配印堂,点刺放血治疗高血压头痛。

5. 耳尖　Ěrjiān(EX-HN5)

【定位】　正坐或侧伏坐位。在耳郭的上方,当折耳向前,耳郭上方的尖端处(图3-96)。

【主治】　头痛,目赤肿痛,目翳,麦粒肿;咽喉肿痛。

【刺灸法】　直刺0.1寸;或三棱针点刺出血;可灸。

6. 球后　Qiúhòu(EX-HN6)

【定位】　仰靠坐位。在面部,当眶下缘外1/4与内3/4交界处(图3-95)。

【主治】　目疾。

【刺灸法】　嘱病人眼睛向上看,固定眼球,或者医者轻推眼球向上,针尖沿眶下缘略向内上方朝视神经方向缓慢直刺0.5~1.0寸,不提插,不捻转;禁灸。

7. 上迎香　Shàngyíngxiāng(EX-HN7)

【定位】　仰靠坐位。在面部,当鼻翼软骨与鼻甲的交界处,近鼻唇沟上端处(图3-95)。

【主治】　①鼻塞,鼻渊;②迎风流泪。

【刺灸法】　向内上方平刺0.3~0.5寸;可灸。

8. 内迎香　Nèiyíngxiāng(EX-HN8)

【定位】　仰靠坐位。在鼻孔内,当鼻翼软骨与鼻甲交界的黏膜处(图3-97)。

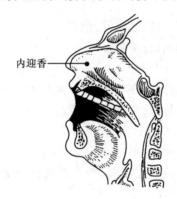

图3-97　内迎香穴

【主治】　①鼻疾,喉痹,目赤肿痛;②热病,中暑;③眩晕。

【刺灸法】　三棱针点刺出血;有出血体质者忌用。不灸。

9. 聚泉　Jùquán(EX-HN9)

【定位】　正坐位,张口伸舌。在口腔内,当舌背正中缝的中点处(图3-98)。

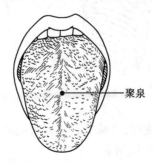

图3-98　聚泉穴

【主治】 ①舌强,舌缓,食不知味;②消渴;③咳嗽,哮喘。

【刺灸法】 直刺 0.1~0.2 寸;或用三棱针点刺出血;不灸。

10. 海泉 Hǎiquán(EX-HN10)

【定位】 正坐张口,舌卷向后方。在口腔内,当舌下系带中点处(图 3-99)。

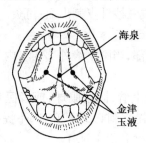

图 3-99 海泉、金津、玉液穴

【主治】 ①舌缓不收,重舌肿胀;②消渴;③呃逆。

【刺灸法】 直刺 0.1~0.2 寸;或用三棱针点刺出血;不灸。

11. 金津、玉液 Jīnjīn、Yùyè(EX-HN11、EX-HN12)

【定位】 正坐张口,舌卷向后方,舌面下,舌系带两侧静脉上取穴,左为金津,右为玉液(图 3-99)。

【主治】 ①舌强,舌肿,口疮;②呕吐,消渴。

【刺灸法】 三棱针点刺出血;不灸。

12. 翳明 Yìmíng(EX-HN13)

【定位】 正坐位,头略前倾。在项部,当翳风后 1 寸(图 3-96)。

【主治】 ①目疾,耳鸣,耳聋,头痛;②失眠。

【刺灸法】 直刺 0.5~1.0 寸;可灸。

13. 颈百劳 Jǐngbǎiláo(EX-HN14)

【定位】 正坐或俯伏坐位。在项部,当大椎穴直上 2 寸,后正中线旁开 1 寸(图 3-100)。

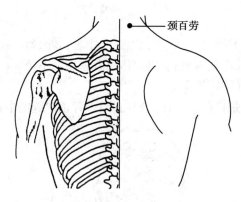

图 3-100 颈百劳穴

【主治】 ①颈项强痛;②瘰疬;③咳嗽,气喘,骨蒸潮热,盗汗,自汗。

【刺灸法】 直刺 0.5~1.0 寸;可灸。

二、腹部穴

Fùbù Xué

（Points of Chest and Abdomen，EX-CA. ）

子宫　Zǐgōng（EX-CA1）

【定位】　仰卧位。在下腹部,当脐中下 4 寸,前正中线旁开 3 寸(图 3-101)。

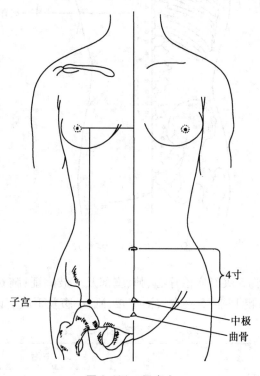

图 3-101　子宫穴

【主治】　①月经不调,痛经,阴挺,不孕;②疝气。

【刺灸法】　直刺 0.8~1.2 寸;孕妇慎用;可灸。

三、背部穴

Bèibù Xué

（Points of Back，EX-B. ）

1. 定喘　Dìngchuǎn（EX-B1）

【定位】　俯伏或俯卧位。在背部,当第七颈椎棘突下,后正中线旁开 0.5 寸(图 3-102)。

【主治】　①咳嗽,气喘;②肩背痛。

【刺灸法】　直刺或针尖向内斜刺 0.5~1.0 寸;可灸。

【附注】　配肺俞、中府、风门、合谷,治咳喘;配天突、膻中、内关、丰隆,治哮喘。

2. 夹脊　Jiájǐ（EX-B2）

【定位】　俯卧位。在背腰部,当第一胸椎至第五腰椎棘突下两侧,后正中线旁开 0.5 寸。一侧 17 穴,左右共 34 穴(图 3-102)。

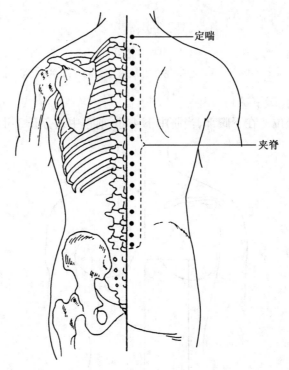

图 3-102　定喘、夹脊穴

【主治】　胸1~胸5夹脊穴治疗心、肺、胸部及上肢病证;胸6~胸12夹脊穴治疗肝、胆、脾、胃肠病证;腰1~腰5夹脊穴治疗腰、骶、小腹及下肢病证(表3-2)。

表3-2　夹脊穴主治归纳表

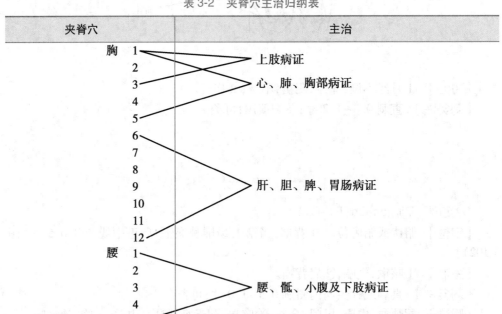

夹脊穴	主治
胸　1	上肢病证
2	
3	心、肺、胸部病证
4	
5	
6	
7	
8	
9	肝、胆、脾、胃肠病证
10	
11	
12	
腰　1	
2	
3	腰、骶、小腹及下肢病证
4	
5	

【刺灸法】 直刺或稍向内侧斜刺 0.5~0.8 寸,严格掌握进针的角度和深度,防止伤及内脏;或用皮肤针叩刺;可灸。

　知识链接

　　夹脊穴只包括胸、腰椎棘突下,后正中线旁开 0.5 寸处的穴位。但《常用新医疗法手册》将颈椎和骶椎、尾骨两旁 0.5 寸处穴也归于夹脊穴,主治范围有所扩大。现在仍将前者称为夹脊穴,后者则分别称"颈夹脊"、"骶夹脊"等予以区别。

3. 胃脘下俞　Wèiwǎnxiàshū(EX-B3)

【定位】 俯卧位。在背部,当第 8 胸椎棘突下,后正中线旁开 1.5 寸(图 3-103)。

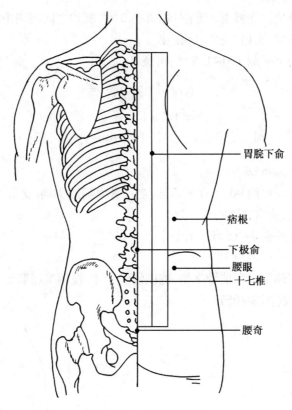

胃脘下俞

痞根

下极俞
腰眼
十七椎

腰奇

图 3-103 背部经外奇穴

【主治】 ①胃痛,腹痛,胸胁痛;②消渴。

【刺灸法】 向内斜刺 0.3~0.5 寸;可灸。

4. 痞根　Pǐgēn(EX-B4)

【定位】 俯卧位。在腰部,当第 1 腰椎棘突下,后正中线旁开 3.5 寸(图 3-103)。

【主治】 ①痞块,胃痛;②腰痛。

【刺灸法】 直刺 0.5~1.0 寸;可灸。

5. 下极俞　Xiàjíshū(EX-B5)

【定位】 俯卧位。在腰部,当后正中线上,第 3 腰椎棘突下(图 3-103)。

【主治】 ①腰腿痛,下肢瘫痪;②月经不调,崩漏;③小便不利。

【刺灸法】 直刺0.5~1.0寸;可灸。

6. 腰眼 Yāoyǎn(EX-B7)

【定位】 俯卧位。在腰部,当第4腰椎棘突下,后正中线旁开3.5寸(图3-103)。

【主治】 ①腰痛;②月经不调,带下;③虚劳。

【刺灸法】 直刺0.5~1.0寸;可灸。

7. 十七椎 Shíqīzhuī(EX-B8)

【定位】 俯卧位。在腰部,当后正中线上,第5腰椎棘突下凹陷中(图3-103)。

【主治】 ①痛经,月经不调,崩漏;②腰腿痛,下肢瘫痪;③遗尿。

【刺灸法】 直刺0.5~1.0寸;可灸。

8. 腰奇 Yāoqí(EX-B9)

【定位】 俯卧位。在骶部,当尾骨端直上2寸,骶角之间凹陷中(图3-103)。

【主治】 ①癫痫,头痛,失眠;②便秘。

【刺灸法】 向上平刺1.0~1.5寸;可灸。

四、上肢部穴

Shàngzhībù Xué

(Points of Upper Extremities,EX-UE.)

1. 肘尖 Zhǒujiān(EX-UE1)

【定位】 正坐屈肘约90°。在肘后部,当尺骨鹰嘴的尖端(图3-104)。

【主治】 瘰疬,痈疽,疔疮。

【刺灸法】 艾炷灸7~15壮。

2. 二白 Erbái(EX-UE2)

【定位】 伸腕仰掌。在前臂掌侧,腕横纹上4寸,桡侧腕屈肌腱的两侧,一侧2个穴,左右两臂共4穴(图3-105)。

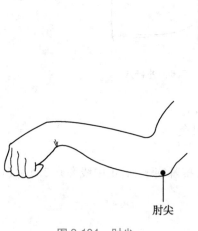

图 3-104 肘尖

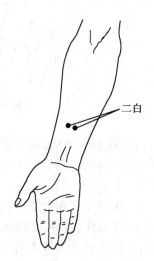

图 3-105 二白

【主治】　①前臂痛,胸胁痛;②痔疾,脱肛。

【刺灸法】　直刺 0.5~0.8 寸;可灸。

3. 中泉　Zhōngquán(EX-UE3)

【定位】　俯掌。在腕背横纹中,当指总伸肌腱桡侧的凹陷中(图 3-106)。

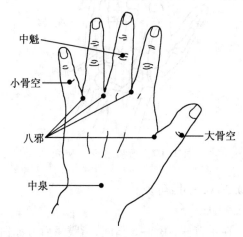

图 3-106　中泉等穴

【主治】　①胸胁胀满,咳嗽,气喘,心痛;②胃痛;③掌中热。

【刺灸法】　直刺 0.3~0.5 寸;可灸。

4. 中魁　Zhōngkuí(EX-UE4)

【定位】　握拳,掌心向下。在中指背侧近端指间关节的中点处(图 3-106)。

【主治】　①呕吐,呃逆;②齿痛。

【刺灸法】　温和灸,10~20 分钟。

5. 大骨空　Dàgǔkōng(EX-UE5)

【定位】　握拳,掌心向下。在拇指背侧指间关节的中点处(图 3-106)。

【主治】　①目疾;②吐泻、衄血;③指关节痛。

【刺灸法】　温和灸 10~20 分钟。

6. 小骨空　Xiǎogǔkōng(EX-UE6)

【定位】　握拳,掌心向下。在小指背侧近端指间关节的中点处(图 3-106)。

【主治】　①目疾,咽喉肿痛;②指关节痛。

【刺灸法】　温和灸 10~20 分钟。

7. 腰痛点　Yāotòngdiǎn(EX-UE7)

【定位】　俯掌。在手背侧,当第 2、3 掌骨及第 4、5 掌骨之间,腕背侧横纹与掌指关节中点处,一侧 2 穴,左右共 4 穴(图 3-107)。

【主治】　急性腰扭伤。

【刺灸法】　直刺 0.3~0.5 寸,或由两侧向掌中斜刺 0.5 寸。

8. 外劳宫　Wàiláogōng(EX-UE8)

【定位】　俯掌。在手背侧,第 2、3 掌骨之间,掌指关节后 0.5 寸(图 3-107)。

【别名】　落枕穴

【主治】　①落枕;②手指屈伸不利,手指麻木。

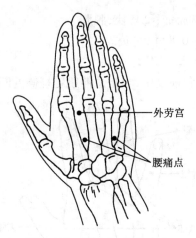

图 3-107　腰痛点、外劳宫穴

【刺灸法】　直刺 0.3~0.5 寸;可灸。

9. 八邪　Bāxié(EX-UE9)

【定位】　微握拳。在手背侧,第 1~5 指间,指蹼缘后方赤白肉际处,一手 4 穴,左右共 8 穴(图 3-106)。

【主治】　①手背肿痛,手指麻木;②毒蛇咬伤;③烦热,目痛。

【刺灸法】　向上斜刺 0.5~0.8 寸;或三棱针点刺出血;可灸。

10. 四缝　Sifèng(EX-UE10)

【定位】　仰掌伸指。在第 2~5 指掌侧,近端指间关节的中央,一手 4 穴,左右共 8 穴(图 3-108)。

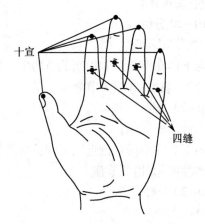

图 3-108　四缝、十宣穴

【主治】　①小儿疳积;②百日咳。

【刺灸法】　三棱针点刺后挤出少量黄白色黏液或出血。

【附注】　据报道:①营养不良合并佝偻病的患儿,针刺四缝穴后,血清钙、磷均有上升,碱性磷酸酶活性降低,有助于患儿的骨骼发育与成长;②针刺蛔虫病患儿的四缝穴,可使肠中胰蛋白酶、胰淀粉酶和胰脂肪酶的含量增加。

11. 十宣 Shíxuān(EX-UE11)

【定位】 仰掌,十指微屈。在手十指尖端,距指甲游离缘 0.1 寸,左右共 10 穴(图 3-108)。

【主治】 ①昏迷,高热,中暑,小儿惊风,咽喉肿痛;②癫痫;③手指麻木。

【刺灸法】 直刺 0.1~0.2 寸;或用三棱针点刺出血。

五、下肢部穴
Xiàzhībù Xué
(Points of Lower Extremities,EX-LE.)

1. 髋骨 Kuāngǔ(EX-LE1)

【定位】 仰卧位。在大腿前面下部,当梁丘穴两旁各 1.5 寸,一腿两穴,左右共 4 个穴位(图 3-109)。

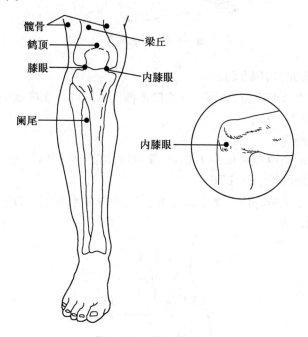

图 3-109 髋骨、鹤顶穴

【主治】 膝肿痛,下肢痿痹。

【刺灸法】 直刺 0.5~1.0 寸;可灸。

2. 鹤顶 Hèdǐng(EX-LE2)

【定位】 屈膝。在膝上部,髌底中点上方凹陷处(图 3-109)。

【主治】 膝肿痛。

【刺灸法】 直刺 0.5~0.8 寸;可灸。

3. 百虫窝 Bǎichóngwō(EX-LE3)

【定位】 正坐屈膝或仰卧位。在大腿内侧,髌底内侧端上 3 寸,即血海穴上 1 寸(图 3-110)。

【主治】 ①皮肤瘙痒,风疹,湿疹;②蛔虫病。

【刺灸法】 直刺 0.5~1.0 寸;可灸。

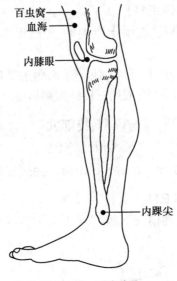

图 3-110　百虫窝穴

4. 膝眼　Xīyǎn(EX-LE5)

【定位】　正坐或仰卧位,屈膝。在髌韧带两侧凹陷处。在内侧的称内膝眼,在外侧的称外膝眼(图 3-109)。

【主治】　膝肿痛。

【刺灸法】　向膝中斜刺 0.5~1.0 寸,或透刺对侧犊鼻;可灸。

5. 胆囊　Dǎnnáng(EX-LE6)

【定位】　正坐或侧卧位。在小腿外侧上部,当腓骨小头前下方凹陷处,阳陵泉穴直下 2 寸(图 3-111)。

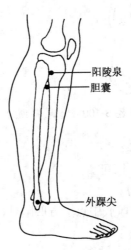

图 3-111　胆囊穴

【主治】　①急、慢性胆囊炎,胆石症,胆道蛔虫症;②下肢痿痹。

【刺灸法】　直刺 1.0~1.5 寸;可灸。

6. 阑尾　Lánwěi(EX-LE7)

【定位】　正坐或仰卧屈膝。在小腿外侧,当髌韧带外侧凹陷下5寸,胫骨前嵴旁开一横指(图3-109)

【主治】　①急、慢性阑尾炎,消化不良;②下肢痿痹。

【刺灸法】　直刺0.5~1.0寸;可灸。

7. 内踝尖　Nèihuáijiān(EX-LE8)

【定位】　正坐或仰卧位。在足内侧面,内踝的最凸起处(图3-110)。

【主治】　①齿痛,咽喉肿痛;②小腿转筋。

【刺灸法】　禁刺;可灸。

8. 外踝尖　Wàihuáijiān(EX-LE9)

【定位】　正坐或仰卧位。在足外侧面,外踝的最凸起处(图3-111)。

【主治】　①脚趾拘急,踝关节肿痛;②牙痛。

【刺灸法】　禁刺;可灸。

9. 八风　Bāfēng(EX-LE10)

【定位】　正坐或仰卧位。在足背侧,第1~5趾间,趾蹼缘后方赤白肉际处,一侧4穴,左右共8穴(图3-112)。

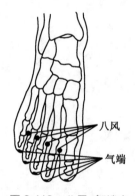

图3-112　八风、气端穴

【主治】　①足跗肿痛,足趾麻木;②毒蛇咬伤。

【刺灸法】　向上斜刺0.5~0.8寸;或三棱针点刺出血;可灸。

10. 独阴　Dúyīn(EX-LE11)

【定位】　仰卧位。在足底,第2足趾远侧趾间关节横纹的中点(图3-113)。

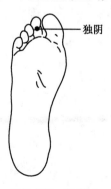

图3-113　独阴穴

【主治】 ①胸胁痛,卒心痛;②胞衣不下,月经不调;③疝气。

【刺灸法】 直刺0.1~0.2寸;孕妇禁用;可灸。

11. 气端 Qìduān(EX-LE12)

【定位】 正坐或仰卧位。在足十趾尖端,距趾甲游离缘0.1寸,一侧5穴,左右共10穴(图3-112)。

【主治】 ①足趾麻木,足跗肿痛;②中风。

【刺灸法】 直刺0.1~0.2寸;或用三棱针点刺出血;可灸。

(汪安宁 王小琴)

扫一扫 测一测

复习思考题

1. 治疗失眠可以选用哪些穴位? 请写出其定位及归经。

2. 夹脊穴如何定位? 试述其主治范围。

3. 经外奇穴的特点是什么?

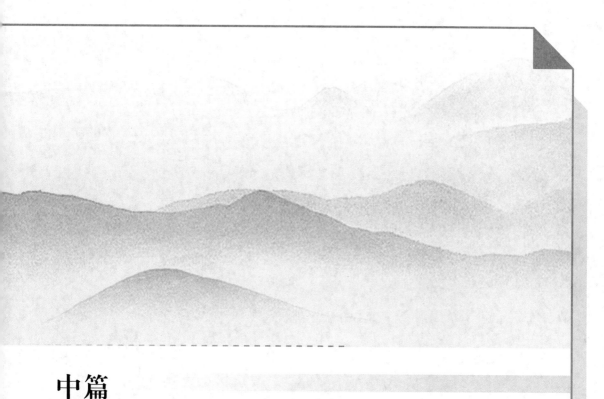

中篇

针灸操作技术

　　针灸操作技术包括各种刺法和灸法。主要阐述刺法、灸法的基本理论和具体操作技术。刺法和灸法均是通过刺激人体的腧穴或特定部位，以起到疏通经络、行气活血、协调阴阳的作用，达到扶正祛邪、防治疾病的目的。刺法与灸法是针灸学的重要组成部分，是针灸临床必须掌握的技能，具有很强的实践性，除了掌握必要的基本理论和基本知识以外，必须通过反复实际针灸操作练习，才能有所体会，针灸临床治疗的过程就是刺法与灸法实施的过程，正确与熟练地掌握针灸操作技术也直接关系到临床疗效的好坏，是学好针灸学的关键之一。另本篇对耳针、头针的定位、主治和操作方法及其他针法一并给予阐述。

第四章

刺 灸 方 法

 学习要点

针法、灸法及拔罐法的操作方法和临床应用；针刺异常情况的预防和处理。

第一节 毫针刺法

毫针刺法是指用毫针，通过一定的手法，刺激人体腧穴等部位，防治疾病的一种方法。毫针刺法是针刺疗法的代表，临床应用广泛，是针灸临床必须掌握的基本技术。

一、毫针的结构、规格与检查、保藏

（一）毫针的结构

目前临床所用的毫针多由不锈钢制成，因其具有较高的强度和韧性，针体挺直滑利，能耐高热、防锈，不易被化学物品腐蚀，故目前被临床广泛采用。也有用金、银或合金制成的。

毫针的结构分为针尖、针身、针根、针柄、针尾五个部分：

针身的尖端锋锐的部分称为针尖，又称针芒；

针柄与针尖之间的主体部分称为针身，又称针体；

针身与针柄连接的部分称为针根；

针身与针根之后持针着力的部分称为针柄；

针柄的末端部分称为针尾，针柄与针尾多用金属丝缠绕，呈螺旋状，或用金属薄片制成管状，根据针柄和针尾的构成和形状不同，毫针分为圈柄针、花柄针、平柄针和管柄针等多种（图4-1）。

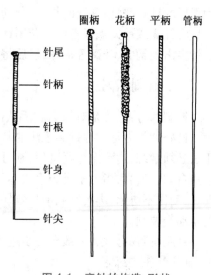

图 4-1 毫针的构造、形状

（二）毫针的规格

毫针的规格以针身的长短和粗细来区分。以毫米（mm）为计量单位。目前所用毫针的长短、粗细分别如下表表 4-1，表 4-2：

表 4-1 毫针长短规格表

寸	0.5	1.0	1.5	2.0	2.5	3.0	3.5	4.0	4.5
mm	15	25	40	50	65	75	90	100	115

表 4-2 毫针粗细规格表

号数	26	27	28	29	30	31	32	33
直径（mm）	0.45	0.42	0.38	0.34	0.32	0.30	0.28	0.26

以上两表所列毫针的不同规格，其中以长短 1～3 寸（25～75mm）、粗细 28～30 号（0.32～0.38mm）规格的毫针最为常用。

（三）毫针的检查

毫针是治病的工具，每次使用前，要对毫针进行检查，以免发生针刺意外和影响疗效。

检查时要注意：

针尖要端正不偏，光洁度高，形如"松针"，尖而不锐，圆而不钝，无毛钩；

针身要光滑挺直，圆正匀称，坚韧而富有弹性，无弯曲、锈蚀、折痕；

针根要牢固，无松动、脱落，无剥蚀、伤痕；

针柄的金属丝要缠绕均匀、牢固而不松脱或断丝，针柄的长短、粗细要适中，便于持针、运针。

（四）毫针的保藏

除了一次性使用的毫针外，需反复使用的毫针都应注意保养。保养针具是为防止针尖受损、针身弯曲或生锈、污染等。

储存针的用具有针盒、针管和针夹等。若用针盒或针夹，可多垫几层消毒纱布，将消毒后的针具，根据毫针的长短，分别插在消毒纱布上，再用消毒纱布敷盖，以免污染，然后将针盒或针夹盖好备用。若用针管，应在针管至针尖的一端，塞上消毒干棉球以防针尖出现钩曲、分叉等损坏，然后将消毒后的针装入，盖好备用。

二、针刺练习

针刺练习，主要是对指力和手法的锻炼。指力是指医者持针之手进针操作的力度。良好的指力是掌握针刺手法的基础，熟练的手法是运用针刺治病的条件。指力和手法必须常练，达到熟练程度后，则可在施术时进针顺利、减少疼痛，行针时补泻手法运用自如。反之，指力不足与手法不熟练，则在施术时难以控制针体，进针困难，痛感明显，动作不协调，影响针刺治疗效果。因此，初学者必须努力练好指力和掌握手法的基本动作要领。

针刺练习的方法，一般分三步进行：

（一）指力练习

主要在纸垫上练习。用松软的纸张，折叠成长约 8cm，宽约 5cm，厚约 2～3cm 的纸块,用线如"井"字形扎紧,做成纸垫。练针时,押手平执纸垫,刺手拇、食、中三指持针柄,如持笔状地持1.0~2.0寸的毫针,使针尖垂直地抵在纸块上,然后刺手拇指与食、中指交替捻动针柄,并逐渐增加一定的压力,待针穿透纸垫后另换一处,反复练习。纸垫练习主要是锻炼进出针指力和捻转的基本手法(图4-2)。

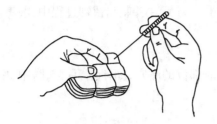

图4-2 指力练习

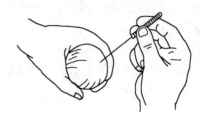

图4-3 手法练习

（二）手法练习

针刺手法练习是在指力练习的基础上进行的,主要在棉团上练习。取棉团一团,用棉线缠绕,外紧内松,做成直径为6~7cm的圆球,外包白布一层缝制即可练针。练习时,因棉团松软,可以练习提插、捻转、进针、出针等各种毫针操作手法的模拟动作。作提插练针时,以执笔式持针,将针刺入棉球,在原处作上提下插的动作,要求深浅适宜,幅度均匀,针身垂直(图4-3)。

针刺手法练习主要有以下几种:

1. 速刺的练习 此法是以押手拇或食指爪切,刺手持针,使针尖迅速刺入2~3mm,反复练习以掌握进针速度,减少疼痛。

2. 捻转的练习 捻转是以刺手拇、食、中指持针,刺入后,拇指与食、中指向前、向后在原处来回捻转。要求捻转的角度均匀,运用灵活,快慢自如。

3. 提插的练习 提插是以刺手拇指、食、中指持针,刺入后,在原处作上下提插的动作。要求提插的深浅适宜,针体垂直无偏斜。练到一定程度,可将三种方法综合起来练习,使之成为一体。

（三）人身练习

通过纸垫、棉团的模拟练习,掌握了一定的指力和手法后,可以在同学之间或自己身上进行试针,以亲身体会指力的强弱、针刺的感觉、行针的手法等。要求人身练针时,能逐渐做到进针无痛或微痛,针身挺直不弯,刺入顺利,提插、捻转自如,指力均匀,手法熟练。同时,仔细体会指力与进针、手法与得气的关系,以及持针手指的感觉和受刺部位的感觉。

三、针刺前的准备

（一）针具的选择

正确选择针具,能提高疗效和防止医疗事故。针刺前要根据病人的性别、年龄、形体、体质、病情、病变部位,选择长短、粗细适宜的针具。如男性、青壮年、形胖、体壮、病变部位较深者,选择稍长、稍粗的毫针;女性、老年、儿童、形瘦、体弱、病变部位较浅者,选择稍短、稍细的毫针。如腧穴所在部位的皮肉丰厚,选择稍长、稍粗的毫针;反之,如腧穴所在部位的皮肉浅薄,选择稍短、稍细的毫针。

（二）体位的选择

针刺时患者体位的选择,对腧穴的正确定位、针刺的施术操作、提高治疗效果以及防止针刺异常情况等都有重要的意义。选择体位应以医生能正确取穴,方便操作,病人能舒适持久为原则。且尽量采取能暴露针刺处方所选的腧穴的体位。凡体质虚弱、年老、精神过度紧张和初诊者,尽可能选用卧位。注意在针刺和留针过程中,嘱患者不要随意更换体位。

临床上针刺常用的体位如下:

1. 仰卧位　适宜于头、面、颈、胸腹及四肢部位的腧穴,如印堂、百会、膻中、中脘、足三里等穴(图4-4)。

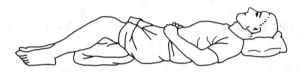

图4-4　仰卧位

2. 侧卧位　适宜于侧头、侧胸、侧腹、臀部及四肢外侧等部位的腧穴,如头维、太阳、下关、肩髎、外关、风市、阳陵泉等穴(图4-5)。

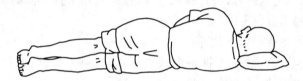

图4-5　侧卧位

3. 俯卧位　适宜于头、项、肩、背、腰骶部及下肢后面、外侧等部位的腧穴,百会、风府、风池、大椎、背俞穴、承扶、委中、悬钟等穴(图4-6)。

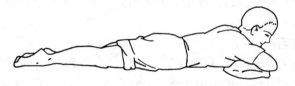

图4-6　俯卧位

4. 仰靠坐位　适宜于前头、面、颈胸上部和上肢部分的腧穴,如上星、印堂、天突、肩髎、曲池等穴(图4-7)。

5. 侧伏坐位　适宜于侧头面、侧颈及耳部的腧穴,如头维、太阳、风池、颊车、听宫等穴(图4-8)。

6. 俯伏坐位　适宜于头、顶、后头、项、肩部的腧穴,如风池、风府、肩井、天宗、背俞穴等穴(图4-9)。

（三）消毒

针刺治疗前必须严格消毒,消毒包括针具器械的消毒、腧穴部位的消毒和医生手指的消毒。

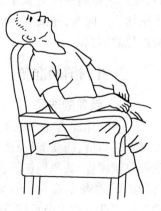

图4-7　仰靠坐位

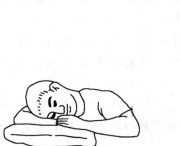

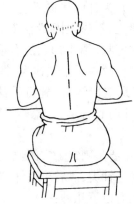

图 4-8 侧伏坐位　　　　图 4-9 俯伏坐位

1. 针具器械的消毒　可选择高压蒸汽消毒、药物浸泡消毒、煮沸消毒等方法。其中以高压蒸汽消毒法为最佳,已被临床广泛应用。

（1）高压蒸汽消毒:将毫针等器具用纱布包扎好,或装在试管、针盒里,放在密闭的高压消毒锅内,一般在 $1.2kg/cm^2$ 的压力,120℃高温下保持 15 分钟以上,即可达消毒灭菌的目的。

（2）药物消毒:将针具器械放入 75% 的乙醇内浸泡 30 分钟,取出用消毒棉球或消毒巾擦干后使用。玻璃器具等可放在 1∶1000 的苯扎溴铵溶液内浸泡 60~120 分钟。

（3）煮沸消毒:将毫针等应用器械放置清水中,加热待沸腾后,再煮 10~15 分钟,此法简单易行,无需特殊设备,故也常用,但对锋利的金属器械,容易使锋刃变钝。可在水中加入碳酸氢钠使之成为 2% 溶液,可以提高沸点至 120℃,且可减低沸水对器械的腐蚀作用。

直接与毫针接触的储针器具、镊子等也应该进行消毒,已消毒的毫针必须放在已消毒的器具内。此外,对某些特殊疾病宜采用一次性针具。

2. 医者手指消毒医者的手在持针前,须先用肥皂水洗刷干净,再用 75% 酒精棉球或 0.5% 的碘伏（碘—聚醇醚溶液）棉球擦拭,方可持针操作。

3. 施术部位消毒　在患者需要针刺的穴位上,用 75% 酒精棉球擦拭消毒。也可先用 2% 的碘酊涂擦,稍干后再用 75% 的酒精棉球擦拭脱碘。注意应从腧穴部位的中心点向外绕圈擦拭。

知识链接

　　酒精之所以能消毒是因为酒精能快速渗透到细菌内部,使其蛋白质变性凝固,从而杀灭细菌,而纯酒精在细菌表面快速形成了一层硬膜,反而不能很好地渗入细菌内部,以致影响其杀菌能力,经过实验研究,75% 左右的酒精比较容易渗透到菌体内,破坏溶解细菌细胞,杀菌能力最强。

四、毫针刺法

（一）进针法

在进行针刺操作时,一般应双手协同操作,紧密配合。《难经·七十八难》说:"知为针者信其左,不知为针信其右。"《标幽赋》更进一步阐述其义:"左手重而多按,欲令气散;右手轻而徐入,不痛之因。"临床上一般习惯用右手持针操作,主要是拇、食、中指夹持针柄,如持笔状(图4-10),故右手习惯称为"刺手"。一般左手爪切固定所刺部位腧穴或辅助针身,故左手习惯称为"押手"。

刺手的作用是掌握针具,施行手法操作。进针时,运用指力于针尖,而使针快速刺入皮肤,行针时便于左右捻转、上下提插和弹震刮搓以及出针时的手法操作等。

押手的作用主要是固定腧穴的位置,夹持针身,协助刺手进针,使针身有所依附,保持针身垂直,力达针尖,以利于进针,减少刺痛和协助调节、控制针感。具体的进针方法,临床常用的有以下几种:

1. 单手进针法　多用于较短的毫针。用刺手拇、食指持针,中指端紧靠穴位,指腹抵住针体中部,当拇、食指向下用力时,中指也随之屈曲,将针刺入,直至所需的深度(图4-11)。此法三指并用,尤适宜于双穴同时进针。此外,还有用拇、食指夹持针体,中指尖抵触穴位,拇、食指所夹持的针沿中指尖端迅速刺入,不施捻转。针刺入穴位后,中指即离开应针之穴,以便拇、食、中指协调配合施行针及补泻操作。

2. 双手进针法

(1)指切进针法:又称爪切进针法,用押手拇指或食指端切按在腧穴位置上,刺手持针,紧靠押手指甲面将针刺入腧穴(图4-12)。此法适宜于短针的进针。

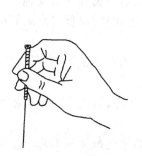
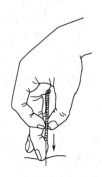
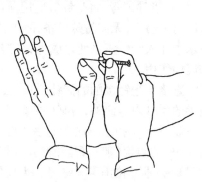

图4-10　持针姿势　　　图4-11　单手进针法　　　图4-12　指切进针法

(2)夹持进针法:或称骈指进针法,即用严格消毒的押手拇、食二指夹住针身下端,将针尖固定在所刺腧穴的皮肤表面位置,刺手捻动针柄,将针刺入腧穴(图4-13)。此法适用于长针的进针。

临床上也有采用插刺进针的,即单用刺手拇、食二指夹持针身下端,使针尖露出2~3分,对准腧穴的位置,将针迅速刺入腧穴,然后押手配合将针捻转刺入一定深度。

(3)提捏进针法:以押手拇、食二指将所刺腧穴部位的皮肤捏起,刺手持针,从捏起部的上端将针刺入。此法主要适用于皮肉浅薄部位的腧穴,如印堂(图4-14)。

(4)舒张进针法:以押手拇、食二指或食、中二指将所刺腧穴部位的皮肤向两侧撑开,使皮肤绷紧,刺手持针,使针从押手拇、食二指或食、中二指的中间刺入。此法适用于皮肤松弛部位的腧穴进针（图4-15）。

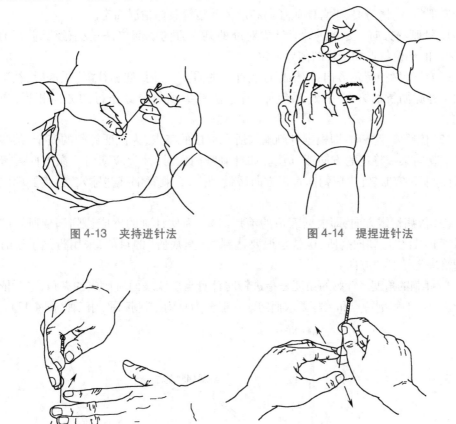

图 4-13　夹持进针法　　　　　　　　图 4-14　提捏进针法

图 4-15　舒张进针法

3. 针管进针法　将针先插入用玻璃、塑料或金属制成的比针短3分左右的小针管内，放在穴位皮肤上，押手压紧针管，刺手食指对准针柄一击，使针尖迅速刺入皮肤，然后将针管去掉，再将针刺入穴内（图4-16）。此法进针快捷，多用于儿童和惧针者。也有用安装弹簧的特制进针器进针者。

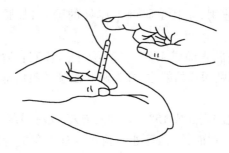

图 4-16　针管进针法

（二）针刺的角度、方向和深度

针刺过程中，掌握正确的针刺方向、角度和深度，是增强针感、提高疗效、防止意外事故发生的重要环节。同一腧穴，因针刺的方向、角度和深度不同，所产生的针感强弱、感传方向和治疗效果常有明显差异。临床上针刺的角度、方向和深度,主要根据施术腧穴部位、病情需要、患者体质强弱和形体胖瘦等具体情况而定。

1. 针刺的方向 是指进针时针尖对准的某一方向或部位,一般依经脉循行的方向,腧穴的部位特点和治疗的需要而定。

(1)依经脉循行定方向:即根据针刺补泻的需要,采用"迎随补泻"手法时,补法针尖须与经脉循行的方向一致,顺经而刺;泻法针尖须与经脉循行的方向相反,逆经而刺。

(2)依腧穴定方向:即根据针刺腧穴所在部位的特点,为保证针刺的安全,某些穴位必须朝向某一特定的方向或部位。如针刺哑门穴时,针尖应朝向下颌方向缓慢刺入,针刺廉泉穴时,针尖应朝向舌根方向缓慢刺入,针刺背部某些腧穴,针尖要朝向脊柱等。

(3)依病情定方向:即根据病情的治疗需要,为使针刺的感应达到病变所在的部位,针刺时针尖应朝向病所,也就是说要达到"气至病所"的目的,采用行气手法时须依病情决定针刺的方向。

2. 针刺的角度 针刺的角度是指进针时针身与皮肤表面所形成的夹角,主要依腧穴所在部位的解剖特点和治疗要求而定。一般分为直刺、斜刺和平刺三种(图4-17)。

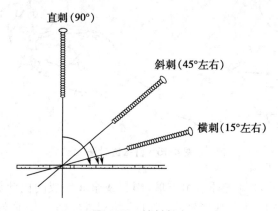

图 4-17 针刺角度

(1)直刺:针身与皮肤表面成90°左右,垂直刺入腧穴。适用于人体大部分腧穴。深刺或浅刺均可适用,尤其是肌肉丰厚处的腧穴,如腰、臀、腹及四肢等处的腧穴。

(2)斜刺:针身与皮肤表面成45°左右,倾斜刺入腧穴。适用于骨骼边缘的腧穴,或内有重要脏器不宜直刺深刺的部位,或为避开血管及瘢痕部位而采用此法,如胸背部及关节部等处的腧穴。

(3)平刺:针身与皮肤表面成15°左右刺入腧穴,又称横刺或沿皮刺。适用于皮肉浅薄处的穴位。如头皮、颜面、胸骨等处的腧穴。有时在施行透穴刺法时,也用这种方法。

3. 针刺的深度 针刺的深度是指针身刺入腧穴的深度。针刺深度的确定以安全且取得针感为原则。在临床操作中,须结合病人的年龄、性别、体质、体形、病位、病性、腧穴部位等因素综合考虑。一般而言,男性、青壮年、体壮、形胖者,宜深刺;女性、老年、儿童、体弱、形瘦者,宜浅刺。病变部位较深者,宜深刺;病变部位较浅者,宜浅刺。表证、阳证、虚证及新病者宜浅刺;里证、阴证、实证及久病者宜深刺;四肢臀腹等皮肉丰厚处,宜深刺;头面胸背部等皮肉浅薄处,宜浅刺。

针刺的方向、角度和深度三者之间有着密切的关系。深刺多用直刺,浅刺多用斜刺或平刺。对于眼部、延髓部、躯干部的腧穴,由于其内有重要器官,必须严格掌握针刺的角度、方向和深度,以免发生意外。

五、行针

行针又名运针,是将针刺入腧穴后,为了使之得气、调节针感和进行补泻而施行的各种针刺手法。包括基本手法和辅助手法两类。

（一）基本手法

1. 提插法　是将针刺入腧穴一定深度后,使针在穴内上提下插的操作方法。针由深层向上退到浅层为提,由浅层向下刺入深层为插（图 4-18）。提插法就是提针与插针的综合应用,即反复地上下呈纵向运动的行针手法。使用提插法时,要注意提插时的指力、幅度、频率应均匀一致。一般认为,提插的幅度为 3～5 分为宜,频率为 60次/分钟左右。同时应保持针身垂直,不改变针刺的角度、方向和深度。通常认为行针时提插的幅度大,频率高,刺激量就大;反之,提插的幅度小,频率低,刺激量就小。

2. 捻转法　是将针刺入腧穴一定深度后,以刺手拇、食、中三指持住针柄作一前一后、左右交替旋转捻动的动作（图 4-19）。使用捻转法时,应注意捻转时的指力、角度、频率应均匀一致。一般捻转的角度以 180°～360°为宜,不能单向捻转,否则肌纤维缠绕针身,引起局部疼痛,滞针而致出针困难。一般认为捻转角度大,频率高,其刺激量就大;捻转角度小,频率低,其刺激量则小。

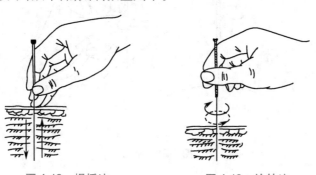

图 4-18　提插法　　　　　　　　图 4-19　捻转法

以上两种基本手法,既可单独应用,也可相互配合运用,在临床上必须根据患者的具体情况灵活掌握,才能发挥其应有的作用。

（二）辅助手法

行针的辅助手法,是行针基本手法的补充,是为了促使得气和加强针刺感应的操作手法。临床常用的行针辅助手法有以下几种。

1. 循法　是施术者用手指沿经脉循行路线,在腧穴的上下部轻轻地按揉的方法（图 4-20）。本法能激发经气,促使针后易于得气或促使针感向一定方向传导。

2. 刮法　是将针刺入一定深度后,以拇指或食指的指腹抵住针尾,用拇指、食指或中指指甲,由下而上频频刮动针柄的方法(图 4-21)。本法在针刺不得气时用之可以激发经气,在已得气时用之可以加强针刺感应的传导与扩散。

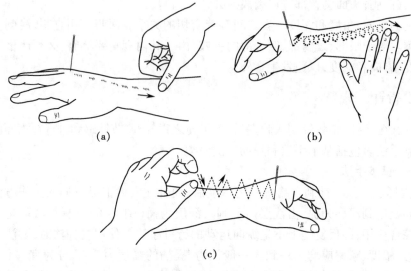

图 4-20　循法

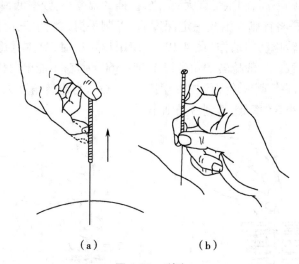

图 4-21　刮法

3. 弹法　是在针刺留针过程中,以手指轻弹针尾或针柄,使针体轻微震动的方法(图 4-22)。本法有催气、行气的作用。

4. 摇法　是针刺入一定深度后,手持针柄轻轻摇动的方法(图 4-23)。其摇法有二,一是直立针身而摇,以加强得气感应;一是卧倒针身而摇,使经气向一定方向传导。

5. 震颤法　是针刺入一定深度后,小幅度、快频率地提插和捻转,使针体产生轻微震动的方法。本法可促使得气,增强针刺感应。

毫针行针手法以提插、捻转为基本操作方法,并根据临证情况,选用相应的辅助手法。如刮法、弹法,可应用于一些不宜施行大角度捻转的腧穴;摇法、震颤法可用于较为浅表部位的腧穴。通过行气基本手法和辅助手法的施用,主要促使针后气至或加强针刺感应,以疏通经络、调和气血,达到防治疾病的目的。

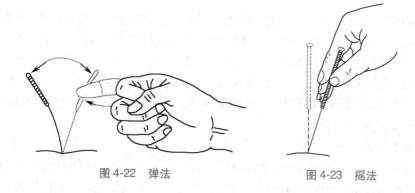

图 4-22　弹法　　　　　　　　　　图 4-23　摇法

六、得气

得气,古称"气至",现又称"针感",是指毫针刺入腧穴一定深度后,施以提插或捻转等行针手法,使针刺部位获得经气感应。针下是否得气,可以从两个方面判断,即患者对针刺的感觉、反应和医者刺手指下的感觉。当针刺入腧穴得气时,患者针刺部位有酸、胀、麻、重等自觉反应,有时还出现热、凉、痒、痛、抽搐、蚁行等感觉,或沿着一定的方向和部位传导和扩散的现象;少数患者还会出现循经性肌肤微微震颤等反应,有时还可见到针刺部位的循经性皮疹带或红、白线状现象。医者的刺手亦能体会到针下沉紧、涩滞或针体颤动等反应。若针刺后未得气,患者则无任何特殊感觉或反应,医者刺手亦感觉到针下空松、虚滑。正如《标幽赋》所说:"轻滑慢而未来,沉涩紧而已至……气之至也,如鱼吞钩饵之浮沉;气未至也,如闲处幽堂之深邃。"这可以说是对得气与否所做的最形象的描述。

得气与否以及气至的迟速,关系到针刺的疗效,且可借此判断疾病的预后。《灵枢·九针十二原》说:"刺之要,气至而有效。"充分说明得气的重要意义。临床上一般是得气迅速时,疗效较好,得气较慢时效果就差,若不得气时,就可能无治疗效果。《金针赋》也说:"气速效速,气迟效迟。"因此,在临床上若刺之而不得气时,就要分析经气不至的原因。或因取穴定位不准确,或为针刺角度有误,深浅失度,对此就应重新调整腧穴的针刺部位、角度、深度。另外应选择运用针刺基本手法或辅助手法等催气、候气方法。

《针灸大成》说:"用针之法,以候气为先。"当针下不得气时,需取留针候气的方法等待气至。亦可采用间歇行针,施以提插、捻转等手法,以待气至。留针候气,要有耐心,不可操之过急。所谓催气是通过各种手法,催促经气速至的方法。《神应经》云:"用右手大指及食指持针,细细摇动、进退、搓捻,其针如手颤之状,是谓催气。"此外,前面论述的辅助手法,如刮动针柄、弹摇针柄、沿经循摄等法,也都有催气的作用。

当针刺得气后,要注意守气,医者需采取守气方法,守住针下经气,以保持针感持久。《素问·宝命全形论》曰:"经气已至,慎守勿失",《灵枢·小针解》说:"上守机者,知守气也……针以得气,密意守气勿失也。"只有守住针下之气,才能使针刺对机体继续发挥调整作用。

七、针刺补泻

针刺补泻是根据《灵枢·经脉》所载"盛则泻之,虚则补之,热则疾之,寒则留之,陷下则灸之。"这一针灸治病的基本理论原则而确立的两种不同的治疗方法。补法,是泛指能鼓舞人体正气,使低下的功能恢复旺盛的方法;泻法,是泛指能疏泄病邪,使亢进的功能恢复正常的方法。针刺补泻就是通过针刺腧穴,采用适当的手法激发经气以补益正气、疏泄病邪而调节人体脏腑经络功能,促使阴阳平衡而恢复健康的方法。

（一）单式补泻手法

1. 基本补泻手法

（1）捻转补泻:针下得气后,捻转角度小,用力轻,频率低,操作时间短者为补法;捻转角度大,用力重,频率高,操作时间长者为泻法。拇、食指捻转时,补法须以大指向前,食指向后,顺时针捻转为主;泻法须以大指向后,食指向前,逆时针捻转为主。

（2）提插补泻:针下得气后,先浅后深,重插轻提,提插幅度小,频率低,操作时间短者为补法;先深后浅,轻插重提,提插幅度大,频率高,操作时间长者为泻法。

2. 其他补泻

（1）疾徐补泻:又称徐疾补泻。进针时徐徐刺入,少捻转,疾速出针者为补法;进针时疾速刺入,多捻转,徐徐出针者为泻法。

（2）迎随补泻:进针时针尖随着经脉循行去的方向刺入为补法,针尖迎着经脉循行来的方向刺入为泻法。

（3）呼吸补泻:病人呼气时进针,吸气时出针为补法;吸气时进针,呼气时出针为泻法。

（4）开阖补泻:出针后迅速按针孔为补法;出针时摇大针孔而不按为泻法。

（5）平补平泻:进针得气后均匀地提插、捻转后即可出针。

（二）复式补泻手法

复式补泻手法,是单式补泻手法的综合应用,也可以说是由单式补泻手法进一步组合而成,即将操作形式完全不同,而其作用相同的手法结合在一起,来达到补泻目的的操作方法。常用的有烧山火、透天凉两种。

1. 烧山火 视穴位的可刺深度分为浅、中、深三层（天、地、人三部）,先浅后深,每层依次各作紧按慢提（或用捻转补法）九数,然后退至浅层,称为一度。如此反复操作数度,即将针按至深层留针。在操作过程中,可配合呼吸补泻法中的补法。多用于治疗冷痹顽麻、虚寒性疾病等。

2. 透天凉 方法是针刺入后直插深层,按深、中、浅的顺序,在每一层中紧提慢按（或捻转泻法）六数,然后插针至深层,称为一度。如此反复操作数度,将针紧提至天部留针。在操作过程中,可配合呼吸补泻法中的泻法。多用于治疗热痹、急性痈肿等实热性疾病。

（三）影响针刺补泻效应的因素

针刺补泻效果的产生,主要取决于以下三个方面:

1. 机体的功能状态 人体在不同的病理状态下,针刺可以产生不同的作用。当机体处于疲惫状态而呈虚证时,针刺可以起到补虚的作用;当机体处于邪盛而呈实证时,针刺又可以产生泻邪的作用。例如,胃肠功能亢进而痉挛疼痛时,针刺可解痉止痛;胃肠功能抑制而蠕动缓慢、腹胀纳呆时,针刺可加强胃肠蠕动,提高消化功能,消除腹胀、增进食欲。临床实践和实验研究表明,针刺之时机体的功能状态是产生针刺补泻效果的主要因素。

2. 腧穴特性 腧穴的作用不仅具有普遍性,而且还具有相对的特异性,即有的腧穴善于补虚,有的腧穴善于泻实。如足三里、关元、气海、膏肓等具有强壮作用,多用于补虚;如委中、十宣、十二井等具有泻邪作用,多用于泻实。临床必须结合腧穴作用的相对特异性,才能产生针刺补泻的效果。

3. 针具及手法等因素 针刺补泻的效果与使用的针具粗细、长短,刺入的角度、深度,行针时的手法等因素有直接关系。一般来说,粗毫针用的指力要重,刺激量大;细毫针用的指力较轻,刺激量就小。毫针刺入腧穴的角度、深度不同,其刺激的轻重程度也不同,提插幅度大、捻转角度大、频率高者,其刺激量就大。反之,刺激量就小。

八、留针法

当行针得气并施以补泻手法后,将针留置在穴内称为留针。留针也是毫针刺法的一个重要环节,对于提高针刺疗效有重要意义。通过留针可以加强针刺感应和延长刺激作用,还可以起到候气和调气的目的。

留针分为静留针和动留针两种。针下得气后,让毫针留在穴内静止不动,不再施用手法,到时出针者,称为静留针。针下得气后,让毫针留在穴内,间歇性地行针者,称为动留针。

针刺得气后,留针与否以及留针时间的长短,应根据病人的病情、体质、腧穴部位等而定。一般病证只要针下得气而施以适当的补泻手法后,即可出针,或留针 10~20 分钟。对一些特殊病证,如慢性、顽固性、痉挛性等病证,可适当延长留针时间。如某些急腹症、破伤风、角弓反张等病证,必要时可留针数小时。而昏厥、休克、虚脱者不宜久留针,以免贻误病情。对不合作的小儿、惧针者,也不宜留针。

九、出针法

出针时,一般用押手拇指和食指固定腧穴周围的皮肤,刺手持针轻轻捻动退至皮下,然后将针起出。除特殊需要外,出针后一般用消毒干棉球按压针孔,以防出血。如用"徐疾""开阖"补泻时,应按其各自的操作要求将针起出。出针后,病人休息片刻,方可活动。出针后针孔不要立即接触水和污染品。出针后应注意检查、核对针数,以防遗漏。

十、针刺异常情况的处理与预防

针刺治疗虽然比较安全,但如操作不慎,疏忽大意,或犯刺禁,或针刺手法不当,或对人体解剖部位缺乏全面了解,在临床上有时也会出现一些不应有的异常情况。常见者有以下几种:

(一)晕针

晕针,是指针刺过程中患者发生晕厥的现象。这是可以避免的,医者应该注意防止。

原因 病人精神紧张,或素体虚弱,或饥饿、劳累、大汗后、大吐后、大泻后、大出血后,或体位不当,或医生手法过重等。多见于初针病人。晕针的直接原因是脑部暂时缺血。

表现　患者突然出现头晕目眩,精神疲倦,恶心欲吐,面色苍白,心慌气短,冷汗,脉细弱;甚则突然晕厥,不省人事,血压下降,四肢厥冷,唇甲青紫,脉微欲绝等。

处理　停止针刺,迅速出针,使病人平卧,头部稍低,松解衣带,注意保暖。轻者静卧片刻,给饮温开水或糖水,即可恢复。如未能缓解或晕厥者,可用手指掐或针刺人中、素髎、涌泉、内关、足三里等,灸百会、气海、关元、神阙等,必要时应配用西医急救措施。

预防　对初次接受针刺者,要做好解释工作,以防精神紧张;尽量采取卧位;对体质虚弱或老年病人,取穴宜精,手法宜轻,宜少留针;对过累、过饥、过渴者,应令休息、进食、饮水后,再予针刺。医生在针刺时,要密切观察,及时发现,及时处理。

(二)滞针

滞针,是指在行针时或留针后医者感觉针下滞涩,捻转、提插、出针均感困难而病人感觉剧痛的现象。

原因　病人精神紧张,当针刺入腧穴后,局部肌肉强烈收缩;或医生单向捻转太过,肌纤维缠绕针身,引起滞针。

表现　针在体内捻转不动,提插、捻转、出针均感困难;勉强捻转、提插时,则病人感觉疼痛较剧。

处理　根据引起滞针的不同原因,分别处理。因精神紧张,肌肉痉挛者,可嘱其放松,或按摩局部肌肉,或延长留针时间,或在他处另刺一针。因单向捻转,肌纤维缠绕针身者,可向相反方向捻转。注意切忌强力硬拔。

预防　对精神紧张者,应先做好解释工作,消除病人的紧张情绪。注意行针的操作手法,避免单向捻转,防止肌纤维缠绕针身。

(三)弯针

弯针,是指进针时或将针刺入腧穴后,针身在体内形成弯曲的现象。

原因　医生进针手法不熟练,用力过猛、过速,以致针尖碰到坚硬组织;或病人在针刺或留针时移动体位;或因针柄受到某种外力压迫、碰击等,均可造成弯针。

表现　针柄改变了原来的方向和角度,并且提插、捻转和出针均感困难,局部有疼痛感。

处理　如针身轻微弯曲,应慢慢将针起出;如针身弯曲较甚,应顺着弯曲方向将针起出;如因病人移动体位所致,应嘱咐病人恢复原来的体位,放松局部肌肉,将针缓缓起出。弯针时切忌猛拔,以防断针。

预防　医生进针手法应熟练,指力应均匀,并避免进针过速、过猛。选择适当体位,在留针过程中,嘱病人不要随意更动体位。注意保护针刺部位,防止针柄受到碰撞和压迫。

(四)断针

断针,又称折针,是指针体折断在人体内。若能术前做好针具的检修和施术时加以应有的注意,是可以避免的。

原因　针具质量欠佳,针身或针根有损伤剥蚀,进针前疏于检查;或针刺时将针身全部刺入腧穴;或行针时强力提插、捻转,肌肉猛烈收缩;或留针时病人随意更换体位,弯针和滞针未能及时处理等,均可造成断针。

表现　残端部分针身尚露于皮肤外,或残端全部没入皮肤之下。

处理　发现断针后,医生要冷静,嘱病人切勿变动体位,以防残端向肌肉深部陷入。若残端部分露于皮肤外时,可用手指或镊子将针起出;若残端与皮肤相平或稍凹陷于皮肤时,可用左手拇、食二指垂直向下挤压针孔两旁,使残端暴露体外,右手持镊子将针取出;若残端完全深入皮下或肌肉深层时,应在X线下定位,手术取出。

预防　应认真仔细地检查针具,剔除不符合质量要求的针具。避免过猛、过强的行针。嘱咐患者不要随意更换体位,亦不宜将针身全部刺入腧穴,应留部分针身在体外。正确处理滞针、弯针,不可强行硬拔。

（五）血肿

血肿,是指针刺部位出现皮下出血而引起的肿痛现象。

原因　针尖带钩,使皮肉受损,或刺伤血管,或出针时没有及时按压针孔所致。

表现　出针后,针刺部位肿胀疼痛,继则皮肤呈青紫色。

处理　若微量出血,局部小块青紫时,一般不必处理,可自行消退;若青紫面积较大,肿胀疼痛较剧时,可先冷敷止血后,再作热敷,以促使局部瘀血消散、吸收。

预防　针前应仔细检查针具,熟悉腧穴的解剖,避开血管针刺,注意手法不宜过重,切忌强力捣针,出针时应立即用消毒干棉球按压针孔。

（六）刺伤重要器官

1. 针刺性气胸

原因　针刺胸背部腧穴时,针刺过深或方向不当,刺破肺组织,使气体进入胸腔内所致。

表现　轻者胸闷、心慌、呼吸不畅;重者伴有呼吸困难、口唇紫绀、出汗、心率加速、血压下降等,甚则休克。患侧胸部叩诊时呈过度反响,听诊呼吸音明显减弱或消失,严重者气管向健侧移位,X线检查可以确诊。

处理　停止针刺,出针,采取半卧位休息,切勿反转体位。胸腔进入空气少者,可自行吸收。同时要密切观察病情,随时对症处理,如给予镇咳、消炎药物。对严重者应组织抢救,如胸穿排气减压、少量慢速输氧等。

预防　凡针刺背部第10胸椎以上、侧胸部第8肋骨以上、前胸部第6肋骨以上、锁骨上窝部的腧穴时,必须思想集中,选择适当体位,严格掌握进针角度、深度。提插幅度不宜过大,胸背部腧穴可采用斜刺或横刺。对于肺气肿患者针刺胸背时更应特别谨慎。

2. 刺伤重要内脏

原因　缺乏解剖学、腧穴学的知识,对腧穴和脏器的部位不熟悉,加之针刺过深,或提插幅度过大,造成相应内脏损伤。

表现　刺伤肝、脾时,可引起内出血,肝区或脾区疼痛,有的可向背部放射。如出血量多,腹腔聚血过多,会出现腹痛、腹肌紧张,并有压痛及反跳痛等急腹症症状。刺伤心脏时,轻者可出现强烈刺痛,重者剧烈撕裂痛,可引起心外射血,导致休克等危重情况。刺伤肾脏,可出现腰痛、肾区叩击痛、血尿,严重时血压下降、休克等。刺伤胆囊、膀胱、胃、肠等空腔脏器时,可引起疼痛、腹膜刺激征或急腹症等症状。

处理　损伤轻者,卧床休息一段时间后,一般即可自愈。如损伤较重,或继续有出血倾向者,应加用止血药,或局部作冷敷止血处理,并加强观察,注意病情及血压变化。若损伤严重,出血较多,出现休克时,则必须迅速进行输血等急救措施。

预防　熟悉穴位局部解剖结构。针刺胸腹、腰背部的腧穴时,应掌握针刺的方向、角度和深度,避免大幅度行针。

3. 刺伤脑髓和脊髓

原因　针刺项部腧穴,如风府、哑门、大椎、风池,或背腰部正中线棘突间腧穴和华佗夹脊穴时,若针刺方向、角度不当,或针刺过深,手法太强,可伤及延髓或脊髓,造成严重后果。

表现　如误伤延髓时,可出现头痛、恶心、呕吐、呼吸困难、休克和神志昏迷等。如误伤脊髓时,可出现触电样感觉向肢端放射,甚至引起暂时性肢体瘫痪,危及生命。

处理　及时出针。轻者,需安静休息,经过一段时间后,可自行恢复。重者则应结合神经外科等科室,进行及时抢救。

预防　针刺风府、哑门等项部腧穴时,不可向上斜刺,不可深刺;如针刺悬枢穴以上的督脉腧穴及华佗夹脊穴,不可深刺,大幅度提插。

十一、针刺注意事项

(一)患者紧张、饥饿、疲劳时,不宜立即针刺;患者素体虚弱、气血不足时,针刺手法不宜过重,并尽量采用卧位。

(二)孕妇不宜针刺腹部、腰骶部腧穴,以及合谷、三阴交、昆仑、至阴等通经活血的腧穴。妇女行经时,若非为了调经,亦应禁针以上穴位。

(三)小儿囟门未闭合时,头顶部的腧穴不宜针刺。

(四)常有自发性出血或损伤后出血不止的患者,不宜针刺。

(五)皮肤有感染、溃疡、瘢痕或肿瘤的部位,不宜针刺。

(六)对胸、胁、腰、背脏腑所居之处的腧穴,不宜直刺、深刺,肝脾肿大、肺气肿患者更应注意。

(七)针刺眼区穴和项部的风府、哑门等穴以及脊椎部的腧穴,要注意掌握一定的角度,不宜大幅度地提插、捻转和长时间留针,以免伤及重要组织器官,产生严重的不良后果。

(八)对尿潴留等患者在针刺小腹部的腧穴时,也应掌握适当的针刺方向、角度、深度等,以免误伤膀胱等器官,出现意外事故。

复习思考题

1. 临床针刺时如何选择体位?

2. 针刺的基本补泻手法有哪些? 如何操作?

3. 何谓得气? 得气与疗效的关系如何?

4. 晕针如何处理?

第二节 灸 法

灸，灼烧的意思。灸法是以艾绒或其他药物为材料，点燃后置于穴位或体表其他部位烧灼、温熨，借灸火的热力给人体以温热性刺激，通过经络腧穴的作用，达到防治疾病目的的一种方法。《医学入门·针灸》载："凡病药之不及，针之不到，必须灸之。"说明灸法有其独特的疗效。

施灸的材料很多，但以艾叶制成的艾绒作为主要灸料。艾叶气味芳香，辛温味苦，干燥的艾叶容易燃烧，火力温和，故为施灸佳料。《名医别录》载："艾味苦，微温，无毒，主灸百病。"选用干燥的艾叶，捣制后除去杂质，即可制成纯净细软的艾绒，晒干贮藏，以备应用。《孟子·离娄篇》有"七年之病，求三年之艾"之说。

一、灸法的作用

（一）温经散寒

《素问·异法方宜论》记载："脏寒生满病，其治宜灸焫。"可见灸法具有温经散寒的功能。临床上常用于治疗寒凝血滞、经络痹阻所引起的寒湿痹痛、痛经、经闭、胃脘痛、寒疝腹痛、泄泻、痢疾等。

（二）扶阳固脱

《扁鹊心书》记载："真气虚则人病，真气脱则人死，保命之法，灼艾第一。"《伤寒杂病论·辨厥阴病脉证并治》云："下利，手足逆冷，无脉者，灸之。"可见阳气下陷或欲脱之危证，皆可用灸法，以扶助虚脱之阳气。临床上多用于治疗脱证和中气不足、阳气下陷而引起的遗尿、脱肛、阴挺、崩漏、带下、久泻、痰饮等。

（三）消瘀散结

《灵枢·刺节真邪》记载："脉中之血，凝而留止，弗之火调，弗能取之。"气为血帅，血随气行，气得温则行，气行则血亦行。灸能使气机通畅，营卫调和，故瘀结自散。所以临床常用于治疗气血凝滞之疾，如乳痈初起、瘰疬、瘿瘤等。

（四）防病保健

《诸病源候论·小儿杂病诸疾》记载："河洛间土地多寒，儿喜病惊。其俗生儿三日，喜逆灸以防之，又灸以防噤。"《扁鹊心书·须识扶阳》说："人于无病时，常灸关元、气海、命门、中脘，虽未得长生，亦可保百年寿也。"《医说·针灸》也说："若要安，三里莫要干。"说明艾灸足三里有防病保健作用，今人称之为"保健灸"，也就是说无病施灸，可以激发人体的正气，增强抗病的能力，使人精力充沛，长寿不衰。

（五）引热外行

《医学入门》云："热者灸之，引郁热之气外发"。艾火的热力能使皮肤腠理开放，毛窍畅通，从而引热外行。灸法可用于某些热性病，如疖肿、丹毒、带状疱疹等。对骨蒸潮热、虚劳咳喘等阴虚发热也可使用灸法治疗。

二、灸法的种类

灸法的种类很多，常用灸法如表4-3。

表 4-3 常用灸法

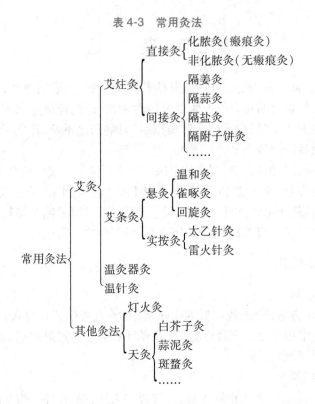

（一）艾灸

1. 艾炷灸　艾炷灸是将纯净的艾绒放在平板上，用手搓捏成大小不等的圆锥形艾炷，置于施灸部位点燃而防治疾病的方法。艾炷的大小常分为三种规格，小炷如麦粒大；中炷如黄豆大；大炷如蚕豆大（图 4-24）。每燃烧完一个艾炷，称之为一壮。艾炷灸可分为直接灸和间接灸两种。

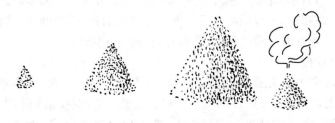

图 4-24　艾炷

（1）直接灸：是将大小适宜的艾炷，直接放在皮肤上施灸的方法（图 4-25）。根据灸后对皮肤刺激程度的不同，分为瘢痕灸和无瘢痕灸两种。施灸时需将皮肤烧伤化脓，愈后留有瘢痕者，称为瘢痕灸；若不使皮肤烧伤化脓，不留瘢痕者，称为无瘢痕灸。

1）瘢痕灸：又名化脓灸。施灸时先将所灸腧穴部位涂以少量的大蒜汁，以增强黏附和刺激作用，然后将大小适宜的艾炷置于腧穴上，从上端点燃，烧近皮肤时患者有灼痛感，可用手在施灸腧穴周围轻轻拍打，借以缓解疼痛。每壮艾炷必须燃尽，除去灰烬后，方可继续易炷再灸，可灸 7～9 壮。在正常情况下，灸后 1 周左右，施灸部位化脓形成灸疮，5～6 周左右，灸疮自行痊愈，结痂脱落后留下瘢痕。因此，施灸前必须征求患者同意合作后方可使用本法。临床上常用于治疗哮喘、肺痨、瘰疬等慢性顽疾。对身体过于虚弱,或有皮肤病、糖尿病的患者不宜使用此法。

2)无瘢痕灸:又称非化脓灸。施灸时先在所灸腧穴部位涂以少量的凡士林,以使艾炷便于黏附,然后将大小适宜的艾炷,置于腧穴上点燃施灸,当艾炷燃剩 2/5 或 1/4 而患者感到微有灼痛时,即可易炷再灸,一般灸 3~7 壮,以局部皮肤出现红晕而不起疱为度。因其皮肤无灼伤,故灸后不化脓,不留瘢痕。一般虚寒性疾患均可采用此法。

(2)间接灸:是指用药物或其他材料将艾炷与施灸腧穴部位的皮肤隔开灸的方法,故又称隔物灸(图4-26)。治疗时,发挥了艾灸和药物的双重作用,从而有特殊的效果。间接灸所用间隔药物或材料很多,如以生姜间隔者,称隔姜灸;用食盐间隔者,称隔盐灸;以附子饼间隔者,称隔附子饼灸。

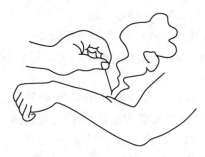

图 4-25 直接灸

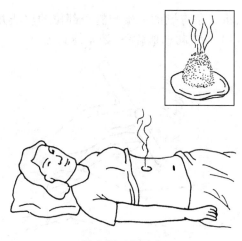

图 4-26 间接灸

1)隔姜灸:将鲜姜切成直径大约 2~3cm,厚约 0.2~0.3cm 的薄片,中间以针刺数孔,将姜片置于施灸的部位,再将艾炷放在姜片上点燃施灸。当艾炷燃尽,再易炷再灸。一般灸 5~10 壮,以使皮肤红润而不起疱为度。在施灸过程中,若患者感到皮肤灼痛,可将姜片向上提起,或缓慢移动姜片。此法具有温胃止呕、散寒止痛的作用。常用于因寒而致的呕吐、腹痛以及风寒痹痛等病症。

2)隔蒜灸:用鲜大蒜头,切成厚约 0.2~0.3cm 的薄片,中间以针刺数孔(捣成蒜泥亦可),置于应灸腧穴或患处,然后将艾炷放在蒜片上,点燃施灸。待艾炷燃尽,易炷再灸,一般灸 5~7 壮。此法有清热解毒、杀虫等作用。多用于治疗瘰疬、肺痨及初起的肿疡等病症。

3）隔盐灸：又称神阙灸，本法只适于脐部。用干燥的食盐填敷于脐部，或于盐上再置一薄姜片，上置艾炷施灸。此法具有回阳、救逆、回脱之力，但须连续施灸，不拘壮数，以期脉起、肢温、证候改善。临床上多用于治疗伤寒阴证或吐泻并作、中风脱证等病症。

4）隔附子饼灸：将附子研成粉末，用黄酒调和做成直径约 3cm，厚约 0.8cm 的附子饼，中间以针刺数孔，放在应灸腧穴或患处，上面再放艾炷施灸，直至皮肤出现红晕为度。多用于治疗命门火衰而致的阳痿、早泄或疮疡久溃不敛等病症。

2. 艾条灸　艾条灸即用特制的艾条进行施灸的方法。如在艾绒中加入辛温芳香的药物制成药艾条施灸，称为药条灸。

艾条灸可分为悬起灸和实按灸两种方式。

（1）悬起灸：施灸时将艾条悬放在距离穴位皮肤 2~3cm 处进行熏烤，不使艾条点燃端直接接触皮肤，称为悬起灸。悬起灸根据实际操作方法不同，分为温和灸、雀啄灸和回旋灸。

1）温和灸：施灸时将艾条的一端点燃，对准应灸的腧穴部位或患处，约距皮肤 2~3cm 进行熏烤（图 4-27），使患者局部有温热感而无灼痛为宜，一般每处灸 10~15 分钟，至皮肤出现红晕为度。对于昏厥、局部知觉迟钝的患者，医者可将中、食二指置于施灸部位两侧，通过医者手指的感觉来测知患者局部的受热程度，以便随时调节施灸的距离和防止烫伤。

2）雀啄灸：施灸时，将艾条点燃的一端与施灸部位的皮肤并不固定在一定距离，而是像鸟雀啄食一样，一上一下移动地施灸（图 4-28）。

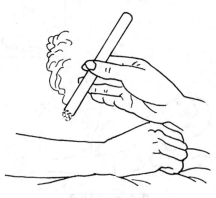

图 4-27　温和灸

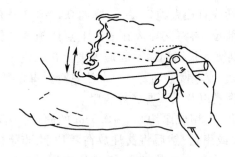

图 4-28　雀啄灸

3) 回旋灸:施灸时,艾条点燃的一端与施灸部位的皮肤虽然有一定距离,但不固定,而是向左右方向均匀地移动或反复旋转地施灸(图 4-29)。

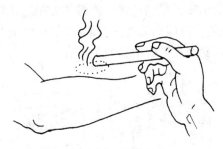

图 4-29 回旋灸

以上诸法对一般应灸的病证均可采用,但温和灸多用于灸治慢性病,雀啄灸、回旋灸多用于灸治急性病。

(2)实按灸:将点燃的艾条隔布或隔绵纸数层实按在穴位上,使热力透达深部,火灭热减后重新点火按灸,称为实按灸。常用的实按灸有太乙针灸和雷火针灸。

1) 太乙针灸:用纯净细软的艾绒 150g 平铺在 40cm 见方的桑皮纸上。将人参 125g,穿山甲 250g,山羊血 90g,千年健 500g,钻地风 300g,肉桂 500g,小茴香 500g,苍术 500g,甘草 1000g,防风 2000g,麝香少许,共为细末,取药末 24g 掺入艾绒内,紧卷成爆竹状,外用鸡蛋清封固,阴干后备用。

施灸时,将太乙针的一端烧着,用布 7 层包裹其烧着的一端,立即紧按于应灸的腧穴或患处,进行灸熨,针冷则再燃再熨。如此反复灸熨 7~10 次为度,此法治疗风寒湿痹、肢体顽麻、痿弱无力、半身不遂等均有效。

2) 雷火针灸:其制作方法与"太乙针灸"相同,唯药物处方有异,方用纯净细软的艾绒 125g,沉香、乳香、羌活、干姜、穿山甲各 9g,麝香少许,共为细末。

施灸方法与"太乙针灸"相同。《针灸大成·雷火针法》载:"治闪挫诸骨间痛,及寒湿气痛而畏刺者。"临床上除治上证外,大体与"太乙针灸"主治相同。

3. 温针灸 温针灸是针刺与艾灸结合的一种方法,适用于既需要留针而又需施灸的病证。操作方法是:针刺得气后,将针留在一定的深度,将纯净细软的艾绒捏在针尾上,或用一段长约 2cm 的艾条插在针柄上,点燃施灸(图 4-30)。待艾绒或艾条烧完后除去灰烬,将针起出。为防艾火落下来烧伤皮肤,灸时嘱患者不要移动体位,并在施灸的下方垫一硬纸片,这样较为安全。此法是一种简便易行的针灸并用方法,值得推广。

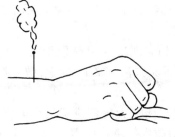

图 4-30 温针灸

4. 温灸器灸　温灸器又名灸疗器,是一种专门用于施灸的器具,用温灸器施灸的方法称温灸器灸。临床常用的有温灸盒和温灸筒(图 4-31、图 4-32)。施灸时,将艾绒或加掺药物装入温灸器的小筒,点燃后,将温灸器之盖扣好,即可置于腧穴或应灸部位进行熨灸,直到所灸部位的皮肤红润为度。有调和气血、温中散寒的作用,一般需要灸治者均可采用,对小儿、妇女及畏惧灸治者最为适宜。

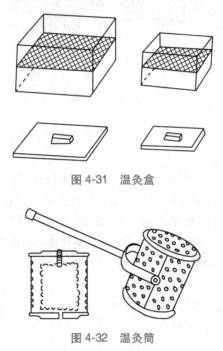

图 4-31　温灸盒

图 4-32　温灸筒

（二）其他灸法

1. 灯火灸　灯火灸是用灯心草蘸油点燃,在患者身体上焠烫的方法,又名"灯草灸""油捻灸""十三元宵火""神灯照",是民间沿用已久的简便灸法。方法是用灯心草一根,蘸麻油少许,点燃后用快速动作对准穴位点灸,当听到"叭"的一声迅速离开,如无爆炸之声可重复一次。具有疏风解表、行气化痰、清神止搐等作用,多用于治疗小儿疹腮、小儿脐风和胃痛、腹痛、痧胀等病证。

2. 天灸　天灸又称药物灸、发疱灸,是用对皮肤有刺激性的药物,涂敷于穴位或患处,使局部充血、起疱,如灸疮,故名天灸。所用药物多是单味中药,也有用复方,其常用的有白芥子、蒜泥、斑蝥等。

（1）白芥子:将白芥子研成细末,用水调和,敷贴于腧穴或患处。利用其较强的刺激作用,敷贴后促使发疱,达到治疗目的。一般可用于治疗关节痹痛、口眼歪斜,或配合其他药物治疗哮喘等症。

（2）蒜泥灸:将大蒜捣烂如泥,取 3~5g 贴敷于穴位上,敷灸 1~3 小时,以局部皮肤发痒发红起疱为度。如敷涌泉穴治疗咯血、衄血,敷合谷穴治疗扁桃体炎,敷鱼际穴治疗喉痹等。

（3）斑蝥灸:将芫青科昆虫南方大斑蝥或黄黑小斑蝥的干燥全虫研末,用醋或甘油、酒精等调和。使用时先取胶皮一块,中间剪一小孔,如黄豆大,贴在施灸穴位上,以暴露穴位并保护周围皮肤,将斑蝥粉少许置于孔中,上面再贴一层胶布固定即可,以局部起疱为度。可治疗癣痒等。

三、灸法的注意事项

(一)施灸的先后顺序

古人对施灸的先后顺序有明确的要求。《备急千金要方·针灸上》记载:"凡灸当先阳后阴,先上后下,先少后多。"临床上一般是先灸上部,后灸下部,先灸阳部,后灸阴部,壮数是先少后多,艾炷是先小后大。但在特殊情况下,则可酌情而施。如脱肛时,即可先灸长强以收肛,后灸百会以举陷。因此,不可过于拘泥。

(二)施灸的补泻方法

艾灸的补泻,始载于《黄帝内经》。《灵枢·背腧》说:"以火补者,毋吹其火,须自灭也。以火泻者,疾吹其火,传其艾,须其火灭也。"这是古人对施灸补泻操作方法的具体载述。《针灸大成·艾灸补泻》也记载:"以火补者,毋吹其火,须待自灭,即按其穴。以火泻者,速吹其火,开其穴也。"在临床上可根据患者的具体情况,结合腧穴性能,酌情运用。

(三)施灸的禁忌

1. 对颜面、五官和有大血管的部位以及关节活动部位,不宜采用瘢痕灸。

2. 某些传染病、高热、昏迷、抽风期间,或身体极度衰竭、极度疲劳、过饥、过饱、酒醉、大汗淋漓、情绪不稳等禁灸。

3. 孕妇的腹部和腰骶部也不宜施灸。

(四)灸后的处理

施灸后,局部皮肤出现微红灼热,属于正常现象,无需处理。如因施灸过量,时间过长,局部出现小水疱,只要注意不擦破,可任其自然吸收。如水疱较大,可用消毒的毫针刺破水疱,放出水液,或用注射针抽出水液,再涂以龙胆紫,并以纱布包敷。如用化脓灸者,在灸疮化脓期间,要注意适当休息,加强营养,保持局部清洁,并可用敷料保护灸疮,以防污染,待其自然愈合。如处理不当,灸疮脓液呈黄绿色或有渗血现象者,可用消炎药膏或玉红膏涂敷。

此外,施灸时应防止艾火烧伤皮肤或衣物。用过的艾条、太乙针等,应装入小口玻璃瓶或筒内,以防复燃。

 复习思考题

1. 简述灸法的作用。

2. 灸法分为哪几种? 如何操作?

第三节 拔 罐 法

拔罐法古称角法,又称吸筒法,是一种以罐为工具,利用燃烧、抽气等方法排出罐内空气,造成负压,使罐吸附于腧穴或应拔部位的体表,产生刺激,使局部皮肤充血、瘀血,以达到防治疾病目的的一种方法。

一、罐的种类

罐的种类很多,目前临床上常用的有竹罐、陶罐、玻璃罐和抽气罐等。

（一）玻璃罐

用耐热的玻璃制成,形如球状,肚大口小,口边外翻（图 4-33）,有大、中、小三种型号。优点是质地透明,可以看见罐内皮肤瘀血、出血等情况,便于随时掌握。缺点是容易破碎。临床较普遍使用。

（二）竹罐

将直径 3~6cm 的细毛竹截成 6~10cm 长的竹筒,一端留节作底,另一端做罐口,制成壁厚 2~3mm,中间呈腰鼓形的竹罐（图 4-33）。其取材容易、轻巧价廉,不易破碎;缺点是容易燥裂、漏气。在民间应用较广。

（三）陶罐

用陶土烧制而成,罐的两端较小,中间略向外凸出,状如瓷鼓,底平,口径大小不一,口径小者较短,口径大者略长。这种罐的特点是吸力大,但质地较重,容易摔碎损坏,现临床极少使用（图 4-33）。

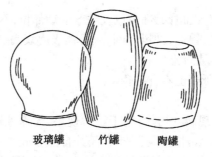

玻璃罐　　竹罐　　陶罐

图 4-33　常用罐

（四）抽气罐

抽气罐用玻璃或塑料制成,将抽气唧筒与罐嘴对接,将罐扣于体表,抽拉唧筒至适宜的负压;有橡皮排气球抽气罐,挤压排气球,将气体排出;有电动抽气罐,其负压大小可以调节,且可连接测压表,随时观察罐内负压。抽气罐易于掌握,避免烫伤。缺点是无火罐的温热刺激。

（五）代用罐

杯子、小口碗及玻璃罐头瓶等,只要瓶口光滑,无破损,均可使用。

二、操作方法

(一)吸拔方法

拔罐的方法有多种,可分为火罐法、水罐法、抽气罐法,其操作如下。

1. 火罐法 利用燃烧时火的热力排出罐内空气,形成负压,将罐吸在皮肤上。具体操作有以下几种:

(1)闪火法:用镊子夹95%乙醇棉球,点燃后,在罐内中段绕一圈抽出,迅速将罐扣在应拔的部位上,即可吸附(图4-34)。此法因罐内无火,比较安全,是最常用的拔罐方法。但须注意的是点燃的乙醇棉球切勿将罐口烧热,以免烫伤皮肤。

(2)贴棉法:用2cm左右的95%乙醇棉花一小方块,贴在罐内壁的下1/3处,以火点燃后,迅速扣在应拔的部位上,即可吸住。注意棉花不可太大、太厚,蘸乙醇不可太多。此法易于掌握,适用于初学者。

(3)投火法:将易燃纸片点燃后投入罐内,不等纸片烧完扣在应拔部位上,即可吸附(图4-35)。注意将纸条投入罐内时,未燃的一端应向下。此法民间多用。

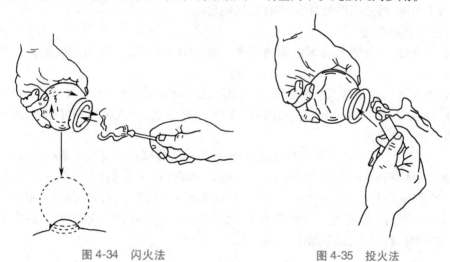

图4-34 闪火法　　　　　　　　　　图4-35 投火法

(4)架火法:用一不易燃烧和传热的物体,如小瓶盖等(其直径要小于罐口),放在应拔的部位上,上置小块95%乙醇棉球,点燃后迅速将罐子扣上,这种方法须注意吸附力也较强。

(5)滴酒法:在火罐内滴入95%乙醇1~3滴,翻倒之使其均匀地布于罐壁,然后点火燃着,迅速将罐子扣在应拔的部位上。这种方法须注意滴入乙醇要适量,如过少不易燃着,若过多则淌下会灼伤皮肤。

2. 水吸法 水吸法是利用沸水排出罐内空气,形成负压,使罐吸附在皮肤上的方法。此法一般选用竹罐。选用5~10枚完好无损的竹罐,放在锅内,加水煮沸,然后用镊子将罐口朝下夹出,迅速用凉毛巾紧扪罐口,立即将罐扣在应拔部位,即能吸附在皮肤上。可根据病情需要在锅中放入适量的祛风活血药物,如羌活、独活、当归、红花、麻黄、艾叶、川椒、木瓜、川乌、草乌等,即称药罐法。

3. 抽气法 此法先将抽气罐的瓶底紧扣在穴位上,用注射器或抽气筒通过橡皮塞抽出罐内空气,使其产生负压,即能吸住(图4-36)。

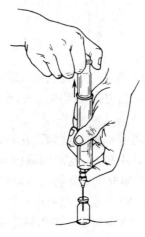

图 4-36　抽气罐法

　　以上各种方法,一般留罐 10~15 分钟,待施术皮肤充血、瘀血时,将罐取下。若罐大吸拔力强时,可适当缩短留罐的时间,以免起疱。

　　(二)运用方法

　　临床拔罐时,可根据不同的病情需要,运用不同的方法。常用的拔罐法有以下几种:

　　1. 留罐法　留罐法又称坐罐法,即将罐吸附在体表后,使罐子吸拔留置于施术部位 10~15 分钟,然后将罐起下。此法是常用的一种方法,一般疾病均可应用,而且单罐、多罐皆可应用。

　　2. 走罐法　走罐法亦称推罐法,即拔罐时先在所拔部位的皮肤或罐口上,涂一层凡士林、液体石蜡等润滑剂,再将罐拔住。然后,医者用手握住罐底,稍倾斜,后半边着力,前半边略提起,慢慢向前推动,这样在皮肤表面上、下或左、右来回推拉,反复移动数次,直至皮肤红润、充血甚或瘀血为止(图 4-37)。此法适宜于面积较大、肌肉丰厚部位,如脊背、腰臀、大腿等部位。

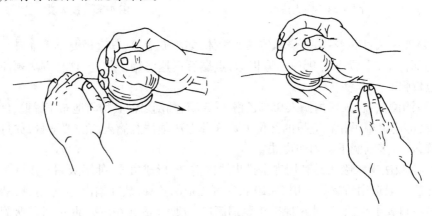

图 4-37　走罐法

　　3. 闪罐法　闪罐法即将罐拔住后,立即起下,如此反复多次地拔住起下,起下拔住,直至皮肤潮红、充血,或瘀血为度。多用于局部皮肤麻木、疼痛或功能减退等疾患,尤其适用于不宜留罐的患者,如小儿、年轻女性的面部。

4. 刺血拔罐法 刺血拔罐法又称刺络拔罐法,即在应拔部位的皮肤消毒后,用三棱针点刺出血或用皮肤针叩打后,再将火罐拔于点刺的部位,使之出血,以加强刺血治疗的作用。一般刺血后拔罐留置10~15分钟,多用于治疗丹毒、扭伤、乳痈等。

5. 留针拔罐法 留针拔罐法简称针罐,即在针刺留针时,将罐拔在以针为中心的部位上,约5~10分钟,待皮肤红润、充血或瘀血时,将罐起下,然后将针起出。此法能起到针罐配合的作用(图4-38)。

三、拔罐的作用和适用范围

拔罐法具有通经活络、行气活血、消肿止痛、祛风散寒等作用,其适用范围较为广泛,一般多用于风寒湿痹、腰背肩臂腿痛、关节痛、软组织闪挫扭伤及伤风感冒、头痛、咳嗽、哮喘、胃脘痛、呕吐、腹痛、泄泻、痛经、中风偏瘫等。

四、起罐方法和注意事项

(一)起罐方法

起罐时,一般先用一手夹住火罐,另一手拇指或食指从罐口旁边按压一下,使气体进入罐内,即可将罐取下(图4-39)。若罐吸附过强时,切不可用力猛拔,以免擦伤皮肤。

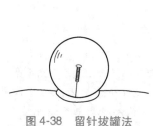

图4-38 留针拔罐法

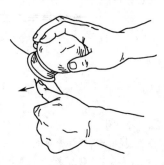

图4-39 起罐

(二)注意事项

1. 拔罐时要选择适当的体位和肌肉丰满的部位。若体位不当、移动,骨骼凸凹不平,毛发较多的部位,火罐容易脱落,均不适用。

2. 拔罐时要根据所拔部位的面积大小而选择大小适宜的罐。操作时必须动作迅速,做到稳、准、轻、快,才能使罐拔紧、吸附有力。

3. 用火罐时应注意勿灼伤或烫伤皮肤。若烫伤或留罐时间太长而致皮肤起水疱时,小的无需处理,仅敷以消毒纱布,防止擦破即可;水疱较大时,可用消毒针将水放出,涂以龙胆紫药水,或用消毒纱布包敷,以防感染。

4. 有出血倾向的疾病,如血友病、血小板减少性紫癜和白血病不宜拔罐。皮肤有过敏、溃疡、水肿及心脏、大血管分布部位,不宜拔罐。高热抽搐者,以及孕妇的腹部、腰骶部位,亦不宜拔罐。

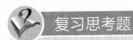

复习思考题

1. 火罐的操作方法有哪几种?
2. 拔罐法的临床应用有哪几种?

第四节　其他针法

一、三棱针法

三棱针古称"锋针",是一种常用的放血工具(图4-40),由不锈钢材料制成,针长约6cm,针柄稍粗呈圆柱体,针身呈三棱状,尖端三面有刃,针尖锋利,常用规格有大号、小号两种。

用三棱针刺破人体的一定部位或腧穴,放出少量血液,达到治疗疾病的目的,古人称之为"刺血络"或"刺络",现代称为"放血疗法"。古代对此法十分重视,如《灵枢·九针十二原》提出:"宛陈则除之,去血脉也。"《灵枢·官针》篇更有"络刺""赞刺""豹纹刺"等具体的记载,表明三棱针刺络放血是一种十分重要而且常用的针刺法。

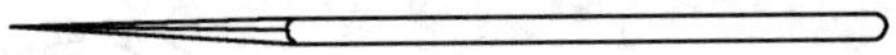

图4-40　三棱针

知识链接

九针之名,各不同形。……镵针者,头大末锐,去泻阳气;员针者,针如卵形,揩摩分间,不得伤肌肉者,以泻分气;提针者,锋如黍粟之锐,主按脉勿陷,以致其气;锋针者,刃三隅以发痼疾;铍针者,末如剑锋,以取大脓;员利针者,大如厘,且员且锐,中身微大,以取暴气;毫针者,尖如蚊虻喙,静以徐往,微以久留之而养,以取痛痹;长针者,锋利身薄,可以取远痹;大针者,尖如挺,其锋微员,以泻机关之水也。九针毕矣。——《灵枢·九针十二原》

(一)操作方法

三棱针的针刺方法一般分为点刺法、散刺法、刺络法、挑刺法四种。

1. **点刺法**　是快速刺入腧穴放出少量血液或挤出少量黏液的方法。针刺前,在预定针刺部位上下用押手拇、食指向针刺处推按,使血液积聚于针刺部位,继之用2%碘酒棉球消毒,再用75%乙醇棉球脱碘。针刺时押手拇、食、中三指固定被刺部位,刺手持针,用拇、食两指捏住针柄,中指指腹紧靠针身下端,针尖露出3~5mm,对准已消毒的部位,刺入3~5mm深,随即将针迅速退出,轻轻挤压针孔周围,使出血少许,然后用消毒干棉球按压针孔(图4-41)。点刺多用于指、趾末端的十宣、十二井穴和耳尖及头面部的攒竹、上星、太阳等穴。

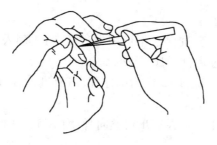

图 4-41　点刺法

2. 散刺法　又称豹纹刺，是对病变局部周围进行点刺的一种方法。根据病变部位大小的不同，可刺 10~20 针，由病变外缘环形向中心点刺（图 4-42），以促使瘀血或水肿得以排出，达到祛瘀生新、通经活络的目的。此法多用于治疗局部瘀血、血肿或水肿、顽癣等。

3. 刺络法　是刺入浅表血络（静脉）放出适量血液的方法。操作时，先用止血带结扎在针刺部位上端（近心端），然后迅速消毒。针刺时押手拇指压在被针刺部位下端，刺手持三棱针对准针刺部位的静脉，刺入脉中 2~3mm，立即将针退出，并松开结扎在针刺部位上端的止血带，使其流出少量血液，出血停止后，用消毒干棉球按压针孔。当出血时，也可轻轻按压静脉上端，以助瘀血外出，毒邪得泻（图 4-43）。此法多用于曲泽、委中等穴，治疗急性吐泻、中暑、发热等。

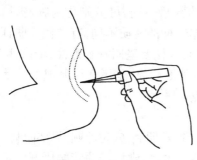

图 4-42　散刺法

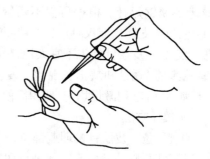

图 4-43　刺络法

4. 挑刺法　是用三棱针挑破腧穴皮肤或皮下纤维组织以治疗疾病的方法。操作时，用押手按压施术部位两侧，或捏起皮肤，使皮肤固定，刺手持针迅速刺入皮肤 1~2mm，随即将针身倾斜挑破皮肤，使之出少量血液或少量黏液。也有再刺入 5mm 左右深，将针身倾斜并使针尖轻轻挑起，挑断皮下部分纤维组织，然后出针，覆盖敷料。挑刺法常用于治疗肩周炎、胃痛、颈椎病、失眠、支气管哮喘、血管神经性头痛等。

（二）适用范围

三棱针放血疗法具有通经活络、开窍泻热、消肿止痛等作用。其适用范围较为广泛，凡各种实证、热证、瘀血、疼痛等均可应用。较常用于某些急性和慢性病，如昏厥、高热、中暑、中风闭证、咽喉肿痛、目赤肿痛、顽癣、痈疖初起、扭挫伤、疔证、痔疮、顽痹、头痛、丹毒、指（趾）麻木等。

（三）注意事项

1. 施术前，要做好必要的解释工作，以消除患者顾虑。注意患者体位要舒适，谨防晕针。

2. 严格消毒,防止感染。

3. 点刺时手法宜轻、稳、准、快,不可用力过猛,防止刺入过深,创伤过大,损害其他组织。一般出血不宜过多,切勿伤及动脉。

4. 每日或隔日治疗 1 次,1~3 次为 1 疗程,出血量多者,每周 1~2 次。一般每次出血量以数滴至 3~5ml 为宜。

5. 体质虚弱者、孕妇、产后及有出血倾向者,均不宜使用本法。

二、皮肤针法

运用皮肤针叩刺人体一定部位或穴位,激发经络功能,调整脏腑气血,以达到防治疾病目的的方法,叫皮肤针法。

皮肤针,又有"梅花针""七星针""罗汉针"之分,是以多支短针组成,用来叩刺人体一定部位或穴位的一种针具。皮肤针法源于古代的"半刺""毛刺""扬刺"等刺法,《灵枢·官针》记载:"半刺者,浅内而疾发针,无针伤内,如拔毛状,以取皮气。""扬刺者,正内一,旁内四而浮之,以治寒气之博大者也。""毛刺者,刺浮痹皮肤也。"上述诸法同属浅刺皮肤的针刺方法。《素问·皮部论》说:"凡十二经脉者,皮之部也。是故百病之始生也,必先于皮毛。"说明十二皮部与经络、脏腑的密切联系,运用皮肤针叩刺皮部可激发、调节脏腑经络功能,以达到防治疾病的目的。

皮肤针的针头呈小锤形,针柄一般长 15~19cm,一端附有莲蓬状的针盘,针盘下面散嵌着不锈钢短针。根据所嵌不锈钢短针的数目不同,可分别称为梅花针(5 支针)、七星针(7 支针)、罗汉针(18 支针)等;根据针柄的材质不同,有硬柄皮肤针和软柄皮肤针之分。皮肤针针尖不宜太锐,呈松针形,针柄要坚固具有弹性,全束针平齐,防止偏斜、钩曲、锈蚀和缺损。现代又发明了一种滚刺筒,是用金属制成的筒状皮肤针,具有刺激面广、刺激量均匀、使用简便等优点。

(一)操作方法

1. 叩刺部位　皮肤针的叩刺部位,一般可分循经叩刺、穴位叩刺、局部叩刺三种。

(1)循经叩刺:是指循着经脉进行叩刺的一种方法,常用于项背腰骶部的督脉和足太阳膀胱经。督脉为阳脉之海,能调节一身之阳气;五脏六腑之背俞穴,皆分布于膀胱经,故其治疗范围广泛;其次是四肢肘膝关节以下经络,因其分布着各经原穴、络穴、郄穴等,可治疗各相应脏腑经络的疾病。

(2)穴位叩刺:是指在穴位上进行叩刺的一种方法,主要是根据穴位的主治作用,选择适当穴位予以叩刺治疗,临床常用各种特定穴、华佗夹脊穴、阿是穴等。

(3)局部叩刺:是指在患部进行叩刺的一种方法,如扭伤后局部的瘀肿疼痛及顽癣等,可在局部进行围刺或散刺。

2. 刺激强度与疗程　刺激的强度,根据刺激部位、患者体质和病情不同而决定,一般分轻、中、重三种。

(1)轻刺激:用力稍小,皮肤仅潮红、充血为度。适用于头面部、老弱妇女患者,以及病属虚证、久病者。

(2)重刺激:用力较大,以皮肤有明显潮红,并有微出血为度。适用于压痛点、背部、臀部、年轻体壮患者,以及病属实证、新病者。

(3)中刺激:介于轻刺激与重刺激之间,以局部有较明显潮红,但不出血为度,适用于一般部位及一般患者。

叩刺治疗，一般每日或隔日 1 次,10 次为 1 疗程,疗程间可间隔 3~5 日。

3. 操作

(1)叩刺:针具和叩刺部位用 75% 乙醇消毒后,以刺手拇指、中指、无名指握住针柄,食指伸直按住针柄中段,针头对准皮肤叩击,运用腕部的弹力,使针尖叩刺皮肤后,立即弹起,如此反复叩击。叩击时针尖与皮肤必须垂直,弹刺要准确,强度要均匀,可根据病情选择不同的刺激部位和刺激强度(图 4-44)。

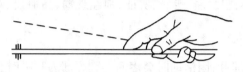

图 4-44 皮肤针刺法

(2)滚刺:是指用特制的滚刺筒,经 75% 乙醇消毒后,手持筒柄,将针筒在皮肤上来回滚动,使刺激范围成为一狭长的面,或扩展成一片广泛的区域。

(二)适用范围

皮肤针的适用范围很广,临床各种病证均可应用,如近视、视神经萎缩、急性扁桃体炎、感冒、咳嗽、慢性肠胃病、便秘、头痛、失眠、腰痛、皮神经炎、斑秃、痛经等。

(三)注意事项

1. 针具要经常检查,注意针尖有无毛钩,针面是否平齐,滚刺筒转动是否灵活。

2. 叩刺时动作要轻捷,正直无偏斜,以免造成患者疼痛。

3. 局部如有溃疡或损伤者不宜使用本法,急性传染性疾病和急腹症也不宜使用本法。

4. 叩刺局部和穴位,若手法重而出血者,应进行清洁和消毒,注意防止感染。

5. 滚刺筒不要在骨骼突出部位滚动,以免产生疼痛或出血。

三、皮内针法

皮内针法,是将特制的小型针具刺入并固定于腧穴部位的皮内作较长时间留针的一种方法,又称"埋针法"。针刺入皮肤后,固定留置一定的时间,给腧穴以长时间的刺激,可调整经络脏腑功能,达到防治疾病的目的。

皮内针的针具有两种。一种呈颗粒型,或称麦粒型,一般长 1cm,针柄形似麦粒;一种呈撳钉型,或称图钉型,长约 0.2~0.3cm,针柄呈环形。前一种针身与针柄成一直线,而后一种针身与针柄呈垂直状(图 4-45)。

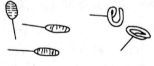

图 4-45 皮内针

针刺部位多以不妨碍正常的活动处腧穴为主,一般多选用背俞穴、四肢穴和耳穴等。

(一)操作方法

皮内针、镊子和埋针部位皮肤严格消毒后,进行针刺。

1. 颗粒式皮内针 用镊子夹住针柄,对准腧穴,沿皮下横向刺入,针身可刺入 0.5~0.8cm,针柄留于皮外,然后用胶布顺着针身进入的方向粘贴固定。

2. 揿钉式皮内针 用镊子夹住针圈,对准腧穴,直刺揿入,然后用胶布固定。也可将针圈贴在小块胶布上,手执胶布直压揿入所刺穴位。

皮内针可根据病情决定其留针时间的长短,一般为 3~5 天,最长可达 1 周。若天气炎热,留针时间不宜过长,以 1~2 天为好,以防感染。在留针期间,可每隔 4 小时用手按压埋针处 1~2 分钟,以加强刺激,提高疗效。

（二）适用范围

皮内针法临床多用于某些需要久留针的疼痛性疾病和久治不愈的慢性病证,如神经性头痛、面神经麻痹、胆绞痛、腰痛、痹证、神经衰弱、高血压、哮喘、小儿遗尿、痛经、产后宫缩疼痛等。

（三）注意事项

1. 关节附近不可埋针,因活动时会疼痛。胸腹部因呼吸时会活动,亦不宜埋针。

2. 埋针后,如患者感觉疼痛或妨碍肢体活动时,应将针取出,改选穴位重埋。

3. 埋针期间,针处不可着水,避免感染。

四、电针法

电针法,是将针刺入腧穴得气后,在针具上通以接近人体生物电的微量电流,利用针和电两种刺激相结合,以防治疾病的一种方法。其优点是能代替人做较长时间的持续运针,节省人力,且能比较客观地控制刺激量。

电针器的种类很多,主要有交流、直流可调电针机,脉动感应电针机,音频振荡电针机,晶体管电针机等。目前蜂鸣式电针机、电子管式电针机已被半导体电针机所取代。半导体电针机是用半导体元件制作的电针仪器,交直流电两用,不受电源限制,且具有省电、安全、体积小、携带方便、耐震、无噪音、易调节、性能稳定、刺激量大等特点。它采用振荡发生器,输出接近人体生物电的低频脉冲电流,既可做电针,又可用点状电极或板状电极直接放在穴位或患处进行治疗,在临床广泛应用。

（一）操作方法

1. 配穴处方 电针法的处方配穴与针刺法相同。一般选用其中的主穴,配用相应的辅助穴位,多选同侧肢体的 1~3 对穴位为宜。选穴的方法除了按经络辨证、脏腑辨证选穴外,还可根据神经干通过部位和肌肉神经运动点选穴。

2. 电针方法 针刺入穴得气后,将输出电位器调至"0"位,负极接主穴,正极接配穴,也有不分正负极,将两根导线任意接在两个针柄上,然后打开电源开关,选好波型,慢慢调节至所需输出电量。通电时间一般在 5~20 分钟,用于镇痛则一般在 15~45 分钟。如感觉弱时,可适当加大输出电流量,或暂时断电 1~2 分钟后再行通电。当达到预定时间后,先将输出电位器退至"0"位,然后关闭电源开关,取下导线,最后按起针方法将针取出。

3. 电流的刺激强度 当电流开到一定强度时,患者有麻、刺感,这时的电流强度称为"感觉阈"。如电流强度再稍增加,患者会突然产生刺痛感,能引起疼痛感觉的电流强度称为电流的"痛阈"。感觉阈和痛阈因人而异。一般情况下在感觉阈和痛阈之间的电流强度,是治疗最适宜的刺激强度。但此间范围较小,须仔细调节。超过痛阈的电流强度,患者不易接受,应以患者能耐受的强度为宜。根据患者对电流刺激量的耐受,在治疗过程中可再作调整。

（二）波型及作用特点

脉冲电是指在极短时间内出现的电压或电流的突然变化,即电容的突然变化构成了电的脉冲。一般电针仪输出的基本波就是这种交流脉冲,常为双向尖形脉冲或双向矩形脉冲。常用的电针输出波型为疏密波、断续波和连续波。

l. 疏密波　是疏波、密波自动交替出现的一种波型,疏、密交替持续的时间各约1.5秒,能克服单一波型易产生适应的缺点,作用较大,治疗时兴奋效应占优势,能增加代谢,促进气血循环,改善组织营养,消除炎性水肿。常用于出血、扭挫伤、关节周围炎、气血运行障碍、坐骨神经痛、面瘫、肌无力、局部冻伤等。

2. 断续波　是有节律地时断、时续自动出现的一种波型。断时,在1.5秒时间内无脉冲电输出;续时,是密波连续工作1.5秒。断续波型,机体不易产生适应,作用颇强,能提高肌肉组织的兴奋性,对横纹肌有良好的刺激收缩作用。常用于治疗痿证、瘫痪等。

3. 连续波　亦叫可调波,是单个脉冲采用不同方式组合而形成。频率有每分钟几十次至每秒钟几百次不等。频率高的叫密波(或叫高频连续波),一般在50～100次/秒;频率低的叫疏波(或叫低频连续波),一般是2~5次/秒。可用频率旋钮任意选择疏密波型。高频连续波易抑制感觉神经和运动神经,常用于止痛、镇静、缓解肌肉和血管痉挛等;低频连续波,短时兴奋肌肉,长时抑制感觉神经和运动神经,常用于治疗痿证和各种肌肉关节、韧带、肌腱的损伤及慢性疼痛等。

（三）适用范围

电针可调整人体生理功能,有止痛、镇静、促进气血循环、调整肌张力等作用。电针的适用范围基本和毫针刺法相同,故其治疗范围较广。临床常用于各种痛证、痹证和心、胃、肠、肌、膀胱、子宫等器官的功能失调,以及癫狂和肌肉、韧带、关节的损伤性疾病等,并可用于针刺麻醉。

（四）注意事项

1. 电针刺激量较大,需要防止晕针,体质虚弱、精神紧张者,尤应注意电流不宜过大。

2. 调节电流时,不可突然增强,以防止引起肌肉强烈收缩,造成弯针或折针。

3. 电针仪器最大输出功率在40W以上者,最大输出电流应限制在1mA以内,防止触电。

4. 毫针的针柄如经过温针火烧之后,表面氧化不导电,不宜使用。若使用,输出导线应夹持针体。

5. 心脏病患者,应避免电流回路通过心脏。尤其是安装心脏起搏器者,应禁止应用电针。在接近延髓、脊髓部位使用电针时,电流量宜小,切勿通电太强,以免发生意外。孕妇亦当慎用电针。

6. 应用电针要注意"针刺耐受"现象的发生,所谓"针刺耐受"就是长期多次反复应用电针,使机体对电针刺激产生耐受,而使其疗效降低的现象。

7. 电针仪器在使用前须检查性能是否完好,如电流输出时断时续,须注意导线接触是否良好,应检查修理后再用。干电池使用一段时间如输出电流微弱,须更换新电池。

五、穴位注射法

穴位注射法,是将药水注入穴位以防治疾病的一种治疗方法。它可将针刺刺激和药物的性能及对穴位的渗透作用相结合,发挥其综合效应,故对某些疾病有特殊的疗效。

(一)操作方法

1. 针具 消毒的注射器和针头,可根据药物剂量大小和针刺深浅选用不同规格的注射器和针头。

2. 穴位选择 选穴原则同针刺法,但作为本法的特点,常可结合经络、穴位按诊法以选取阳性反应点。如在背部、胸腹部或四肢的特定穴部位出现的条索、结节、压痛,以及皮肤的凹陷、隆起、色泽变异等,软组织损伤可选取最明显的压痛点。一般每次2~4穴,不宜过多,以精为要。

3. 注射剂量 应根据药物说明书规定的肌内注射剂量,不能过量。作小剂量注射时,可用原药物剂量的1/5~1/2。一般以穴位部位来分,耳部可注射0.1ml,头面部可注射0.3~0.5ml,四肢部可注射1~2ml,胸背部可注射0.5~1ml,腰臀部可注射2~5ml。

4. 操作 使患者取舒适体位,选择适宜的消毒注射器和针头,抽取适量的药液,在穴位局部消毒后,刺手持注射器对准穴位或阳性反应点,快速刺入皮下,然后将针缓慢推进,达一定深度后产生得气感应,如回抽无血,便可将药液注入。凡急性病、体强者可用较强刺激,推液可快;慢性病、体弱者,宜用较轻刺激,推液可慢;一般疾病,则用中等刺激,推液也宜中等速度。如所用药液较多时,可由深至浅,边推药液边退针,或将注射针向几个方向注射药液。

5. 疗程 急症患者每日1~2次,慢性病一般每日或隔日1次,6~10次为1疗程。反应强烈者,可隔2~3日1次,穴位可左右交替使用。每个疗程间可休息3~5日。

(二)适用范围

穴位注射法的适用范围很广,凡是针灸治疗的适应证大部分均可采用本法,如痹证、腰腿痛等。

(三)常用药物

凡是可供肌内注射用的药物,都可供穴位注射用。常用于制作注射液的中药有:当归、丹参、红花、板蓝根、徐长卿、灯盏花、补骨脂、柴胡、鱼腥草、川芎等;西药有:25%硫酸镁,维生素B_1、维生素B_{12}、维生素C、维生素K_3,0.25%~2%盐酸普鲁卡因,阿托品,利血平,卡巴克络,麻黄碱,抗生素,生理盐水,5%~10%葡萄糖等。

(四)注意事项

1. 治疗时应对患者说明治疗特点和注射后的正常反应。如注射后局部可能有酸胀感,48小时内局部有轻度不适,有时持续时间较长,但一般不超过1天。

2. 严格无菌操作,防止感染,如注射后局部红肿、发热等,应及时处理。

3. 注意药物的性能、药理作用、剂量、配伍禁忌、副作用、过敏反应,及药物的有效期,药液有无沉淀变质等情况。凡能引起过敏反应的药物,如青霉素、链霉素、普鲁卡因等,必须先做皮试,阳性反应者不可应用。副作用较强的药物,使用亦当谨慎。

4. 一般药液不宜注入关节腔、脊髓腔和血管内,否则会导致不良后果。此外,应注意避开神经干,以免损伤神经。

5. 孕妇的下腹部、腰骶部和三阴交、合谷穴等,不宜用穴位注射法,以免引起流产。年老、体弱者,选穴宜少,药液剂量应酌减。

附:割治法

割治法是指在一定的穴位或部位上切开皮肤,摘除少量皮下脂肪组织,并在局部施行刺激,以治疗疾病的方法,又称割脂疗法。按部位可分手掌割治和穴位割治。所用器具有手术刀、血管钳、缝针、丝线、消毒纱布、绷带、胶布等。操作按外科手术要求消毒、麻醉,割治后缝合包扎。两次割治之间需休息 7~10 天。割治法适应证较广,尤其对哮喘、胃肠病、癌肿疼痛等有较好疗效。对神经官能症、胆道蛔虫症、头痛等也有一定疗效。但需注意:①割治时防止晕针,如已发生,立即停止操作,作妥善处理。②老弱妇孺刺激宜轻。③割治不宜过深,防止伤及血管、神经或韧带。④出血性疼痛、严重心脏病不宜割治。垂危病人、持续高热、局部水肿或感染者,均不宜割治。

埋线法

埋线法是指在穴位皮下组织内埋藏羊肠线、药片、铜圈、针具等的一种治疗方法。根据埋入的内容而有埋线疗法、埋药疗法等名称。操作时,选定穴位或治疗部位,常规消毒,埋线时可用缝针、腰椎穿刺针或特制的埋线针进行。其他则需切开皮肤,剪去少量脂肪后放入埋植物并予缝合、包敷。适用于治疗哮喘、慢性支气管炎、溃疡病、腰腿痛、关节炎、小儿麻痹后遗症等。

浮针法

浮针法是指用一次性的浮针等针具在局限性病痛的周围皮下浅筋膜进行扫散等针刺活动的针刺疗法。常规消毒,选择 1~2 个进针点,将一次性使用浮针放置于专用进针器中,刺入皮下,然后卧倒针身,使针体平行地在皮下组织内行进,当软套管全部进入皮肤,抽出不锈钢针芯约 3mm,平稳地做从一边到另一边的反复扫散动作。操作时需注意:①针尖必须直对病灶。②针体做水平运动。③扫散动作须均匀柔和,反复操作。④留针时间要长。

主要用于治疗各种疾病引起的痛症,也可用于内脏疾病,如慢性头痛、颈椎病、腱鞘炎、胆囊炎、慢性胃痛等。

（易志龙　舟　茜）

 复习思考题

1. 三棱针操作方法有哪几种?
2. 皮肤针的刺激强度有哪几种?
3. 电针常用的波型有哪几种?

第五章

耳针、头针

学习要点

常用耳穴的部位和主治及耳穴的操作方法;常用头穴线的定位和主治及头针的操作方法。

第一节　耳　针

耳针,是在耳郭穴位上用针刺或其他方法进行刺激,防治疾病的一种方法。其治疗范围较广,操作方便,且对疾病的诊断也有一定的参考意义。

运用耳穴诊治疾病,早在《灵枢·五邪》就有记载:"邪在肝,则两胁中痛……取耳间青脉以去其掣。"《灵枢·厥病》记载:"耳聋无闻,取耳中。"历代医学文献也有用针、灸、熨、按摩、耳道塞药、吹药等方法刺激耳郭以防治疾病,以望、触耳郭诊断疾病的论述,并一直为很多医家所应用。这说明我国利用耳穴诊治疾病的历史已相当悠久。为了便于国际间的研究和交流,我国制定了《耳穴名称与部位的国家标准方案》。

一、耳与经络脏腑的关系

耳与经络之间有着密切的联系,早在两千多年前的医学帛书《阴阳十一脉灸经》就记述了"耳脉",《黄帝内经》对耳与经脉、经别、经筋的关系做了较详细的阐述。手太阳、手足少阳、手阳明等经脉、经别都入耳中,足阳明、足太阳的经脉则分别上耳前、至耳上角。六阴经虽不直接入耳,但都通过经别与阳经相合,而与耳相联系。因此,十二经脉都直接或间接上达于耳。奇经八脉中阴、阳蹻脉并入耳后,阳维脉循头入耳。所以《灵枢·口问》说:"耳者,宗脉之所聚也。"

耳与脏腑的关系密切,据《黄帝内经》《难经》等书记载,耳与五脏均有生理上的联系。如《灵枢·脉度》说:"肾气通于耳,肾和则耳能闻五音矣。"《难经·四十难》说:"肺主声,令耳闻声。"后世医家在论述耳与脏腑的关系时更为详细,如《证治准绳》说:"肾为耳窍之主,心为耳窍之客。"《厘正按摩要术》曰:"耳珠属肾,耳轮属脾,耳上轮属心,耳皮肉属肺,耳背玉楼属肝。"进一步将耳郭分为心、肝、脾、肺、肾五部,说明耳与脏腑在生理功能上是息息相关的。人体的内脏或躯体发病时,往往在耳郭的相应部位出现压痛敏感、皮肤电特异性改变和变形、变色等反应。参考这些现象来诊断疾病,并通过刺激这些部位可防治疾病。可见,耳不仅与脏腑的生理活动有关,而且与其病理变化也是不可分割的。

二、耳郭表面解剖

耳郭分为凹面的耳前和凸面的耳背,表解剖见图5-1。

耳轮　耳郭卷曲的游离部分。

耳轮结节　耳轮后上部的膨大部分。

耳轮尾　耳轮向下移行于耳垂的部分。

耳轮脚　耳轮深入耳甲的部分。

对耳轮　与耳轮相对呈"Y"字形的隆起部,由对耳轮体、对耳轮上脚和对耳轮脚三部分组成。

对耳轮体　对耳轮下部呈上下走向的主体部分。

对耳轮上脚　对耳轮向上分支的部分。

对耳轮下脚　对耳轮下向前分支的部分。

三角窝　对耳轮上、下脚与相应耳轮之间形成的凹窝。

耳舟　耳轮与对耳轮之间的凹沟。

耳屏　耳郭前方呈瓣状的隆起。

屏上切迹　耳屏与耳轮之间的凹陷处。

对耳屏　耳垂上方、与耳屏相对的瓣状隆起。

屏间切迹　耳屏和对耳屏之间的凹陷处。

轮屏切迹　对耳轮与对耳屏之间的凹陷处。

耳垂　耳郭下部无软骨的部分。

耳甲　部分耳轮和对耳轮、对耳屏、耳屏及外耳门之间的凹窝。由耳甲艇、耳甲腔两部分组成。

耳甲腔　耳轮脚以下的耳甲部。

耳甲艇　耳轮脚以上的耳甲部。

外耳门　耳甲腔前方的孔窍。

三、耳穴的分布

耳穴是指分布在耳郭上的一些特定区域。耳穴在耳郭的分布有一定的规律,根据形如胚胎的耳穴分布(图5-2)看到:与头面相应的穴位在耳垂,与上肢相应的穴位居耳舟,与躯干和下肢相应的穴位在对耳轮体部和对耳轮上、下脚,与内脏相应的穴位集中在耳甲。

四、耳穴的部位和主治

为了方便《国标》按耳的解剖将每个部位划分成若干个区,共计有91个穴位。耳穴定位及耳郭分区见图5-3、图5-4。

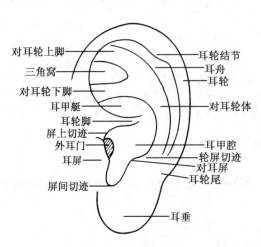

图 5-1　耳郭表面解剖

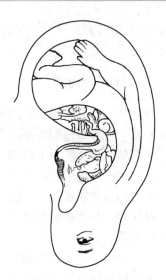

图 5-2　耳穴分布规律图

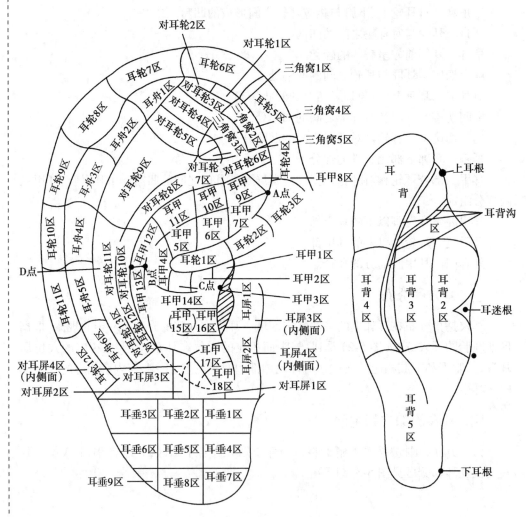

图 5-3　耳郭分区示意图

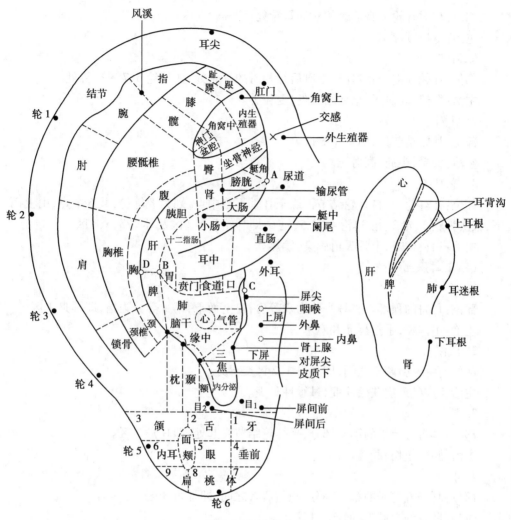

图 5-4 耳穴定位图

（一）耳轮脚及耳轮部

1. 耳中

部位：在耳轮脚上，即耳轮 1 区。

主治：呃逆，荨麻疹，皮肤瘙痒症，小儿遗尿，咯血。

2. 直肠

部位：近屏上切迹的耳轮处，即耳轮 2 区。

主治：便秘，腹泻，脱肛，痔疮。

3. 尿道

部位：直肠穴上方，与膀胱穴同水平的耳轮处，即耳轮 3 区。

主治：尿频，尿急，尿痛，尿潴留。

4. 外生殖器

部位：尿道穴上方，与交感穴同水平的耳轮处，即耳轮 4 区。

主治：睾丸炎，附睾炎，外阴瘙痒症。

5. 肛门

部位:与对耳轮上脚前缘相对的耳轮处,即耳轮 5 区。

主治:痔疮,肛裂。

6. 耳尖

部位:耳轮顶端,与对耳轮上脚后缘相对的耳轮处,即耳轮 6、7 区交界处。

主治:发热,高血压,急性结膜炎,麦粒肿。

7. 肝阳

部位:耳轮结节处,即耳轮 8 区。

主治:头晕,头痛,高血压。

8. 轮 1~6

部位:在耳轮上,自耳轮结节下缘至耳垂下缘中点,划为五等份,共 6 个点,由上而下,依次为轮 1、轮 2、轮 3、轮 4、轮 5、轮 6,即耳轮 9~12 区及耳垂 3、6、8 区。

主治:扁桃体炎,上呼吸道感染,发热。

(二)耳舟部

1. 指

部位:耳舟的顶部。将耳舟分为六等份,自上而下,第 1 等分为指,即耳舟 1 区。

主治:甲沟炎,手指疼痛和麻木。

2. 风溪

部位:在指、腕两穴之间,即耳舟 1、2 区交界处。

主治:荨麻疹,皮肤瘙痒症,过敏性鼻炎。

3. 腕

部位:耳舟五等份的第 2 部分,平耳轮结节突起处,即耳舟 2 区。

主治:腕部扭伤、肿痛。

4. 肘

部位:耳舟五等份的第 3 部分,腕与肩穴之间,即耳舟 3 区。

主治:肱骨外上髁炎,肘部疼痛。

5. 肩

部位:耳舟第四、五等分,与屏上切迹同水平处,即耳舟 4、5 区。

主治:肩关节周围炎,肩部疼痛。

6. 锁骨

部位:耳舟的第六等分,与屏轮切迹同水平处,即耳舟 6 区。

主治:肩关节周围炎。

(三)对耳轮上脚

1. 跟

部位:对耳轮上脚的前上方,近三角窝上部,即对耳轮 1 区。

主治:足跟痛。

2. 趾

部位:对耳轮上脚的后上方,近耳尖部,即对耳轮 2 区。

主治:甲沟炎,足趾疼痛、麻木。

3. 踝

部位:跟穴与膝穴之间,即对耳轮 3 区。

主治:踝关节扭伤。

4. 膝

部位:对耳轮上脚的中 1/3 处,即对耳轮 4 区。

主治:膝关节肿痛。

5. 髋

部位:对耳轮上脚的下 1/3 处,即对耳轮 5 区。

主治:髋关节疼痛,坐骨神经痛。

（四）对耳轮下脚

1. 坐骨神经

部位:对耳轮下脚的前 1/3 处,即对耳轮 6 区。

主治:坐骨神经痛。

2. 交感

部位:对耳轮下脚的末端,与耳轮交界处,即对耳轮 6 区前端。

主治:胃肠痉挛,心绞痛,胆绞痛,输尿管结石,自主神经功能紊乱。

3. 臀

部位:对耳轮下脚的后 1/3 处,即对耳轮 7 区。

主治:坐骨神经痛。

（五）对耳轮部

1. 腹

部位:腰骶椎前侧耳腔缘,即对耳轮 8 区。

主治:腹痛,腹胀,腹泻,急性腰扭伤。

2. 腰骶椎

部位:在对耳轮体部的上 2/5 处,即对耳轮 9 区。

主治:腰骶部疼痛。

3. 胸

部位:胸椎前侧耳腔缘,即对耳轮 10 区。

主治:胸胁疼痛,胸闷,乳腺炎。

4. 胸椎

部位:在对耳轮体部的中 2/5 处,即对耳轮 11 区。

主治:胸部疼痛,经前乳房胀痛,乳腺炎,产后泌乳不足。

5. 颈

部位:颈椎前侧耳腔缘,即对耳轮 12 区。

主治:落枕,颈项肿痛。

6. 颈椎

部位:在对耳轮体部。将轮屏切迹至对耳轮上、下脚分叉处,从上而下分为五等份,下 1/5 处为颈椎,即对耳轮 13 区。

主治:落枕,颈椎综合征。

（六）三角窝部

1. 角窝上

部位:三角窝前上方,即三角窝 1 区。

主治:高血压。

2. 内生殖器

部位:三角窝前 1/3 处,即三角窝 2 区。

主治:痛经,月经不调,白带过多,功能失调性子宫出血,遗精、早泄。

3. 角窝中

部位:三角窝中 1/3 处,即三角窝 3 区。

主治:哮喘。

4. 神门

部位:在三角窝内,对耳轮上、下脚分叉处稍上方,即三角窝 4 区。

主治:失眠,多梦,痛症,戒断综合征。

5. 盆腔

部位:在三角窝内,对耳轮上、下脚分叉处稍下方,即三角窝 5 区。

主治:盆腔炎。

(七)耳屏部

1. 外耳

部位:屏上切迹前方,近耳轮部,即耳屏 1 区上缘处。

主治:外耳道炎,中耳炎,耳鸣。

2. 外鼻

部位:耳屏外侧面正中稍前,即耳屏 1、2 区之间。

主治:鼻前庭炎,鼻炎。

3. 屏尖

部位:耳屏上部隆起的尖端,即耳屏 1 区后缘处。

主治:发热,牙痛。

4. 肾上腺

部位:耳屏下部隆起的尖端,即耳屏 2 区后缘处。

主治:低血压,风湿性关节炎,腮腺炎,间日疟,链霉素中毒性眩晕。

5. 咽喉

部位:耳屏内侧面上 1/2 处,即耳屏 3 区。

主治:声音嘶哑,咽喉炎,扁桃体炎。

6. 内鼻

部位:耳屏内侧面下 1/2 处,即耳屏 4 区。

主治:鼻炎,副鼻窦炎,鼻衄。

(八)对耳屏部

1. 额

部位:对耳屏外侧面的前下方,即对耳屏 1 区。

主治:头晕,头痛,失眠,多梦。

2. 颞

部位:对耳屏外侧面的中部,即对耳屏 2 区。

主治:偏头痛。

3. 枕

部位:对耳屏外侧面的后上方,即对耳屏 3 区。

主治:头晕,头痛,哮喘,癫痫,神经衰弱。

4. 皮质下

部位:对耳屏内侧面,即对耳屏 4 区。

主治:痛症,间日疟,神经衰弱,假性近视。

5. 对屏尖

部位:对耳屏的尖端,即对耳屏 1、2、4 区交点处。

主治:哮喘,腮腺炎,皮肤瘙痒症,睾丸炎,附睾炎。

6. 缘中

部位:对屏尖与轮屏切迹之间,即对耳屏 2、3、4 区交点处。

主治:遗尿,内耳眩晕症。

(九)耳甲腔、耳甲艇部

1. 口

部位:耳轮脚下方前 1/3 处,即耳甲 1 区。

主治:面瘫,口腔炎,胆囊炎,胆结石,戒断综合征。

2. 食管

部位:耳轮脚下方中 1/3 处,即耳甲 2 区。

主治:食管炎,食管痉挛,梅核气。

3. 贲门

部位:耳轮脚下方后 1/3 处,即耳甲 3 区。

主治:贲门痉挛,神经性呕吐。

4. 胃

部位:耳轮脚消失处,即耳甲 4 区。

主治:胃痉挛,胃炎,胃溃疡,失眠,牙痛,消化不良。

5. 十二指肠

部位:耳轮脚上方后部,即耳甲 5 区。

主治:十二指肠溃疡,胆囊炎,胆石症,幽门痉挛。

6. 小肠

部位:耳轮脚上方中部,即耳甲 6 区。

主治:消化不良,腹痛,心动过速,心律不齐。

7. 大肠

部位:耳轮脚上方前部,即耳甲 7 区。

主治:腹泻,便秘,咳嗽,痤疮。

8. 阑尾

部位:大肠、小肠两穴之间,即耳甲 6、7 区交界处。

主治:急性单纯性阑尾炎,腹泻。

9. 艇角

部位:耳甲艇前上角,即耳甲 8 区。

主治:前列腺炎,尿道炎。

10. 膀胱

部位:肾与艇角两穴之间,即耳甲 9 区。

主治:膀胱炎,遗尿,尿潴留,腰痛,坐骨神经痛,后头痛。

11. 肾

部位:对耳轮上、下脚分叉处下方,即耳甲 10 区。

主治:腰痛,耳鸣,神经衰弱,肾盂肾炎,哮喘,遗尿,月经不调,遗精、早泄。

12. 输尿管

部位:肾与膀胱两穴之间,即耳甲 9、10 区交界处。

主治:输尿结石绞痛。

13. 艇中

部位:耳甲艇中央,即耳甲 6、10 区交界处。

主治:腹痛,腹胀,胆道蛔虫症,腮腺炎。

14. 胰胆

部位:肝、肾两穴之间,即耳甲 11 区。

主治:胆囊炎,胆石症,胆道蛔虫症,偏头痛,带状疱疹,中耳炎,耳鸣,听力减退,急性胰腺炎。

15. 肝

部位:耳甲艇的后下部,即耳甲 12 区。

主治:胁痛,眩晕,经前期紧张症,月经不调,更年期综合征,高血压,假性近视,单纯性青光眼。

16. 脾

部位:耳甲腔的后上方,即耳甲 13 区。

主治:腹胀,腹泻,便秘,食欲不振,功能失调性子宫出血,白带过多,内耳眩晕症。

17. 肺

部位:耳甲腔中央周围,即耳甲 14 区。

主治:咳喘,胸闷,声音嘶哑,痤疮,皮肤瘙痒症,荨麻疹,扁平疣,便秘,戒断综合征。

18. 心

部位:耳甲腔中央,即耳甲 15 区。

主治:心动过速,心律不齐,心绞痛,无脉症,神经衰弱,癔症,口舌生疮。

19. 气管

部位:在耳甲腔内,外耳道口与心穴之间,即耳甲 16 区。

主治:咳喘。

20. 三焦

部位:耳甲腔底部,内分泌穴上方,即耳甲 17 区。

主治:便秘,腹胀,上肢外侧疼痛。

21. 内分泌

部位:耳甲腔底部,屏间切迹内,即耳甲 18 区。

主治:痛经,月经不调,更年期综合征,痤疮,间日疟。

(十)耳垂部

1. 牙

部位:在耳垂 1 区。

主治:牙痛,牙周炎,低血压。

2. 舌

部位:在耳垂 2 区。

主治:舌炎,口腔炎。

3. 颌

部位:在耳垂 3 区。

主治:牙痛,颞颌关节功能紊乱。

4. 垂前

部位:在耳垂 4 区。

主治:神经衰弱,牙痛。

5. 眼

部位:在耳垂 5 区。

主治:急性结膜炎,电光性眼炎,麦粒肿,假性近视。

6. 内耳

部位:在耳垂 6 区。

主治:内耳眩晕症,耳鸣,听力减退。

7. 面颊

部位:在耳垂 5 区、6 区交界线周围。

主治:周围性面瘫、三叉神经痛,痤疮,扁平疣。

8. 扁桃体

部位:在耳垂 8 区。

主治:扁桃体炎,咽炎。

9. 目 1

部位:耳垂正面,屏间切迹前下方。

主治:假性近视。

10. 目 2

部位:耳垂正面,屏间切迹后下方。

主治:假性近视。

(十一)耳背部

1. 上耳根

部位:耳根最上缘。

主治:鼻衄,脊髓侧索硬化症。

2. 耳迷根

部位:在耳背与乳突交界的根部,耳轮脚对应处。

主治:胆囊炎,胆石症,胆道蛔虫症,鼻塞,心动过速,腹痛,腹泻。

3. 下耳根

部位:耳根最下缘。

主治:低血压,下肢瘫痪,小儿麻痹后遗症。

4. 耳背沟

189

部位:对耳轮上、下脚及对耳轮体在耳背面呈"Y"形的凹沟部。

主治:高血压,皮肤瘙痒症。

5. 耳背心

部位:耳背上部。

主治:心悸,失眠,多梦。

6. 耳背脾

部位:耳轮脚消失处的耳背部。

主治:胃痛,消化不良,食欲不振。

7. 耳背肝

部位:在耳背脾穴的耳轮侧。

主治:胆囊炎,胆石症,胁痛。

8. 耳背肺

部位:在耳背脾穴的耳根侧。

主治:咳喘,皮肤瘙痒症。

9. 耳背肾

部位:在耳背的下部。

主治:头晕,头痛,神经衰弱。

五、耳穴的探查

当人体出现疾病时,往往在耳郭上出现各种阳性反应。耳郭上耳穴部位的阳性反应既是辅助诊断的依据,也是治疗疾病的刺激点。

常用的耳穴探查方法有:望,即用肉眼或放大镜直接观察耳郭皮肤有无变色、变形;压,即用探棒在疾病相应部位,由周围向中心以均匀的压力,仔细探压;查,即用耳穴电子探查仪器,测定有无电阻值降低、电流增大而形成良导点。

六、选穴原则

1. 按部选穴法　即根据病变部位,选取相应耳穴。如胃病取胃穴、肩关节周围炎用肩关节穴等。

2. 按辨证选穴法　即根据中医学理论辨证选取相关穴。如眼病选肝穴、失眠选心穴、脱发取肾穴。

3. 按现代医学理论选穴法　如神经衰弱取皮质下穴、消化道溃疡取皮质下穴和交感穴、月经不调取内分泌穴等。

4. 按经验选穴法　如耳中穴有止呃逆作用、神门穴有止痛镇静作用、耳尖有降压和退热作用。

七、操作方法

在准备选用的穴区内,寻找阳性反应点作为刺激点。若探查不到反应点,则按耳穴定位治疗。先用2%碘酒消毒,再用75%酒精脱碘。

耳穴的刺激方法较多,现介绍一些目前临床常用的方法。

1. 毫针法　是利用毫针针刺耳穴,治疗疾病的一种常用方法。其操作程序如下:

（1）定穴和消毒：以选定耳穴作为针刺点（包括用探棒或耳穴探测仪所测得的敏感点）。针刺前耳穴必须严格消毒,先用 2.5% 碘酒消毒,再用 75% 的酒精脱碘,待酒精干后施术。

（2）体位和进针：一般选用坐位,如年老体弱、病重或精神紧张者宜采用卧位,针具选用 26~30 号粗细的 0.3~0.5 寸长的不锈钢针。进针时,医者押手拇、食二指固定耳郭,中指抵住针刺部的耳背,既可以掌握针刺的深度,又可以减轻针刺疼痛。然后用刺手拇、食二指持针,用快速插入的速刺法或慢慢捻入的慢刺法进针均可。刺入深度应视患者耳郭局部的厚薄而定,一般以刺入皮肤 2~3 分,达软骨后毫针站立不摇晃为准。刺入耳穴后,如局部感应强烈,患者症状往往有即刻减轻感;如局部无针感,应调整针刺的方向、深度和角度。刺激强度和手法依病情、体质、证型、耐受度等综合考虑。

（3）留针和出针：留针时间一般为 15~30 分钟,慢性病、疼痛性疾病留针时间适当延长。留针期间,每隔 10 分钟运针 1 次。出针是一次治疗的结束动作,医者押手托住耳郭,刺手迅速将毫针垂直拔出,再用消毒干棉球压迫针孔,以免出血。

2. 电针法　针刺获得针感后,接上电针机两个极,具体操作参照电针法。通电时间一般以 10~20 分钟为宜。适用于神经系统疾患、内脏痉挛、哮喘等。

3. 埋针法　是将皮内针埋入耳穴治疗疾病的方法,适用于慢性疾病和疼痛性疾病,起到持续刺激、巩固疗效和防止复发的作用。

使用时,押手固定常规消毒后的耳部,刺手用镊子夹住皮内针柄,轻轻刺入所选耳穴,再用胶布固定。一般埋患侧耳郭,必要时埋双耳,每日自行按压 3~5 次,每次留针 3~5 日,5 次为 1 疗程。

4. 压丸法　即在耳穴表面贴敷压丸的一种简易疗法。此法既能持续刺激穴位,又安全无痛,无副作用,目前广泛应用于临床。

压丸所选材料就地取材,如王不留行籽、油菜籽、小米、绿豆、白芥子,以及磁珠等。临床现多用王不留行籽,因其表面光滑,大小和硬度适宜。应用前用沸水烫洗 2 分钟,晒干装瓶备用。应用时,将王不留行籽贴附在 0.6cm×0.6cm 大小胶布中央,用镊子夹住,贴敷在选用的耳穴上。每日自行按压 3~5 次,每次每穴按压 30~60 秒,3~7 更换 1 次,双耳交替。刺激强度视患者情况而定,一般儿童、孕妇、年老体弱、神经衰弱者用轻刺激法,急性疼痛性病证宜用强刺激法。

5. 穴位注射法　将微量药物注入耳穴的治疗方法。一般使用结核菌素注射器配 26 号针头,依病情吸取选用的药物,押手固定耳郭,刺手持注射器刺入耳穴的皮内或皮下,行常规皮试操作,缓缓推入 0.1~0.3ml 药物,使皮肤成小皮丘,耳郭有痛、胀、红、热等反应,完毕后用消毒干棉球轻轻压迫针孔,隔日 1 次。

八、注意事项

1. 严格消毒,防止感染。因耳郭暴露在外,表面凹凸不平,结构特殊,针刺前必须严格消毒,有伤面和炎症部位禁针。针刺后如针孔发红、肿胀,应及时涂 2.5% 碘酒,防止化脓性软骨膜炎的发生。

2. 对扭伤和运动障碍的患者,进针后应嘱其适当活动患部,有助于提高疗效。

3. 有习惯性流产的孕妇应禁针。

4. 患有严重器质性病变和伴有高度贫血者不宜针刺,对严重心脏病、高血压者不

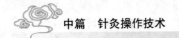

宜行强刺激法。

5. 耳针治疗时亦应注意防止发生晕针,一旦发生应及时处理。

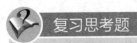

1. 试述耳穴在耳部的分布规律。

2. 叙述下列耳穴的定位:神门、胃、肾上腺、三焦、内分泌、脑干、皮质下,心、肺、肝、胆、交感。

第二节 头 针

头针又称头皮针,是在头部特定的穴刺激线进行针刺防治疾病的一种方法。头针的理论依据主要有二:一是根据脏腑经络理论,二是根据大脑皮质的功能定位在头皮的投影,选取相应的头穴线。

头针是在传统的针灸理论基础上发展起来的,早在《素问·脉要精微论》中就指出"头为精明之府","头为诸阳之会",手足六阳经皆上循于头面,六阴经中手少阴与足厥阴经直接循行于头面部,所有阴经的经别和阳经相合后上达于头面。有关头针治疗各种疾病,《黄帝内经》有所记载,后世《针灸甲乙经》及《针灸大成》等文献有进一步扩展。

目前头针广泛应用于临床,经多年实践,对头针穴线的定位、适用范围和刺激方法积累了更多的经验,头针已成为世界一些国家临床医生常用的治疗方法之一。为了适应国际上头针疗法的推广和交流,促进其进一步发展,中国针灸学会按分区定经、经上选穴,并结合古代透刺穴位的方法,拟定了《头皮针穴名标准化国际方案》,并于1984年在日本召开的世界卫生组织西太区会议上正式通过。本书对标准头穴线的名称和定位的编写,依据《头皮针穴名标准化国际方案》内容。

一、标准头穴线的定位和主治

标准头穴线均位于头皮部位,按颅骨的解剖名称分额区、顶区、颞区、枕区4个区,14条标准线(左侧、右侧、中央共25条)。兹将定位及主治分述如下:

(一)额中线

【部位】 在头前部,从督脉神庭穴向前引一条长1寸的线(图5-5)。

【主治】 癫痫、精神失常、鼻病等。

(二)额旁1线

【部位】 在头前部,从膀胱经眉冲穴向前引一条长1寸的线(图5-5)。

【主治】 冠心病、支气管哮喘、支气管炎、失眠及鼻病等。

(三)额旁2线

【部位】 在头前部,从胆经头临泣穴向前引一条长1寸的线(图5-5)。

【主治】 急慢性胃炎、胃及十二指脂溃疡、肝胆疾病等。

（四）额旁３线

【部位】　在头前部，从胃经头维穴内侧０.７５寸起向下引一条长１寸的线（图5-5）。

【主治】　功能失调性子宫出血、阳痿、遗精、子宫脱垂、尿频、尿急等。

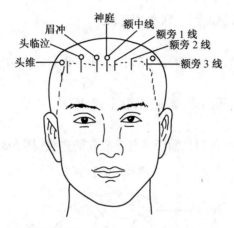

图5-5　《标准化方案》额区

（五）顶中线

【部位】　在头顶部，督脉百会穴至前顶穴之间的连线（图5-6）。

【主治】　腰腿足病，如瘫痪、麻木、疼痛，以及皮层性多尿、脱肛、小儿夜尿、高血压、头顶痛等。

（六）顶颞前斜线

【部位】　在头顶部、头侧部，头部经外奇穴前神聪（百会前１寸）与颞部胆经悬厘之间的连线（图5-7）。

【主治】　分为５等份，上１/５治疗对侧下肢和向躯干瘫痪，中２/５治疗对侧上肢瘫痪，下２/５治中枢性瘫痪、运动性失语、流涎、脑动脉粥样硬化等。

（七）顶颞后斜线

【部位】　在头顶部、头侧部，顶颞前斜线之后１寸，与其平行的线。督脉百会与颞部胆经曲鬓穴之间的连线（图5-7）。

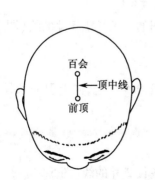

图5-6　《标准化方案》顶区（1）

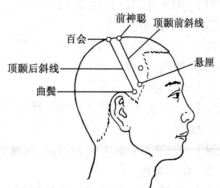

图5-7　《标准化方案》顶区（2）

【主治】　全线分为 5 等份,上 1/5 治疗对侧下肢和躯干感觉异常,中 2/5 治疗对侧上肢感觉异常,下 2/5 治疗头面部感觉异常。

（八）顶旁 1 线

【部位】　在头顶部,督脉旁 1.5 寸,从膀胱经通天穴向后引一条长 1.5 寸的线（图 5-8）。

【主治】　腰腿病证,如瘫痪、麻木、疼痛等。

（九）顶旁 2 线

【部位】　在头顶部,督脉旁开 2.25 寸,从胆经正营穴向后引一条长 1.5 寸的线到承灵穴（图 5-8）。

【主治】　肩、臂、手等病证,如瘫痪、麻木、疼痛等。

（十）颞前线

【部位】　在头的颞部,胆经颌厌穴与悬厘穴的连线（图 5-8）。

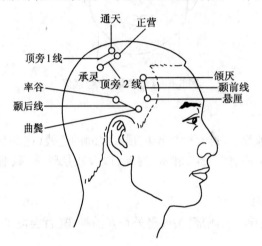

图 5-8　《标准化方案》顶区与颞区

【主治】　偏头痛、运动性失语、周围性面经神等。

（十一）颞后线

【部位】　在头的颞部,胆经率谷穴与曲鬓穴的连线（图 5-8）。

【主治】　偏头痛、耳鸣、耳聋、眩晕等。

（十二）枕上正中线

【部位】　在后头部,即督脉强间穴至脑户穴之间的一条长 1.5 寸的线（图 5-9）。

【主治】　眼病、足癣等。

（十三）枕上旁线

【部位】　在后头部,由枕外粗隆督脉脑户穴旁开 0.5 寸起,向上引一条长 1.5 寸的线（图 5-9）。

【主治】　皮层性视力障碍、白内障、近视等。

（十四）枕下旁线

【部位】　在后头部,从膀胱经玉枕穴向下引一条长 2 寸的线（图 5-9）。

【主治】　小脑疾病引起的平衡障碍、后头痛等。

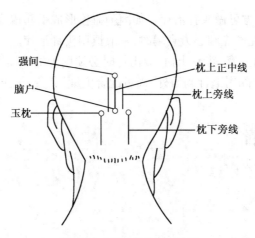

图 5-9　《标准化方案》枕区

二、头针的适应证

头针主要用于治疗脑源性疾病,如中风偏瘫、肢体麻木、失语、皮层性多尿、眩晕、耳鸣、舞蹈病、癫痫、脑瘫、小儿弱智、震颤麻痹、假性球麻痹等。此外,也可治疗头痛、脱发、脊髓性截瘫、高血压、精神病、失眠、眼病、鼻病、肩周炎、腰腿痛、各种疼痛性疾病等常见病和多发病。

三、头针的操作方法

1. 体位　根据病情,明确诊断,选定头穴线。取得患者合作后,取坐位或卧位,局部常规消毒。

2. 进针　一般选用 28~30 号,长 1.5~3 寸的毫针,针与头皮成 30°夹角,快速将针刺入头皮下,当针尖达到帽状腱膜下层时,指下感到阻力减小,使针与头皮平行,继续捻转进针,根据不同穴区可刺入相应深度。

3. 针刺手法　一般以刺手拇指掌面和食指桡侧面夹持针柄,以食指的掌指关节快速连续屈伸,使针身左右旋转,捻转速度每分钟 200 次左右。进针后持续捻转 2~3 分钟,留针 20~30 分钟,留针期间反复操作 2~3 次即可起针。按病情需要可适当延长留针时间,偏瘫患者留针期间嘱其活动肢体(重症患者可做被动活动),有助于提高疗效。一般经 3~5 分钟刺激后,部分患者在病变部位会出现热、麻、胀、抽动等感应。

4. 起针　刺手夹持针柄轻轻捻转松动针身,押手固定穴区周围头皮,如针下无紧涩感,可快速抽拔出针,也可缓慢出针。出针后需用消毒干棉球按压针孔 1~2 分钟,以防出血。

四、头针的注意事项

1. 因为头部有毛发,故必须严格消毒,以防感染。

2. 由于头针的刺激较强,刺激时间较长,医者必须注意观察患者表情,以防晕针。

3. 婴儿由于颅骨缝骨化不完全,不宜采用头针治疗。

4. 中风患者,急性期如因脑出血引起有昏迷、血压过高时,暂不宜用头针治疗,须

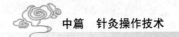

待血压和病情稳定后方可做头针治疗。如因脑血栓形成引起偏瘫者,宜及早采用头针治疗。凡有高热、急性炎症和心力衰竭时,一般慎用头针治疗。

5. 由于头皮血管丰富,容易出血,故出针时必须用干棉球按压针孔 1~2 分钟。

6. 头穴标准线上除用毫针刺激外,尚可配合电针、艾灸、按压等法进行施治。

(易志龙　冉 茜)

复习思考题

1. 试述头穴线的定位。
2. 头针怎样操作?

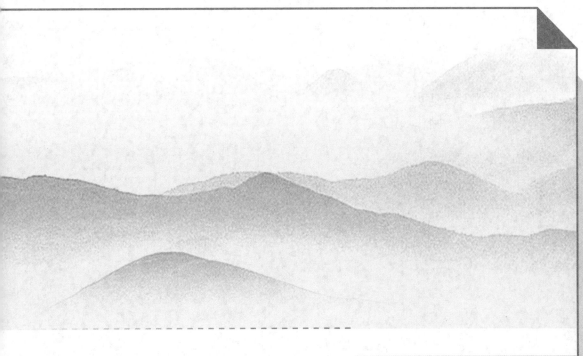

下篇

针 灸 治 疗

　　针灸治疗是对中医基本理论及经络、腧穴、刺灸等基础知识的综合运用。它是在掌握一定的经络、腧穴理论和刺灸操作方法的基础上，应用针灸治疗疾病的具体方法。本篇分总论和各论两个部分，总论主要介绍针灸治疗作用和原则、针灸辨证方法、配穴处方、特定穴的临床应用。各论介绍常见病的针灸治疗。

第六章

治 疗 总 论

PPT 课件

06章PPT

扫一扫
知重点

学习要点

> 针灸治疗作用：疏通经络、扶正祛邪及协调阴阳。针灸治疗原则；补虚泻实（虚则补之，陷下则灸之；实则泻之，宛陈则除之；不盛不虚，以经取之）、清热温寒（热则疾之，寒则留之）、标本缓急（急则治标，缓则治本，标本同治）和三因制宜（因时、因地、因人制宜）。针灸辨证方法：八纲辨证为纲领，经络辨证为核心。针灸配穴处方：选穴规律（近部、远部和对症选穴）；配穴方法（前后、左右、上下、表里及辨证配穴）。特定穴的临床运用，按照其主治特点进行选择及配伍。

　　针灸治疗疾病是通过"四诊"收集病情资料，运用八纲、脏腑、经络辨证，将临床上各种不同证候进行分析归纳，以明确疾病的病因病机、疾病所在部位、疾病的性质和病情的标本缓急，在此基础上进行配穴处方或针或灸，或补或泻，从而起到激发经气，鼓舞正气，疏通经络，祛除病邪，调理脏腑，协调阴阳的作用，使机体恢复到正常的功能状态，达到防病治病的目的。正如《灵枢》所说："用针之要，在于知调阴与阳。调阴与阳，精气乃光……。"

第一节　针灸治疗作用

　　根据机体的不同病理状态，我们可以采用针刺和艾灸腧穴，施以不同的手法来达到防病、治病的目的，治疗作用包括疏通经络、扶正祛邪、调和阴阳三个方面。

一、疏通经络

　　疏通经络是指当人体由于各种病因造成经络闭阻不通而引发多种疾病时，可采用针灸刺激腧穴和经络，激发经气，使经气通畅。

　　经络闭阻可造成局部气滞血瘀，从而引起肿胀、疼痛，正所谓"不通则痛"。另外，还可造成气血运行不畅，使经脉所达部位和脏腑，失去营养出现肢体麻木、痿软、拘挛或脏腑功能活动失去平衡。

　　由于引起经脉不通的原因是多方面的，治疗时应针对不同的原因选用不同的方法，若局部经络闭阻，如扭伤、挫伤、劳损或单个关节肿痛等，热者可行针刺，寒者可行艾灸，血瘀者可行刺络，气滞者可针刺或拔罐，对于外感六淫引起经脉闭阻，经气失调者,可用针刺,通经活络,闭阻迎刃而解;对于脏腑功能失调,气血不行,经络失养者,或针、或灸、或针灸并用,调整脏腑,益气养血,温通经络。

二、扶正祛邪

扶正,就是扶助正气,提高机体抗病能力;祛邪,就是消除病邪,消除致病因素的影响。

疾病的发生、发展及其转归的过程,就是正气与邪气相互斗争的过程。如果正气旺盛,邪气就不易侵犯人体产生疾病,如果正气虚弱,邪气就会乘虚而入,疾病也就由此产生。因此,疾病的发生,说明正气处于相对劣势,邪气处于相对优势。正如《黄帝内经》所云:"正气存内,邪不可干""邪之所凑,其气必虚"。因此,扶正祛邪是治疗一切疾病的基本法则。

针灸治病的过程,就是扶正祛邪的过程。可以通过针刺补泻来达到扶正祛邪的目的。针灸扶正祛邪作用的实现,一般说来,针刺补法和艾灸有扶正的作用,针刺泻法与放血有祛邪的作用,但在具体运用时,又必须结合腧穴的特性来考虑,关元、气海、膏肓、命门、肾俞等穴有扶正的作用;曲泽、委中、十二井穴、十宣、水沟等穴有祛邪的作用,而中脘、内关、三阴交、合谷、太冲、足三里,既可扶正,又有祛邪的作用。

三、调和阴阳

阴阳学说贯穿在中医学的各个方面,针灸治疗也毫不例外,所以《灵枢·根结》篇说:"用针之要,在于知调阴与阳。"也就说明了针灸具有调和阴阳的作用,针灸治病是通过调和阴阳来达到目的的。人体在正常情况下,保持着阴阳相对的平衡,《素问·生气通天论》说:"阴平阳秘,精神乃治。"若因六淫七情等因素导致人体阴阳的偏盛偏衰,失去相对平衡,就会使脏腑、经络的功能活动失常,从而引起疾病的发生。所以,疾病的发生,从根本上说是阴阳相对平衡遭到了破坏,从而导致了"阴胜则阳病,阳胜则阴病"的病理变化。

针灸调和阴阳的作用,主要是通过针刺补泻手法和腧穴的配伍来实现的。如胃火盛引起的牙痛,属阳热偏盛,治宜清泻胃火,取内庭,针用泻法。

第二节　针灸治疗原则

针灸治疗原则是根据疾病的具体情况,即病性、病位、病因等来确定的治疗大法,是以《灵枢·九针十二原》所说:"凡用针者,虚则实之,满则泄之,宛陈者除之,邪盛者虚之",及《灵枢·经脉》所说:"盛则泻之,虚则补之,热则疾之,寒则留之,陷下则灸之,不盛不虚,以经取之"为准则。常用的治疗原则分述如下:

一、补虚与泻实

补虚与泻实,即扶正祛邪,是指导针灸治疗的根本原则;补虚就是扶助正气,泻实就是祛除病邪。《素问·通评虚实论》说:"邪气盛则实,精气夺则虚。"即虚为正气不足,实为邪气有余。正气不足宜补,邪气有余宜泻,所谓"补其不足,泻其有余"。

（一）补虚

针灸补虚是通过补其本经、补其表里经及虚则补其母的方法，并结合针刺手法的"补法"而达到补的目的。另"陷下则灸之"也是补法之一，是指脏腑经络之气虚弱，阳气不足，经气下陷，用灸法，以升阳举陷、扶阳固脱。

（二）泻实

针灸泻实是通过泻其本经、泻其表里经和实则泻其子的方法，并结合针刺手法的"泻法"而达到泻的目的。

在补虚和泻实的过程中，还可能出现"不盛不虚，以经取之"的情况，属于本经自病，是由于病变的脏腑经络本身一时性的气血紊乱，而不涉及其他脏腑经络，临床虚实表现不甚明显，或虚实兼而有之，治疗时可选用本经的腧穴，进行"平补平泻"的手法，使本经的气血调和，脏腑功能恢复正常。

二、清热与温寒

清热与温寒是指热性病用"清"法，寒性病用"温"法，这是针对疾病寒、热的性质提出的治疗原则。

热性病和寒性病是两种截然不同的病证，在治疗原则上也有不同。《灵枢·经脉》篇说："热则疾之，寒则留之"。《灵枢·九针十二原》说："刺诸热者，如以手探汤，刺寒清者，如人不欲行。"这里"疾之"和"以手探汤"，形象地说明了在治疗热性病时，针刺手法要快而轻浅不留针；相对来说，"留之"和"人不欲行"，则说明在治疗寒性病时，针刺手法要慢而深重留针。也是针灸治疗疾病的特有方法。

（一）清热

在针灸治疗热性病时，要引热外出，以清为主。多采用浅刺疾出，不留针或点刺出血，以疏泻其热邪。如外感风热之邪所致的风热表证，针刺时常取大椎、曲池、合谷、外关等穴浅刺疾出，以清热解表；伴有咽喉肿痛时，可加用少商、商阳穴三棱针点刺出血，以加强泻热、消肿、止痛的作用。若温热之邪入里逆传心包，引起神志不清，不省人事时，可点刺人中、十二井穴、十宣穴出血少许，有清热开窍醒神的作用。

（二）温寒

在针灸治疗寒性病时，脏腑经络之气凝滞时，要温经散寒，以温为主。多采用深刺久留针或加艾灸，以使阳气来复而助阳散寒。如风寒湿邪为患引起的痹证，可选用在局部和邻近部位的穴位，深刺久留针；伴有关节肿胀、痛甚时，可加用艾灸或温针灸，有助阳散寒、温通经络的作用。

清热温寒的代表性针刺手法为"烧山火""透天凉"。清热时用"透天凉"，温寒时用"烧山火"。

三、标本缓急

标本是一个相对的概念，用以说明各种病证矛盾双方的主次关系。从正邪关系来说，正气为本，邪气为标；从疾病发生来说，病因为本，症状为标；从病变部位来说，内脏为本，体表为标；从发病先后来说，先病为本，后病为标。《素问·标本病传论》说："病有标本，刺有逆从，奈何？……知标本者，万举万全，不知标本，是谓妄行。"明确指出治标治本是重要的针灸原则，强调了标本理论对指导针灸临床具有重要意义。标本缓急运用原则包括以下几个方面：

（一）急则治其标

当标病甚急，有可能影响到整个疾病的治疗时，所采用的一种救急法则。比如疾病过程中，出现高热惊厥，就必须先退热止惊，后治疗发生高热惊厥的病因，否则将影响到病人的生命。又如，不管任何原因所致的二便不通，必须先通便，再治本。

（二）缓则治其本

一般情况下，治病必须寻求疾病的根本原因以治之，尤以治疗慢性病证为重要。如哮喘病缓解期，必须用益肾固本、补脾益肺的方法来扶助正气，培补先天，调养后天，使病人的体质增强，增加抗病能力，减少发作；再如治疗哮喘有"冬病夏治"的说法，到每年三伏天，用隔药饼灸肺俞、膏肓、定喘等穴可以减轻冬季发病的程度，经过多年的反复治疗可以达到根治的效果。

（三）标本同治

当疾病在发生、发展的过程中出现标病与本病俱急或俱缓时，就要采用标本同治的方法。如老年性慢性支气管炎患者，出现咳嗽、痰多、喘息、动则加甚，畏寒、易疲劳、端坐呼吸，因为肺主呼气，肾主纳气，此时标在肺，本在肾，治疗时必须益肺固肾，平喘纳气，选用定喘、肺俞、太渊，益肺平喘；取肾俞、气海俞、膏肓、太溪，纳气固肾，使气机上有所主，下有所摄，本固标实。

四、三因制宜

三因制宜指的是因时、因地、因人制宜，它充分地体现了中医的整体观念和辨证论治原则的灵活性。

（一）因时制宜

四季气候的变化，对人体产生一定的影响，根据不同季节的气候特点，针刺时有刺深刺浅的不同，"春夏刺浅、秋冬刺深"，由于春夏多患阳热病症，针刺宜浅刺疾出，少留针，慎用灸法；秋冬多患阴寒病症，针刺宜深刺慢出，久留针，可多用灸法。在选穴方面，春夏多用井荥穴，秋冬多用经合穴，长夏之季湿为重，多用输穴以利关节。

（二）因地制宜

不同区域的地理环境不同，可以作为指导针灸治疗的原则。在《黄帝内经》中即有东西南北不同区域采用不同治疗方法的记载。

（三）因人制宜

是根据患者的年龄、体质、病情等的不同，提出适宜的治疗方法。如小儿体质柔嫩，生机旺盛，针刺时不宜刺深，当用浅刺疾出不留针的刺法，这样既不易损伤患儿的机体，又可收到预期的疗效。另外，阳性体质的人，感受外邪，多从热化，易生热性病，治疗时可多用针刺，少用灸法，或点刺出血以泄热；寒性体质的人，感受外邪，易从寒化，产生寒性病，治疗时则应深刺留针，多用灸法，以温寒。

第三节 针灸辨证方法

辨证，就是在治疗疾病的过程中，收集病史、症状、体征进行综合、分析、归纳；以辨别疾病的原因、部位、正邪的盛衰情况等。是中医学的精华和特点，是治疗疾病的前提和依据。针灸治疗中的辨证,有其独特的形式,它是在整体观念的指导下,以八纲辨证为纲领,经络辨证为核心,结合脏腑、气血辨证,分析辨别疾病的病因、病机;归纳就是辨明疾病的病位、病性,只有这样才能做出正确的辨证。以下只介绍八纲辨证与经络辨证,其余辨证见中医学基础。

一、八纲辨证

八纲辨证是根据四诊取得的材料,进行综合分析,以探求疾病的性质、病变部位、病势的轻重、机体反应的强弱、正邪双方力量的对比等情况,归纳为阴、阳、表、里、寒、热、虚、实八类证候,是中医辨证的基本方法,各种辨证的总纲,也是从各种辨证方法的个性中概括出的共性,在诊断疾病过程中,起到执简驭繁,提纲挈领的作用。八纲中阴阳是总纲,统领其他六纲。临床中八纲把疾病的所有症状和体征都归纳为八类证候,所以通过八纲辨证,不仅可以使我们明确疾病的部位、属性和正邪的消长等,而且在针灸治疗中对确定治疗原则,选取腧穴及针灸的施术方法,均有一定的意义。

（一）阴阳

阴阳是八纲中的总纲,分别概括表里、寒热、虚实。是说明人体阴阳盛衰情况的一对纲领。

凡是不及的、抑制的、衰退的、寒性的皆属于阴;凡是太过的、兴奋的、亢进的、热性的皆属于阳,这是阴阳划分的基本内容。

临床上阴证包括里、寒、虚证。阳证包括表、热、实证。阴证治宜温中、散寒、补虚,取背俞穴、阴经穴、任脉穴为主,深刺久留针,宜补宜灸。阳证治宜解表、清热、泻实,取阳经穴、督脉穴为主,浅刺疾出,宜泻不宜灸或少用灸。

阴证、阳证的相互转化,可以预测疾病的预后。若阴证向阳证转化,表明疾病有好转的趋势;若阳证向阴证转化,则提示疾病有加重的可能。

（二）表里

表里是说明病邪所处部位深浅的一对纲领。病在皮肤、肌肉、经络为表,病在筋骨、脏腑为里。表证多为外感病,一般发病急,病位浅,病势轻;里病多为内伤,或外感入里,一般发病慢,病位深,病势较重,病程轻长。

表证治宜疏解表邪,通经活络,取阳经、手太阴肺经穴为主,浅刺疾出不留针,或用三棱针散刺,或用皮肤针叩刺;里证范围较广,治宜通调脏腑,行气活血,根据不同的脏腑和部位选用相应经络的穴位,深刺可留针。

（三）寒热

寒热是说明疾病性质的一对纲领。寒为阴盛或阳衰,热为阳盛或阴衰。寒证治宜温寒或补阳,多取任脉、督脉、脾、肾经穴为主,温针久留,重用灸法;热证治宜泻热或滋阴,多取督脉、大肠、胃经穴为主,重刺疾出或点刺出血,禁灸。

（四）虚实

虚实是说明正邪强弱的一对纲领,也是决定针刺补泻的关键。虚为正气虚,实为病邪盛,虚证宜用补法,取任脉、督脉、脾、肾经穴为主,多灸少针,针用补法,若阴虚则不灸,阳虚可多灸重灸;实证宜用泻法,取督脉、胃、三焦、大肠经穴为主,重刺或点刺出血,针用泻法,实热证禁灸,寒实证宜灸。

二、经络辨证

经络辨证是以经络学说为指导,根据经络的分布规律、与脏腑器官的联系特点、功能特性和经络异常反应,辨别经络病变的部位和性质,为制定相应的治疗方法提供临床依据。

《灵枢·九针十二原》说:"凡将用针,必先诊脉,视气之剧易,乃可以治也。"针灸治疗在下针之前必须先观察经络的变化情况,气血的盛衰,气机运行是否通畅,是否有脏腑经络组织器官的病变等。经络辨证是最具有针灸特色的辨证方法,包括辨证归经、辨位归经和经穴诊察法三个部分。

（一）辨证归经

辨证归经是以临床证候为主要依据的归经形式,是古代医家对疾病证候按十二经脉进行归纳的方法,即《灵枢·经脉》篇中所载的"是动病""所生病"。所谓"是动病",是指由于外邪侵入经络引起经气的变化而产生的疾病;所谓"所生病",是指由于脏腑经络的功能失调所引起经气变化而表现出来的证候。每条经脉都有自己特定的证候表现形式,临床中可以按疾病证候进行辨证归经。

（二）辨位归经

辨位归经是按疾病证候所发生在某个具体部位与经络循行相关作为依据来进行归经的形式。因十二经脉在人体的循行部位是相对固定的,人体的组织器官与十二经脉的关系也是相对固定的,根据病变发生的部位来判断是何经何脏腑的病证。如头痛一症,可以根据头痛的部位来分辨经络,前额为阳明经头痛,两侧为少阳经头痛,后头为太阳经头痛,巅顶为厥阴经头痛。又如急性腰扭伤,由于扭伤的部位不同,可以引起不同经脉的病变,治疗上也随之而异。痛在中间是损伤督脉;痛在两侧是损伤太阳经脉;痛在腰胁是损伤少阳经脉。辨位归经为针灸临床选穴处方,提供了直接的依据,有一定的指导意义,尤其在治疗痛证时更为突出。

课堂互动

以头痛为例,根据病变发生的部位如何来判断属何经何脏腑的病证?

（三）经络穴位诊察法

经络穴位诊察法,是利用经络穴位的物理和生物特性来诊断疾病的方法,是以经络学说为理论基础,以穴位病理反应的各种表现形式为指标,利用视察、触摸、按压、通电、加热等,检查有关经络穴位,来获得诊断疾病的依据。

经络穴位诊察法的内容主要有经络望诊及经络触诊。

1. 经络望诊　主要是通过观察经脉循行部位的皮肤所发生的各种异常改变来诊断疾病的方法。如皮肤的颜色深浅、有无色素沉着,光泽是鲜明光亮还是枯燥晦黯;形态上或皱缩、肿胀,或下陷、隆起及斑疹有无等。经络望诊是通过观察人体外部皮肤的变化来分析疾病属于何经何腑,是以十二皮部与十二经脉之间的关系为依据,同时结合五官、五体与五脏六腑的关系进行的。如肺系有病,常在肺俞、中府等穴位处出现白色或红色皮疹,在双上肢内侧前沿出现皮肤颜色的改变。临床上在观察皮肤体表异常改变的同时,还要结合触诊、病人的主诉、表现的症状和体征来分析,最后提出诊断。

2. 经络触诊　又称"经穴按压",是在经络循行部位或有关腧穴进行按压、触摸,寻找阳性反应或异常变化,以判断疾病之所在的方法。分为循经按压和穴位按压。

(1)循经按压:是按经络的循行路线来寻找阳性反应物。方法是用拇指或食指指腹的侧面沿着经络的循行路线进行循按、爪切或用拇、食指进行撮捏,来探找皮下或肌肉内的阳性反应物。在循经按压的过程中,要注意手指力量适中。在肌肉浅薄处,用力稍轻,肌肉丰厚处用力稍重。切忌用力时轻时重,以免出现假阳性反应。

循行按压寻找的阳性反应主要有疼痛、敏感、麻木、寒凉、灼热或肿块、结节、条索状反应物等。不同性质的疾病,有不同形式的阳性反应。根据阳性反应物所在部位属何经,即可诊断何经出现病变。

(2)穴位按压:有目的地对身体一些穴位进行按压,寻找阳性反应,对疾病的诊断有一定的临床意义。尤其是特定穴,常用的穴位如俞、募、郄、合、原穴等。按压的顺序一般先检查腰背部,然后再检查胸腹和四肢。按压时用力要均匀,并注意左右对照,防止假阳性的出现。

第四节　针灸配穴处方

针灸配穴处方是针对病情的需要,在辨证立法的基础上,选择适当的腧穴和刺灸方法加以配伍组合而成的。

一、选穴原则

选取穴位是在脏腑经络学说的指导下,根据腧穴的分布和主治作用来进行选取穴位的。一般分为近部选穴、远部选穴、对症选穴三种。

(一)近部选穴

近部选穴是指选取病变的局部和邻近部位的腧穴。它是根据所有的腧穴都能治疗该穴所在部位及邻近脏腑、组织、器官、经络的病证这一普遍规律提出来的选穴方法,体现了"腧穴所在,主治所在"的规律。本法多用于治疗病变部位比较明显和比较局限的病证,急慢性病均可采用。如头痛选用百会、头维;牙痛选下关、颊车;耳疾选耳门、听宫、听会。

(二)远部选穴

远部选穴是指选取远离病变部位的腧穴。它是根据某些腧穴,尤其是十二经脉肘膝关节以下的腧穴有治疗本经循行所及远隔部位的病变的特点提出的,又可称为"循经取穴"。体现了"经脉所通,主治所及"的规律,在针灸临床上运用广泛。《灵枢·终始》篇说:"病在上者下取之,病在下者高取之,病在头者取之足,病在足者取之腘。"《肘后歌》说:"头面之疾寻至阴,腿脚有疾风府寻、心胸有疾少府泻、脐腹有疾曲泉针。"都是远部选穴的实例。在具体应用远部选穴时,根据取穴经络的不同,分为本经选穴和异经选穴。

1. 本经选穴　即在病变部位所属的经络选取穴位,这是典型的循经选穴,如心脏有病选神门、通里;肺病选列缺、尺泽、孔最、太渊;胃病选足三里、梁丘;腰脊疼痛针人中等。

2. 异经选穴　又称为他经选穴，即在与病变经脉有密切关系的表里经和同名经上选取穴位。如：咳嗽、恶寒、发热是病在肺，选用表里经手阳明经的合谷穴；呃逆是胃气上逆所致，选用表里经足太阴经的公孙穴；风火牙痛，选用手、足阳明经的合谷、内庭二穴。

（三）对症选穴

亦可称为随症选穴和辨症选穴。本法是针对一些全身性的疾病，或者个别症状暂时无法辨证时，结合腧穴的特殊作用来选取穴位的一种方法。对症选穴多属于经验用穴的范畴。如发热选大椎、曲池、合谷；虚脱选关元、神阙；昏迷选水沟、十宣等。

二、配穴方法

配穴方法是在选穴的基础上，是以脏腑经络理论为指导，根据病情的需要，采用两个或两个以上的有协同作用的腧穴进行配伍应用的方法。配穴的目的是为了发挥穴位之间相互协调的作用，相辅相成，提高疗效。因此，在配穴时应注意，针对主要症状配穴，选用穴位时要尽量做到，一穴治多症，一穴调多经，这样才能最大限度地发挥腧穴的治疗效果。做到取穴少而精。具体的配穴方法很多，常用的配穴方法有前后配穴法、左右配穴法、上下配穴法、表里配穴法和辨证配穴法五种。

（一）前后配穴法

前后配穴法是指选用身体前面（胸腹）的腧穴与身体后面（背腰）的腧穴进行配伍的方法。常用来治疗内脏疾病和躯干部的痛证，典型的配伍有俞募配穴法。如胃痛选胃俞、中脘；又如急性腰扭伤，可以找腰部的痛点和腹部的对应点进行针刺，有一定的治疗效果。

（二）左右配穴法

又称为交经缪刺法，是以经络循行左右对称、交叉、交会的特点为依据的配穴方法。常用来调节脏腑、经络、组织器官功能失衡的病证。一般来说，人体气血运行，是左右对称分布的，如受到外邪侵袭或脏腑功能失调的影响，就可能出现左右不平衡的状态，使身体的一侧虚而不足，另一侧却实而有余，这样就必须用左右配穴法来补虚泻实。如中风后遗症，常出现患侧虚、健侧实的情况，治疗时就可左右同时取穴，用补患侧、泻健侧的方法治疗。左右配穴法可以用左右同取的方法，也可以用左病右取、右病左取的方法。

（三）上下配穴法

上下配穴法是指选用人体上身部腧穴与下身部腧穴相配合取穴的方法。常用来治疗病变在身体上部或下部某些地方的疾病，典型的配穴有同名经取穴和八脉交会穴的配伍。临床最常见的是上、下肢腧穴的相互配伍应用。如风火牙痛，上取合谷、下取内庭；胁痛，上取支沟、下取阳陵泉；四关穴，上为合谷，下为太冲；胸腹满闷，上取内关、下取公孙。《灵枢·终始》篇说："病在上者下取之，病在下者高取之，病在头者取之足，病在足者取之腘。"这种上病下取，下病上取的配穴方法也属于本法范畴。如头顶痛取涌泉；目痛取光明、足临泣；腰背痛取委中；脱肛取百会。

（四）表里配穴法

表里配穴法是以脏腑、经络的阴阳表里关系作为依据的配穴方法。常用来治疗一些常见病证及某一脏腑、经络病变后有可能已经影响到与其相表里的脏腑、经络的病证,典型的配穴有原络配穴法。本法既可以单独取其相表里经的腧穴,又可以同时取表里二经的腧穴。如:呃逆属胃气上逆,选用脾经腧穴公孙;腹痛、腹泻、消化不良、纳呆是脾胃功能不良,选用天枢、足三里、阴陵泉、公孙。另《灵枢·五邪》载:"邪在肾,则病骨痛……取之涌泉、昆仑。"

（五）辨证配穴法

辨证配穴法是根据病因、病机进行辨证,结合经络功用及腧穴主治作用的配穴方法。如外邪袭表,肺气不宣,取风门、肺俞、列缺、合谷,以祛风解表、宣肺平喘。这种配穴方法实际上也是上述诸配穴法之根本和具体应用,而诸配穴法是其外在形式。

三、针灸处方的组成

针灸处方的组成就是将选穴、配穴、针灸施术和补泻方法组合,形成有针灸特色的处方形式。一般说来,针灸处方中,有主穴和次穴之分。所谓主穴就是起主导作用的穴,通常指的是针对疾病的主要症状起作用的穴;所谓次穴,又可叫辅穴,是起辅助作用的穴,指针对次要症状起作用的穴或是协同主穴对主要症状起作用的穴。方中对所选的每一个穴位要标明是选双侧穴,还是单侧穴;是左侧,还是右侧;是选用针法,还是灸法;应该用补法,还是泻法。选用针法时,又应注明是毫针、电针、水针、三棱针、皮肤针等。选用灸法时,是艾条灸还是艾炷灸,是间接灸还是直接灸,是温针灸还是发疱灸等均应表明。对所选穴位针刺的深浅、留针或艾灸时间、出血量、艾炷灸的壮数、电针的波型、药物的品名剂量等,这些应在处方中有明确表示。常用的针灸处方表示的方法列表如下(表6-1)。

表6-1 常用的针灸处方符号

针刺方法	符号	针刺方法	符号
毫针补法	⊤	艾条灸	×
毫针泻法	⊥	艾炷灸	△
毫针平补平泻法	l	隔物灸	▲
三棱针放血	↓	温针灸	⇧
电针	1N	拔罐	○
水针	1m	皮肤针	※

第五节 特定穴的临床应用

特定穴是指十四经中具有某种特殊治疗作用的腧穴。由于这些腧穴的分布和作用不同,故有其不同的含义和名称。特定穴包括五输穴、原穴、络穴、背俞穴、募穴、郄穴、八脉交会穴、八会穴及下合穴等。介绍如下:

一、五输穴

五输穴是指十二经脉中分布在肘、膝关节以下的五个特定穴。这些穴位都是从四肢末端向肘、膝关节方向,按井、荥、输、经、合的次序排列,故称为"五输穴"。

五输穴在临床应用中较为广泛,常用的方法有以下几种:

(一)按病选穴法

根据五输穴的主病范围选穴,归纳如下(表6-2)。

表6-2 五输穴主治范围表

《黄帝内经》	《难经》	现代归纳
病在脏者取之井	井主心下满	井主神识昏迷
病变于色者取之荥	荥主身热	荥主热病
病时间时甚者取之输	输主体重节痛	输主关节痛
病变于音者取之经	经主喘咳寒热	经主咽喉病
病在胃及饮食不节得病者,取之于合	合主逆气而泄	合主肠胃病

(二)按时选穴法

是根据一年四季不同的时间来选穴。《难经·七十四难说》:"春刺井,夏刺荥,季夏刺输,秋刺经,冬刺合。"由于人体阳气随着一年四季的变化而变化,春夏人体阳气在上,在外浅表之处,故针刺宜浅,宜选用井荥穴;秋冬人体阳气蛰伏于里,故针刺宜深,宜选用经合穴。《黄帝内经》中也主张"春夏取井荥,秋冬取经合,长夏取输"。

(三)补母泻子取穴法

是将五行与五输、脏腑、经络相配,利用五行的生克制化关系进行推衍,再根据脏腑病变的虚实状况,采用"虚则补其母,实则泻其子"的原则选穴。五行与五输穴的关系,按"阳井金""阴井木"相配后,依照五行相生的顺序排列,即可得出(表6-3,表6-4)。

表6-3 五行与阴经五输穴关系表

经脉	井(木)	荥(火)	输(土)	经(金)	合(水)
手太阴肺经	少商	鱼际	太渊	经渠	尺泽
手厥阴心包经	中冲	劳宫	大陵	间使	曲泽
手少阴心经	少冲	少府	神门	灵道	少海
足太阴脾经	隐白	大都	太白	商丘	阴陵泉
足厥阴肝经	大敦	行间	太冲	中封	曲泉
足少阴肾经	涌泉	然谷	太溪	复溜	阴谷

表6-4 五行与阳经五输穴关系表

经脉	井(金)	荥(水)	输(木)	经(火)	合(土)
手阳明大肠经	商阳	二间	三间	阳溪	曲池
手少阳三焦经	关冲	液门	中渚	支沟	天井
手太阳小肠经	少泽	前谷	后溪	阳谷	小海
足阳明胃经	厉兑	内庭	陷谷	解溪	足三里
足少阳胆经	足窍阴	侠溪	足临泣	阳辅	阳陵泉
足太阳膀胱经	至阴	足通谷	束骨	昆仑	委中

补母泻子取穴法在临床应用分为本经取穴法和异经取穴法两种。

1. 本经取穴法 指病在某经,就在本经选取子母穴,进行补泻,如肺属金,本经经穴经渠属金为本穴,肺经实证,"实则泻其子",取本经水穴合穴尺泽泻之;肺经虚证,"虚则补其母",取本经土穴输穴太渊补之。其余各经,以此类推(表6-5)。

表6-5 五输穴补母泻子取穴法本经取穴表

经脉	虚实	取穴	经脉	虚实	取穴
手太阴肺经	虚	太渊	手阳明大肠经	虚	曲池
	实	尺泽		实	二间
手厥阴心包经	虚	中冲	手少阳三焦经	虚	中渚
	实	大陵		实	天井
手少阴心经	虚	少冲	手太阳小肠经	虚	后溪
	实	神门		实	小海
足太阴脾经	虚	大都	足阳明胃经	虚	解溪
	实	商丘		实	厉兑
足厥阴肝经	虚	曲泉	足少阳胆经	虚	侠溪
	实	行间		实	阳辅
足少阴肾经	虚	复溜	足太阳膀胱经	虚	至阴
	实	涌泉		实	束骨

2. 异经取穴法 指病在某经,取其母经或子经的本穴进行补泻。如:肺属金,其母经为脾经属土,其子经为肾经属水,当肺的虚证,应在脾经上取其本穴(属土)输穴太白行补法;当肺的实证,应在肾经上取其本穴(属水)合穴阴谷行泻法。其余各经以此类推(表6-6)。

表6-6 五输穴补母泻子取穴法异经取穴表

经脉	虚实	取穴	经脉	虚实	取穴
手太阴肺经	虚	脾经土穴太白	手阳明大肠经	虚	胃经土穴足三里
	实	肾经水穴阴谷		实	膀胱经水穴足通谷
手厥阴心包经	虚	肝经木穴大敦	手少阳三焦经	虚	胆经木穴足临泣
手少阴心经	实	脾经土穴太白	手太阳小肠经	虚	胃经土穴足三里
足太阴脾经	虚	心经火穴少府	足阳明胃经	虚	小肠经火穴阳谷
	实	肺经金穴经渠		实	大肠经金穴商阳
足厥阴肝经	虚	肾经水穴阴谷	足少阳胆经	虚	膀胱经水穴足通谷
	实	心经火穴少府		实	小肠经火穴阳谷
足少阴肾经	虚	肺经金穴经渠	足太阳膀胱经	虚	大肠经金穴商阳
	实	肝经木穴大敦		实	胆经木穴足临泣

二、原穴与络穴

原穴和络穴在临床上可以单独应用,也可以配合应用。单独应用时,由于原穴可以通达元气,维护正气,抗御病邪,调节脏腑,《灵枢·九针十二原》说:"五脏有疾,当取之十二原。""凡此十二原者,主治五脏六腑之有疾也。"因此,原穴在临床上常用来治疗脏腑病变。如肠炎、菌痢取合谷;心绞痛取大陵;神经衰弱取神门等。络穴可以疏调表里二经气血,常用来治疗表里二经病变,如列缺是手太阴肺经络穴,既可治疗本经病变引起的咳嗽气喘,同时又可以治疗相表里的手阳明大肠经的头痛。原穴、络穴的配合使用又称为"原络配穴法",也称为"主客配穴法"。这种配穴法实际上是表里配穴法的典范,具体应用是根据相表里的脏腑、经络,何者先病、后病,而产生的配穴方法。先病者为主,取其原穴,后病者为客,取其络穴。如:手太阴经与手阳明经相表里,若手太阴经先病,出现咳嗽、胸痛等,进一步影响到手阳明经,又出现头痛、发烧等症状,取穴时,先取手太阴经原穴太渊,后取手阳明经络穴偏历。采用原络配穴法,必须是二经同病,且病分先后者。

各经的原穴络穴(表6-7)。

表6-7 原穴、络穴表

经脉	原穴	络穴	经脉	原穴	络穴
手太阴肺经	太渊	列缺	手阳明大肠经	合谷	偏历
手厥阴心包经	大陵	内关	手少阳三焦经	阳池	外关
手少阴心经	神门	通里	手太阳小肠经	腕骨	支正
足太阴脾经	太白	公孙	足阳明胃经	冲阳	丰隆
足厥阴肝经	太冲	蠡沟	足少阳胆经	丘墟	光明
足少阴肾经	太溪	大钟	足太阳膀胱经	京骨	飞扬
任脉		鸠尾	督脉		长强
脾之大络		大包			

三、俞穴与募穴

俞穴又称为是背俞穴,是指脏腑之气输注于背部的腧穴。这些穴位距离所属脏腑最近,且与脏腑相通。所以,当脏腑发生病变时,在相应的俞穴部位,可能出现阳性反应,表现为压痛、敏感、皮下结节等。《灵枢·背俞》篇说:"按其处,应在其中而痛解、乃其俞也。"

募穴是指五脏六腑之气汇集在胸腹部的穴位。这些穴位也基本上分布在相关脏腑的附近,因此,脏腑的病变,也常在这些穴位出现阳性反应。各经俞穴、募穴(表6-8)。

表 6-8 俞穴、募穴表

脏腑	俞穴	募穴	脏腑	俞穴	募穴
肺	肺俞	中府	大肠	大肠俞	天枢
心包	厥阴俞	膻中	三焦	三焦俞	石门
心	心俞	巨阙	小肠	小肠俞	关元
脾	脾俞	章门	胃	胃俞	中脘
肝	肝俞	期门	胆	胆俞	日月
肾	肾俞	京门	膀胱	膀胱俞	中极

由于俞穴、募穴所处的位置与相应的脏腑较近,临床上常用来治疗脏腑病变和相关组织器官的病变。既可以单独应用,又可以相互配合应用。在单独应用时,俞穴在治疗脏腑病变时有直接的作用,尤其对五脏的病变和外感急性病。由于俞穴位于背腰部,所处位置属阳,而五脏属阴,所以这种选穴方法,又可称为"阴病引阳"。募穴在治疗脏腑病变主要是治六腑病,以及慢性病和局部病。由于募穴位于胸腹,所处位置属阴,而六腑属阳,所以本法又称为"阳病引阴"。俞穴、募穴配合应用时,又称为"俞募配穴法",是属前后配穴法的典范。若某一脏或腑出现病变时,可以同时选用俞穴、募穴治疗。如:心病取心俞、巨阙;胸痛、咳嗽取肺俞、中府等。

四、郄穴

郄穴有缓急止痛的作用,临床时常用来治疗本经或本脏腑的急性病变。在脏腑或经脉出现病变时,郄穴处往往会出现压痛阳性,所以郄穴具有诊断和治疗双重作用。如咽喉肿痛、咳血取孔最;胃痛取梁丘;月经不调、痛经取地机。各经郄穴(表 6-9)。

表 6-9 郄穴表

经脉	郄穴	经脉	郄穴
手太阴肺经	孔最	手阳明大肠经	温溜
手厥阴心包经	郄门	手少阳三焦经	会宗
手少阴心经	阴郄	手太阳小肠经	养老
足太阴脾经	地机	足阳明胃经	梁丘
足厥阴肝经	中都	足少阳胆经	外丘
足少阴肾经	水泉	足太阳膀胱经	金门
阴跷	交信	阳跷	跗阳
阴维	筑宾	阳维	阳交

五、八脉交会穴

八脉交会穴临床运用广泛且灵活,既可以治疗所属经脉的病证,又可以治疗奇经八脉的病证。可以单独应用,也可以互相配合应用。单独使用时,可用来治疗头及躯干病变,如落枕、肩背痛取后溪;头痛、咳嗽取列缺等。也可用来治疗奇经八脉病变,如:脊强而厥取后溪;咽喉肿痛取照海;一切外感表证取外关等。配合使用时,主要是根据奇经八脉两脉相合的原理,将与两脉相通的穴位配合应用,形成四组配合。这种组合通常是上、下肢穴位的组合,形成了上下配穴法的典范(表6-10)。

表6-10　八脉交会穴配合主治表

穴名	所通奇经	配合主治
列缺	任脉	肺系、咽喉、胸痛病证
照海	阴跷脉	
后溪	督脉	耳、目内眦、头项、肩胛、腰背病证
申脉	阳跷脉	
公孙	冲脉	心、胸、胃病证
内关	阴维脉	
足临泣	带脉	耳、目外眦、侧头、颈、肩、胸胁病证
外关	阳维脉	

六、八会穴

八会穴与所属的八种脏腑、组织、器官在生理方面有密切联系,在病理上也有调整作用,临床常用来治疗这八种组织器官的病变。如胸闷、气短取膻中,筋脉拘急取阳陵泉等。八会穴主治见表6-11。

表6-11　八会穴主治表

器官	穴名	主治	器官	穴名	主治
脏	章门	脏病	筋	阳陵泉	筋病
腑	中脘	腑病	脉	太渊	脉病
气	膻中	气病	骨	大杼	骨病
血	膈俞	血病	髓	绝骨	髓病

七、下合穴

《灵枢·邪气脏腑病形》篇说:"合治内腑。"临床时应根据病变所属不同的六腑,取其相应的下合穴治疗。如肠痈取上巨虚;癃闭取委阳;胃痛取足三里等。下合穴见表6-12。

表 6-12 下合穴表

六腑	穴名	所属经脉
胃	足三里	
大肠	上巨虚	足阳明胃经
小肠	下巨虚	
膀胱	委中	足太阳膀胱经
三焦	委阳	
胆	阳陵泉	足少阳胆经

（胡 蓉）

 复习思考题

1. 简述针灸治疗原则。
2. 何谓远部取穴？试举例说明。
3. 何谓配穴方法？常用的配穴方法有几种？
4. 何谓原络配穴法？临床如何运用？
5. 什么是背俞穴、募穴？各有何治疗作用？
6. 何谓八脉交会穴？临床上常如何配伍应用？

第七章

治 疗 各 论

学习要点

1. 常见病症的辨证要点,针灸治疗原则、处方和操作方法。
2. 具备针灸临床辨证治疗的能力。

第一节 内科病证

一、中风

中风是以猝然昏仆、不省人事,伴口舌㖞斜、语言不利、半身不遂,或不经昏仆而仅以口㖞,半身不遂为主症的一种疾病。本病又名卒中,因起病急剧、症见多端、变化迅速而得名,其发病率和死亡率均较高,常留有后遗症。病人发病前可有眩晕、头痛、肢麻等先兆症状。

西医学之脑出血、脑梗死、脑血栓、脑栓塞、蛛网膜下腔出血、短暂性脑缺血发作等均可参照本病辨治。

【病因病机】

本病多发于中老年人,多在内伤积损的基础上,复因风、火、痰、瘀为患,病及心、肝、脾、肾等脏腑。年老体衰,肝肾亏虚,气血失常,痰湿内盛,阴阳失调,复因忧思恼怒,或嗜酒饱食,或房室不节,或外邪侵袭等诱因,以致阴亏于下,阳浮于上,肝阳暴张,阳化风动,扰动气血,血随气涌,夹痰夹火,上冲犯脑,蒙蔽清窍,横窜经络,形成猝然昏仆,半身不遂诸症而发病。若阴阳之气逆乱,常发为闭证;若正气衰微,阴阳之气离决,可发为脱证。痰瘀阻滞经络,肢体筋脉失养,病位较浅。

【辨证分型】

1. 中风先兆 本证多因气血上逆而病,发病前常有头痛、眩晕、语言不利、肢麻、手足乏力、舌强等表现。

2. 中经络 病位较浅,病情较轻,无神志改变者。症见半身不遂,肌肤不仁,舌强言蹇,口角㖞斜,脉弦滑等。

3. 中脏腑 病位较深,病情较重,病变深中脏腑者。症见突然昏仆,不省人事,并见半身不遂,舌强失语,口角㖞斜等,根据正邪情况又可分为闭证和脱证。

(1)闭证:以邪实内闭为主,属实证。症见牙关紧闭,两手握固,面赤气粗,喉中痰鸣,二便不通,脉弦滑而数。

(2)脱证:以元阳暴脱为主,属虚证。症见目合口张,手撒,遗尿,鼻鼾息微,四肢逆冷,脉象细弱等。如见汗出如油,两颧淡红,脉微欲绝或浮大无根,为真阳外越之危候。

【治疗】

1. 针灸疗法

(1)中风先兆

治则:疏调阳明,理气活血。取督脉、手足阳明经穴为主。

处方:百会、曲池、合谷、风市、足三里、绝骨。

方义:督脉总督诸阳,调和气血,取百会调诸阳之气,使上逆之气血得以平复;曲池、合谷、足三里调和阳明气血;配风市、绝骨加强理气活血作用,则肢麻、乏力诸证可除。

操作:毫针刺,平补平泻,每日1次,留针20~30分钟,10次为1疗程。

(2)中经络

治则:醒脑开窍,滋补肝肾,疏通经络。取手厥阴经、督脉及足太阴经穴为主。

处方:内关、水沟、三阴交、极泉、尺泽、委中。半身不遂加肩髃、曲池、外关、合谷。环跳、阳陵泉、足三里、解溪、昆仑。口角㖞斜加地仓、颊车、合谷、内庭、太冲。

方义:中风为"窍闭神溺,神不导气"所致,取心包经内关穴,以调理心神,疏通气血;取督脉穴水沟能醒脑开窍,调神导气;三阴交为足三阴经交会穴,可滋补肝肾。极泉、尺泽、委中能疏导肢体经络,行气活血。风病多犯阳经,根据上、下肢经脉循行络线的不同,分别取手、足三阳经穴位,以达调和经脉、疏通气血的作用。又阳明为多气多血之经,故以阳明经穴为主,配以太阳、少阳经穴,使经络气血通畅,肢体功能逐渐恢复。口角㖞斜近取地仓、颊车疏调局部经气,远取合谷、内庭、太冲乃循经取穴,以调本经经气。

半身不遂还可取患侧井穴,点刺出血,取接续经气之意;上肢还可取肩髎、阳池、后溪等。下肢还可取风市、悬钟等。病程日久,上肢瘫痪可配大椎、肩外俞,下肢瘫痪可配腰阳关、白环俞等;如患侧屈曲拘挛者,肘部配曲泽,腕部配大陵,膝部配曲泉,踝部配太溪,乃阳病取阴之意;手指拘挛配八邪,足趾拘挛配八风,语言蹇涩配哑门、廉泉、通里。

操作:初病单刺患侧穴,宜泻;久病先刺健侧,后刺患侧,宜补或平补平泻。每日1次,每次留针20~30分钟,10次为1疗程。

(3)中脏腑

1)闭证

治则:平肝息风,清心豁痰,醒脑开窍。取督脉和十二井穴为主。

处方:十二井穴、水沟、太冲、丰隆、劳宫。

方义:十二井点刺放血及泻水沟可醒脑开窍,开闭泄热;太冲平肝息风,潜阳降逆;丰隆宣通脾胃气机,蠲化浊痰;劳宫清心泻热。

牙关紧闭配颊车、下关;两手握固配合谷。

操作:十二井穴点刺放血,余穴毫针刺用泻法,每日1次,每次留针30分钟。

2)脱证

治则:回阳固脱。以任脉经穴及灸法为主。

处方:关元、神阙。

方义:关元为任脉与足三阴经交会穴,可扶助元阳;神阙为生命之根蒂,真气所系,以回阳固脱。

汗出不止配阴郄、复溜;小便失禁配中极、曲骨、关元;鼾睡不醒配申脉。

操作:关元大艾炷灸,神阙隔盐艾灸,灸至四肢转温为止。

2. 其他疗法

(1)头针

选穴:顶颞前斜线,顶旁1线、顶旁2线。

操作:选用28~30号长1.5~2.0寸毫针,用毫针沿皮下刺入,快速捻转2~3分钟,每次留针30分钟,留针期间反复捻转2~3次。治疗的同时让患者活动肢体,一般隔日1次。

(2)电针

选穴:选取上述四肢腧穴2~3对。

操作:毫针刺入,得气后加电针,采用疏密波或断续波,电流强度以患者肌肉微颤为度,每日1次,每次20分钟。

【附注】

1. 针灸治疗本病疗效较满意,急性期应采取综合治疗措施,病情危重者,应尽量在原地抢救,避免搬动颠簸,防止病情加重。病情缓和后再转移治疗。

2. 针灸治疗后遗症应配合功能锻炼。

病案分析

某女,65岁。素有高血压病史,晨5时起床小便,突然抽搐,吐沫,舌被咬破而入院。入院时神昏、身热,面赤,气粗,烦躁。舌伸不出,喉中痰鸣。次日出现口颊,左侧瘫痪,二便失禁,舌红,苔薄,脉弦数。

请写出:

该患者的疾病诊断和针灸治疗处方。

二、眩晕

眩是眼花,晕指头晕,二者常同时并见,故统称为眩晕。轻者闭目即止;重者如坐舟车,旋转不定,不能站立,或伴有恶心、呕吐、汗出,甚则仆倒等症状。

西医学之耳源性眩晕、脑动脉硬化、高血压、贫血、神经衰弱等引起的眩晕均可参照本病辨治。

知识链接

耳源性眩晕:系指前庭迷路感受异常引起的眩晕。当发生迷路积水(梅尼埃综合征),晕动病(晕舟车病),迷路炎,迷路出血或中毒,前庭神经炎或损害,中耳感染等都可引起体位平衡障碍,发生眩晕。由于前庭核通过内侧束与动眼神经核之间有密切联系,因此,当前庭器受到病理性刺激时,常发生眼球震颤。

【病因病机】

本证起病常因情志所伤、恣食厚味、劳倦过度和气血虚弱等因素引起。恼怒过度，肝郁化火，肝阳上亢，清窍不利；或饮食厚味，脾失健运、痰湿中阻，上蒙清窍；或劳倦过度，损伤肾精，髓海空虚；或病后体虚及失血过多，气血虚弱，脑失所养，均可发生眩晕。

【辨证分型】

1. 肝阳上亢　眩晕兼见头痛，耳鸣，急躁易怒，口苦多梦，舌红苔黄，脉弦细数。

2. 痰湿中阻　眩晕、头重如裹，胸闷恶心，神疲困倦，舌胖苔白腻，脉濡滑。

3. 肾精不足　眩晕耳鸣，腰膝酸软，遗精，舌淡，脉沉细。

4. 气血虚弱　眩晕动则加剧，遇劳则发，神疲乏力，心悸失眠，面色淡白或萎黄，舌淡，脉细弱。

【治疗】

1. 针灸疗法

(1)肝阳上亢

治则：平肝潜阳，滋水涵木。取足厥阴、少阳经穴为主。

处方：风池、肝俞、肾俞、行间、侠溪。

方义：风池、行间、侠溪清泄肝胆，肝俞平肝潜阳，肾俞滋水涵木，乃治本之法。

耳鸣配翳风，头胀痛配太阳；血压高配曲池、太冲。

操作：毫针刺，风池、行间、侠溪、肝俞用泻法，肾俞用补法。每日 1 次，每次留针 20~30 分钟，10 次为 1 疗程。

(2)痰湿中阻

治则：运脾和中，除湿涤痰。取足太阴、手厥阴经穴为主。

处方：阴陵泉、丰隆、中脘、内关、头维。

方义：阴陵泉利湿降浊，丰隆涤痰降逆，中脘健脾和中；内关降逆止呕；头维疏调局部经气。

操作：泻法或平补平泻，每日 1 次，每次留针 15~20 分钟，10 次为 1 疗程。

(3)肾精不足

治则：补肾益精，培元固本。取足少阴经穴为主。

处方：肾俞、太溪、照海、悬钟、百会。

方义：肾俞、太溪补益肾精，照海益肾滋阴；悬钟为髓会，补益精髓；百会清利头目以止眩晕。

遗精配关元，三阴交；耳鸣配翳风。

操作：毫针刺，用补法，可灸，每日 1 次，每次留针 30 分钟，10 次为 1 疗程。

(4)气血虚弱

治则：调理脾胃，补益气血。取足阳明及背俞穴为主。

处方：百会、足三里、脾俞、胃俞。

方义：百会升提气血，充益髓海；足三里、脾俞、胃俞调理脾胃，以资气血生化之源。心悸失眠配神门。

操作：毫针刺，用补法，可灸，每日 1 次，每次留针 30 分钟，10 次为 1 疗程。

2. 其他疗法

(1)耳针

选穴:肾上腺、皮质下、神门、内耳。

操作:毫针刺,中等刺激,每日或隔日 1 次,每次留针 30 分钟,或用王不留行籽贴压。

(2)头针

选穴:顶中线、颞后线。

操作:沿头皮刺入,快速捻转,每日 1 次,每次留针 20~30 分钟,10 次为 1 疗程。

【附注】

1. 针灸治疗本病效果较好,如属眩晕综合征应查明原因,先治疗原发病。

2. 眩晕发作时嘱患者卧床休息,控制饮水,闭目养神,或用手指揉按太阳、印堂等穴。

3. 饮食宜清淡,慎食肥甘厚腻之品。

病案分析

张某,女,38 岁,干部。患眩晕 3 年,每年发作约 6~7 次,经多方治疗效果不明显。曾经听力测验诊断为感音性耳聋。此次发病 2 天。诊见:头晕耳鸣,如坐舟船,恶心呕吐频作,面色苍白,全身汗出,舌淡,苔白腻,脉弦滑。

请写出:

该患者的疾病诊断和针灸治疗处方。

三、头痛

头痛是临床上常见的一种自觉症状,可单独出现,亦可出现于多种急慢性疾病过程中。本证病因病机复杂,涉及范围较广,凡内科杂病以头痛为主要症状者及某一疾病过程中出现的兼症等,均可参照本节治疗。

本证常见于西医学之血管神经性头痛、高血压、脑动脉硬化、副鼻窦炎、偏头痛等疾病。

【病因病机】

头为诸阳之会,清阳之府,故凡外感六淫或内伤诸疾均可导致头痛。若风寒、风热、风湿之邪外袭,上犯巅顶,阻遏经络,蒙蔽清窍,可发头痛。或情志所伤,肝郁化火,肝阳上亢,上扰清窍;或肾水不足,脑海空虚,水不涵木;或禀赋不足,营血亏虚,不能上荣于脑均可引起头痛。另外,外伤或久病入络,气滞血瘀,脉络瘀阻,亦可导致头痛。

【辨证分型】

1. 外感头痛　一般发病较急,头痛连及项背。如风寒重者兼恶风畏寒,口不渴,苔薄白,脉浮紧。风热重者头痛而胀,发热,口渴欲饮,便秘尿黄,苔黄,脉浮数。风湿重者头痛如裹,肢体困倦,苔白腻,脉濡。

2. 内伤头痛　一般发病较缓,若因肝阳上亢,症见头痛目眩,心烦易怒,面赤口苦,舌红苔黄,脉弦数。若因肾阴不足,症见头痛且空,眩晕耳鸣,腰酸乏力,遗精带下,舌红少苔,脉细。若因气血虚弱,症见头痛昏重,遇劳则甚,神疲乏力,面色不华,舌淡脉细弱。若因瘀血阻络者,头痛经久不愈,痛处固定不移,痛如锥刺,舌质黯或有瘀斑,脉细涩。

【治疗】

1. 针灸疗法

（1）外感头痛

治则：祛风止痛，通经活络。按头痛部位分经取穴。

处方：百会、太阳、风池、合谷、阿是穴。

方义：本方以巅顶部百会、颞部太阳、枕后部风池、手阳明经合谷以及阿是穴配用，以散邪疏通经络之气而止痛。

巅顶痛配四神聪，前头痛配印堂，侧头痛配外关，后头痛配天柱。偏风寒配风门、肺俞，偏风热配曲池、大椎，偏风湿配头维，阴陵泉。

操作：毫针刺，用泻法，风寒可加灸。每日 1 次，每次留针 20~30 分钟。

（2）内伤头痛

1）肝阳上亢

治则：平肝潜阳，息风降逆。取足少阳、厥阴经穴为主。

处方：百会、风池、太冲、太溪。

方义：风池、百会疏通局部经气，清热息风镇痛；太冲平肝降逆，太溪补肾，共奏育阴潜阳之功。

目赤配关冲点刺出血；胁痛口苦配阳陵泉。

操作：毫针刺，用泻法，太溪平补平泻。每日 1~2 次，每次留针 20~30 分钟，10 次为 1 疗程。

2）肾阴不足

治则：滋阴补肾。取足少阴经及背俞穴为主。

处方：百会、肾俞、太溪、悬钟。

方义：百会调气血以荣脑髓，肾俞、太溪补益肾精，悬钟为髓会，益髓健脑。

遗精带下配关元、三阴交；少寐配心俞。

3）气血虚弱

治则：益气养血，活络止痛。取阳明经及背俞穴为主。

处方：百会、心俞、脾俞、足三里。

方义：百会调补经气，和络止痛；心俞、脾俞补益心血，健脾养血；足三里以资气血生化之源。

心悸配内关，食欲不振配中脘。

操作：毫针刺，用补法。每日 1 次，每次留针 30 分钟，10 次为 1 疗程。

4）瘀血阻络

治则：活血化瘀，行气止痛。取阿是穴、手阳明及足太阴经穴为主。

处方：阿是穴、合谷、三阴交。

方义：取阿是穴泻其恶血，即以痛为腧、血实则决之之意；合谷、三阴交行气活血，化瘀定痛。

眉棱骨痛配攒竹；偏头痛配太阳。

操作：毫针泻法，每日 1 次，每次留针 30 分钟，10 次为 1 疗程。或三棱针点刺出血。

2. 其他疗法

（1）耳针

选穴：脑、枕、额、颞、皮质下、神门。

操作：每次取 2~3 穴，毫针刺强刺激，每日 1 次，每次留针 30 分钟。也可用王不留行籽或药丸贴压。

（2）皮肤针

选穴：印堂、太阳、阿是穴。

操作：皮肤针重叩诸穴出血，可加拔罐，多用于实证头痛。

【附注】

1. 针灸治疗头痛除外感、内伤辨证外，还可用经络进行辨证，按照疼痛的部位归经，以远近配穴法结合辨证取穴法进行针灸治疗。

2. 针灸治疗头痛有较好疗效，如多次治疗无效或病情逐渐加重者，须查明原因，治疗其原发病。

附：三叉神经痛

三叉神经痛是指三叉神经分布区内反复发作的、阵发性短暂剧烈疼痛，无感觉缺损等神经功能障碍，病理检查亦无异常的一种病症。本病多发于 40 岁以上，女性较为多见，临床上以第 2 支和第 3 支发病较多。

本病病因目前尚不明了，一般可分为原发性和继发性两种。疼痛骤然发作，无先兆，发作呈闪电式的，为阵发性剧烈疼痛，如电击、刀割、针刺、烧灼，可伴有面肌反射性抽搐、颜面潮红、目赤流泪或流涎等，常因洗脸、刷牙、说话、吃饭等诱发，有时轻微触动面部某点即发作，故有"触发点"或"扳机点"之称。疼痛发作仅为数秒至 1~2 分钟，发作次数不定，间歇期无疼痛。

【治疗】

1. 针灸疗法

治则：疏风通络，活血止痛。取手、足阳明经穴为主。

处方：四白、下关、合谷、内庭。

方义：四白、下关局部活血通络；合谷、内庭疏调阳明气血，通经止痛。

眼支疼痛配鱼腰，上颌支痛配颧髎，下颌支痛配颊车；风寒配风池，气滞血瘀配太冲、三阴交。

操作：毫针刺，用泻法。每日 1 次，每次 30 分钟，10 次为 1 疗程。

2. 其他疗法

（1）耳针

选穴：面颊、颌、额、神门、肝、胃。

操作：每次选取 2~3 穴，毫针刺强刺激，每日 1 次，每次留针 30 分钟，或用王不留行籽贴压。

（2）穴位注射

选穴：参照针刺法穴位。

操作：每次取 1~2 穴，用维生素 B_1 或维生素 B_{12} 注射液，每穴注射 0.5ml，每日或隔日注射 1 次。

【附注】

针刺治疗原发性三叉神经痛，具有良好的止痛效果。对继发性三叉神经痛，须查明原因采取适当措施。

病案分析

闫某,女,年龄,40岁;职业,教师。右侧偏头痛5年,近1年来加重,痛时以右侧颞区为主。发作后呈持续性胀痛,渐发性加剧,伴眩晕、恶心、纳差,烦躁易怒,每遇情绪波动发作,舌红,少苔,脉弦细而数。

请写出:

该患者的疾病诊断和针灸治疗处方。

四、面瘫

面瘫是以口眼向一侧㖞斜为主要症状的疾病,又称"口眼㖞斜"。本病无半身不遂、神志不清等症状,可发生于任何年龄,无明显的季节性。

本病相当于西医学之面神经麻痹症,属周围性面瘫。

知识链接

周围性面神经炎的常见病因为:①感染性病变,多由潜伏在面神经感觉神经节病毒被激活引起;②耳源性疾病,如中耳炎;③自身免疫反应;④肿瘤;⑤神经源性;⑥创伤性;⑦中毒,如酒精中毒,长期接触有毒物;⑧代谢障碍,如糖尿病、维生素缺乏;⑨血管功能不全;⑩先天性面神经核发育不全。

课堂互动

如何鉴别周围性面瘫和中枢性面瘫?

【病因病机】

正气不足,脉络空虚,卫外不固,风邪乘虚侵袭阳明、少阳经络,以致经气阻滞,经筋失养,筋肉弛缓不收而发病。

【辨证分型】

本病通常急性发作,突然一侧面部板滞、麻木、瘫痪,不能做蹙额、皱眉、露齿、鼓腮等动作,口角下垂歪向健侧;患侧额纹、鼻唇沟消失,眼睑闭合不全,露睛流泪。部分患者初起有耳后、耳下疼痛,还可出现患侧舌前2/3味觉减退或消失、听觉过敏等症。病程日久,部分患者口角歪向病侧,形成"倒错"现象。

【治疗】

1. 针灸疗法

治则:祛风散寒、通经活络。取手、足阳明经穴为主。

处方:太阳、阳白、颊车透地仓、翳风、合谷。

方义:太阳、阳白、颊车、地仓疏调局部经气,温经散寒,濡润筋肉;翳风疏解风寒;合谷循经远取,亦有"面口合谷收"之意。

鼻唇沟平坦配迎香,人中沟歪斜配水沟,颏唇沟歪斜配承浆,体弱者配足三里。

操作:毫针刺,平补平泻,亦可加灸,合谷穴可取健侧穴位。每日 1 次,每次留针 30 分钟,10 次为 1 疗程。

2. 其他疗法

(1)皮肤针

选穴:阳白、地仓、颊车、太阳、合谷。

操作:皮肤针叩刺上述诸穴,以局部微红为度。每日或隔日 1 次,10 次为 1 疗程。适用于面瘫初期或面部有板滞等面瘫恢复期及其后遗症。

(2)穴位注射

选穴:翳风、颊车、颧髎、牵正。

操作:取维生素 B_1 或维生素 B_{12} 注射液,每穴 0.5ml,每次 2~4 穴,每日或隔日 1 次。

【附注】

1. 面瘫分周围性与中枢性两种,应注意鉴别。

2. 本病初起针刺手法不宜过重,刺激量不宜过强。

3. 治疗期间避免风吹受寒,外出应戴口罩,面部可作按摩和热敷。

4. 防止眼部感染,可戴眼罩和每日点眼药水 2~3 次。

五、腰痛

腰痛是指以腰部疼痛为主要症状的一类病症,其疼痛部位或在脊中,或在一侧,或两侧俱痛。因腰为肾之府,故腰痛与肾的关系最为密切。

西医学之腰部软组织损伤、风湿病、类风湿病、腰椎退行性病变及扭伤等所致腰痛可参照本节辨治。

知识链接

腰椎退行性变是中老年人尤其长期伏案工作的常见病、多发病,腰椎由于骨质疏松、腰动脉供血不足等原因,导致腰椎退行性变。腰椎退行性变引起椎间盘变性和容积缩小诱发椎关节的不稳定性,引起髓核的突出与韧带骨膜撕裂,韧带椎间盘间隙血肿形成以及继发骨赘形成及椎管狭窄等改变。

【病因病机】

腰痛之因,不外乎外感、内伤及跌仆闪挫等。感受风寒或久居湿地,冒雨涉水,寒湿之邪客于经络,经络阻滞;或因闪挫跌仆,经络受损,瘀血凝滞;或因久病肾亏,年老体弱,或房劳伤肾,精气耗损,筋脉失养等均可导致腰痛。

【辨证分型】

1. 寒湿腰痛　腰部重痛、酸麻,或拘急强直不可俯仰,或痛连骶、臀、股、腘等部位,每遇寒冷阴雨天发作或加剧,苔白腻,脉沉迟缓。

2. 劳损腰痛　腰痛遇劳而发,腰部僵硬,痛有定处,转侧俯仰不利,腘中络脉可见瘀血青紫,舌质黯,脉涩。

3. 肾虚腰痛　起病缓慢,隐隐作痛,或酸多痛少,腰腿酸软无力,喜按喜揉,劳则更甚。如兼神倦、腰冷、滑精、四肢不温、舌淡、脉沉细者为肾阳虚;如伴有虚烦咽干、手足心热、舌红、脉细数者为肾阴虚。

【治疗】

1. 针灸疗法

治则:散寒除湿,补益肾气,通经活络。取足太阳经穴为主。

处方:肾俞、委中、夹脊穴、阿是穴。

方义:肾俞补益肾气,灸之散寒除湿,委中通调足太阳经气,夹脊、阿是疏通局部气血,通络止痛。

寒湿重配腰阳关,血瘀配水沟,肾虚配命门、志室、太溪。

操作:毫针酌用补法,或平补平泻,或加艾灸,或拔火罐。每日 1 次,每次留针 30 分钟,10 次为 1 疗程。

2. 其他疗法

(1)耳针

选穴:腰骶椎、肾、神门。

操作:毫针刺患侧耳穴,并嘱患者活动腰部。每次留针 30 分钟,每日 1 次,10 次为 1 疗程。或用揿针埋藏或王不留行籽贴压。

(2)穴位注射

选穴:阿是穴

操作:取地塞米松 5ml 和 1%利多卡因 2ml 混合液,每次每穴注射 0.5～1ml,每日或隔日 1 次。

【附注】

1. 针灸治疗本病有较好疗效,但如因肿瘤、脊椎结核等引起的腰痛,不属于针灸治疗范围。

2. 平时常用双手掌根揉擦腰部,可减轻腰痛和防止腰痛发作。

3. 腰疼的治疗除针灸外,推拿、理疗、拔罐等也具有良好效果。

病案分析

徐某,男,55 岁,职员。5 年前因久坐伏案出现腰部部酸痛,转侧不利,经推拿治疗和卧床休息缓解,后常因劳累或久坐而复发,痛甚如折,辗转不利,舌质微现紫黯,脉沉细。

请写出:

该患者的疾病诊断和针灸治疗处方。

六、胁痛

胁痛是一侧或两侧胁肋部疼痛为主要临床表现的病症。肝脏位于胁部,其经脉布胁肋,胆附于肝,其经脉循胁里过季胁,故胁痛与肝胆关系密切。

西医学之急、慢性肝炎,胆囊炎,胆石症,胸膜炎及肋间神经痛等可参照本证辨治。

【病因病机】

若情志不遂,肝气郁结,失于条达,或跌仆闪挫,损伤胁络,瘀血停留;或外感湿热郁于少阳,枢机不利;或湿热内侵,疏泄失常;或久病体虚,劳欲过度,皆可发生胁痛。

【辨证分型】

1. 实证　胁部胀痛,游走不定,胸闷短气,苔薄白,脉弦者,为肝气郁结;胁痛如刺,痛处不移,舌质黯,脉沉涩者,属气滞血瘀;胁肋胀痛,恶心呕吐,口苦,舌质红,苔黄腻,脉弦滑者,属肝胆湿热。

2. 虚证　胁痛绵绵,遇劳加重,头晕目眩,口干咽燥,舌红少苔,脉细数者,为肝阴不足。

【治疗】

1. 针灸疗法

(1)实证

治则:疏肝理气,活血通络,清热化湿。取足厥阴、少阳经穴为主。

处方:期门、阳陵泉。

方义:期门乃肝之募穴,可疏肝解郁,宽胸理气;配胆经合穴阳陵泉疏泄肝胆经气,调理气血而止痛。

肝气郁结配太冲,气滞血瘀配三阴交,肝胆湿热配支沟。

操作:毫针刺,用泻法。每日1次,每次留针20~30分钟,10次为1疗程。

(2)虚证

治则:养阴柔肝。取足厥阴、背俞穴为主。

处方:肝俞、肾俞、期门、三阴交。

方义:肝肾同源,体阴而用阳,取肝、肾俞相伍充益精血而柔肝;期门和络止痛;三阴交扶助脾胃,以资生化之源。

操作:毫针刺用补法,或平补平泻。每日1次,每次留针30分钟,10次为1疗程。

2. 其他疗法

(1)耳针

选穴:肝、胆、神门。

操作:取患侧穴,毫针刺。每日1次,每次留针30分钟。或埋揿针,或王不留行籽贴压。

(2)穴位注射

选穴:肝俞、肾俞、三阴交、足三里。

操作:每次选1~2穴,取10%葡萄糖注射液10ml加维生素B_{12}1ml,每穴注射0.5~1ml;或选相应节段夹脊穴,有明显针感后将针向上提再注入药液。

【附注】

针灸治疗胁痛效果较好,治疗同时须进行相关检查,必要时增加针对原发病的治疗。

七、痹证

痹证是由于风寒湿邪侵袭人体,闭阻经络,气血运行不畅,所导致的肌肉、筋骨、关节发生疼痛、麻木、重着、屈伸不利,甚或关节肿大灼热为特征的病证。

西医学之风湿性关节炎、类风湿关节炎、痛风性关节炎、强直性脊柱炎、骨关节炎、纤维织炎和神经痛等可参照本证辨治。

知识链接

风湿性关节炎是一种常见的急性或慢性结缔组织炎症。通常所说的风湿性关节炎是风湿热的主要表现之一，临床以关节和肌肉游走性酸楚、红肿、疼痛为特征。与 A 组乙型溶血性链球菌感染有关，寒冷、潮湿等因素可诱发本病。下肢大关节如膝关节、踝关节最常受累。

【病因病机】

本证的发生主要有内因和外因两个方面。卫气不固，腠理空虚，又因劳累之后汗出当风，或涉水冒寒，坐卧湿地等，以致风寒湿邪侵入，邪留经络，气血闭阻，发为痹证。《素问·痹论》说："风寒湿三气杂至，合而为痹也。"亦有阳盛之体，复受风寒湿邪，郁而化热，发为热痹者。

【辨证分型】

1. 风寒湿痹　关节疼痛，屈伸不利，为痹证的共同症状。如风邪偏盛，发为行痹，症见肢体关节疼痛，游走不定，痛无定处，恶风发热，苔薄白，脉浮。若寒邪偏盛，发为痛痹，症见肢体关节疼痛较剧，痛有定处，得热痛减，遇冷痛剧，苔薄白，脉弦紧。若以湿邪偏盛，发为着痹，症见肌肤麻木，肢体关节酸痛，重着不移，或有肿胀，阴雨寒冷每可促其发作，苔白腻，脉濡缓。

2. 风湿热痹　风湿热邪壅于经络关节，关节疼痛，灼热红肿，痛不可触，伴发热恶风，口渴烦闷，舌红苔黄燥，脉滑数。

【治疗】

1. 针灸疗法

(1) 风寒湿痹

治则：祛风通络，温经散寒，除湿止痛。以局部和循经取穴为主。

处方：

肩部：肩髃、肩髎。

肘部：曲池、天井、合谷。

腕部：外关、阳池、阳溪。

背腰部：水沟、身柱、腰阳关。

髀部：环跳、髀关。

股部：秩边、承扶、风市。

膝部：犊鼻、梁丘、阳陵泉、膝阳关。

踝部：申脉、照海、昆仑、丘墟。

行痹配膈俞、血海；痛痹配肾俞、关元；着痹配脾俞、阴陵泉。

方义：分部取穴，旨在疏调局部经络气血，调和营卫，风寒湿邪则无所依附而痹痛遂解。行痹为风胜，膈俞、血海活血养血，含治风先治血，血行风自灭之意；痛痹为寒胜，肾俞、关元益火之源，振奋阳气而祛寒邪；着痹为湿胜，脾俞、阴陵泉健脾除湿，通络止痛。

操作：毫针刺泻法或平补平泻，每日 1 次，每次留针 30 分钟，10 次为 1 疗程。可配灸法、温针、刺络拔罐等。

(2) 风湿热痹

治则:清热祛风、除湿通络。取督脉、手阳明经穴为主。

处方:根据发病部位局部取穴,配大椎、曲池、合谷。

方义:局部穴疏调气血,大椎清热散风,曲池、合谷清热解表,祛风除痹。

操作:毫针刺,用泻法,每日1次,每次留针20~30分钟,10次为1疗程。

2. 其他疗法

(1)耳针

选穴:相应区压痛点,肾上腺、神门。

操作:毫针刺,每日1次,每次留针20~30分钟,10次为1疗程。或用压豆法及埋针。

(2)穴位注射

选穴:曲池、合谷、外关、环跳、秩边、承扶、阳陵泉、膝阳关。

操作:每次选2~4穴,取当归注射液或威灵仙注射液,每穴0.5~1ml,注意勿注入关节腔,每隔1~3日注射1次,10次为1疗程。

(3)电针

选穴:肩髃、曲池、合谷、外关、阳溪、环跳、秩边、承扶、风市、犊鼻、梁丘、阳陵泉、膝阳关、申脉、照海。

操作:每次选2~4对,进针得气后,接通电针,先用连续波5分钟,后改疏密波,通电时间为10~20分钟,每日或隔日1次,10次为1疗程,间隔3~5日。

【附注】

1. 针灸治疗本证疗效较为满意,但类风湿关节炎病情缠绵反复,非一时能够获效。

2. 本证还须与骨结核、骨肿瘤鉴别,以免延误病情。

3. 平时加强锻炼,局部注意保暖,避免外邪侵袭。

 病案分析

宋某,男,35岁,干部。两膝关节痛5年余,每遇天气变化疼痛加剧,热敷后稍缓解。前日因气候骤然变冷,两膝疼痛加剧,活动受限,屈伸不利,不能站立,局部皮肤无红肿,无明显外伤史。舌淡,苔白腻,脉弦紧。

请写出:

该患者的疾病诊断和针灸治疗处方。

八、痿证

痿证是指肢体筋脉弛缓,软弱无力,日久因不能随意运动而致肌肉萎缩甚至瘫痪的一类疾病。

西医学之多发性神经根炎,急性感染性多发性神经炎,小儿麻痹后遗症,以及运动神经疾患和周围神经损伤引起的肢体瘫痪等可参照本证辨治。

【病因病机】

　　本病病因比较复杂,多由外感湿热,侵袭于肺,肺热津伤,津液不布,筋脉失养;或湿热浸淫筋脉,气血运行受阻,筋脉肌肉弛纵不收;或脾胃亏虚,化源不足,精微不布,以致筋骨失养,肌肉瘦削;或久病体虚,房劳过度,肝肾亏损,髓枯筋痿而成。

【辨证分型】

　　本证以四肢筋肉弛缓无力、不能随意运动为主症。初起多有发热,继则上肢或下肢,偏左或偏右痿软无力,重者完全不能活动,肌肉日渐瘦削,并有麻木、发凉等症状。

　　若肺热伤津,则兼有发热、咳嗽、心烦口渴,小便黄少,大便干燥,舌红苔黄,脉细数。

　　若湿热浸淫,则兼有身重,胸脘痞闷,小便赤涩热痛,苔黄腻,脉濡数。

　　若脾胃虚弱,则见食欲不振,气短,腹胀便溏,面色无华,神疲乏力,苔薄白,脉细弱。

　　若肝肾亏虚,则兼腰膝酸软,眩晕耳鸣,遗精早泄,或月经不调,舌红少苔,脉细数。

【治疗】

1. 针灸疗法

治则:清热除湿,调补脾胃,滋养肝肾。取阳明经穴为主。

处方:

上肢:肩髃、曲池、合谷。

下肢:髀关、梁丘、足三里、阳陵泉。

方义:本方取穴侧重阳明之经,阳明多气多血,主润宗筋,调理阳明,可补益气血,舒筋通络,即《素问·痿论》"治痿独取阳明"之意。肝主筋,配筋之合阳陵泉强壮筋骨。尺泽宣肺清热,阴陵泉健脾除湿;脾俞、胃俞健脾益胃;肝俞、肾俞滋养肝肾。

　　肺热加尺泽,湿热加阴陵泉,脾胃虚弱加脾俞、胃俞,肝肾不足加肝俞、肾俞。

　　操作:毫针刺,实证泻法;虚证补法并加灸。每日1次,每次留针30分钟,10次为1疗程。

2. 其他疗法

(1)耳针

选穴:受累相应部位、肺、胃、肝、肾。

操作:每次选取3~5穴,毫针刺,每次留针20分钟,每日1次。或用揿针埋藏或王不留行籽贴压,每3~5日更换1次。

(2)穴位注射

选穴:肩髃、曲池、合谷、环跳、风市、髀关、阳陵泉、足三里。

操作:每次选2~4穴,取维生素B_1或维生素B_{12}注射液,每穴注射0.5ml,每日1次,10次为1疗程。

（3）电针

选穴：肩髃、曲池、合谷、髀关、梁丘、足三里。

操作：每次选穴 2~3 对，针刺得气后，连接电针机，选疏波或断续波，每日 1 次，每次留针 30 分钟，10 次为 1 疗程。

【附注】

1. 针灸治疗痿证中的某些疾患可有不同程度效果，但因本病疗程较长，需耐心施治。

2. 为了明确发病原因和病灶所在，应进行必要的检查。

3. 治疗时可配合药物、熏洗、推拿及肢体功能锻炼，以提高疗效。

九、痫病

痫病，即癫痫，是一种反复发作性神志异常的疾病。其特征为突然昏仆，口吐涎沫，两目上视，四肢抽搐，或有异常叫声，移时苏醒，醒后如常人。

西医将癫痫分为原发性和继发性两种，前者与遗传有关，后者多由他病引起。

知识链接

原发性癫痫和继发性癫痫的区别：

1. 发病的人群。原发性癫痫在临床上发病多于青少年期，找不到病因，亦无神经系统阳性体征；继发性癫痫可在发病在任何年龄层，能找到有引起癫痫发作的病因或神经系统有阴性体征。

2. 病因的不同。原发性癫痫是有患者先天性的疾病或原因造成的，继发性癫痫是由于外伤、发烧、脑内疾患等后天的疾病或情况造成的。

3. 脑部的状况。原发性癫痫没有器质性病变，有一小部分原发性癫痫与遗传因素有关；继发性癫痫有明确的病因，同时脑部有器质性病变。

4. 癫痫治疗及预后。原发性癫痫抗癫药物治疗效果较好，而继发性癫痫，在病因没有根治前，药物治疗控制率为 60%，脑外伤后癫痫一般较易控制。一些脑部急性严重的病变，一般发作频繁且难以控制，容易形成癫痫持续状态。

【病因病机】

本病多由先天因素，七情失调，脑部外伤等引起。母孕受惊、高热、服药不慎，造成气机逆乱；七情失调，损伤肝脾，阳升风动，痰气上涌，蒙蔽清窍；跌仆撞击或出生时难产，导致颅脑受伤，气血瘀阻，脉络不和，皆可发生痫证。

【辨证分型】

本病一般多属实证，但经年反复发作亦可导致正气虚衰。发作前常有头痛头晕、胸闷不舒、神疲乏力等先兆，旋即突然昏仆，不省人事，面色苍白，两目上视，牙关紧闭，四肢抽搐，口吐白沫，甚则怪叫，二便失禁，苔白腻，脉弦滑。移时苏醒，醒后觉头昏，乏力欲寐。

【治疗】

1. 针灸疗法

治则：涤痰息风，开窍定痫。取督脉经穴为主。

处方：发作期：百会、水沟、后溪。

间歇期:印堂、鸠尾、间使、太冲。

方义:百会、水沟醒脑开窍,宁神定志;后溪通督脉而治痫;印堂、鸠尾交通督任,协调阴阳,间使疏通心气;太冲平肝息风。

痰浊壅盛加丰隆,昏迷加涌泉;夜发加照海,昼发加申脉。

操作:毫针刺,发作时用泻法,平时根据病情而定。每日1次,每次留针30分钟,10次为1疗程。

2. 其他疗法

电针

选穴:腰奇、间使、丰隆、太冲、三阴交、神门、内关。

操作:每次选穴2~3对,针刺得气后,接通电针机,选密波,通电10~20分钟,每日1次,适用于间歇期。

【附注】

1. 针灸治疗本病能改善其症状,可作为辅助疗法。

2. 对继发性癫痫应详细询问病史,专科检查,明确诊断,治疗其原发病。

 病案分析

某男,48岁,干部。4年前起,经常轻叫一声,突然跌倒,口吐涎沫或血沫,牙关紧闭,曾将牙齿咬断,每月平均发作10多次,甚时日发2次,历经中西医治疗效果不佳。平时头昏目眩,大便不畅,痰多,苔薄滑,舌根腻,脉弦滑。

请写出:

该患者的疾病诊断和针灸治疗处方。

十、癫狂

癫与狂都是精神失常的病证。癫证以沉默痴呆,语无伦次,静而多喜为特征;狂证以喧扰不宁,躁妄打骂,动而多怒为特征。因二者病因病机相似,又能相互转化,故癫狂并称。本病多见于青壮年。

西医学之精神分裂症(包括狂躁型、抑郁型),反应性精神病等可参照本病辨治。

【病因病机】

癫狂的发生,以七情内伤、痰气上扰、气血凝滞等为主要因素。

癫证多由思虑太过,所愿不遂,肝气郁结,心脾受损,心神虚耗,脾失健运,痰涎内生,蒙蔽心窍,神明失常而发。狂证多由情志所伤,肝失条达,气郁化火,肝胃火盛,夹痰上扰,神无所主,神明逆乱,痰热互结,上蒙心窍而成。

【辨证分型】

癫证表现为精神抑郁,表情淡漠,沉默痴呆,或喃喃自语,语无伦次,或时悲时喜,哭笑无常,不知秽洁,不思饮食,苔白腻,脉弦滑。

狂证症见性情急躁,头痛失眠,面红目赤,甚则突然狂乱无知,登高而歌,弃衣而走,妄言责骂,不分亲疏,或毁物伤人,便秘尿黄,舌红绛,苔黄腻,脉弦滑数。

【治疗】

1. 针灸疗法

（1）癫证

治则;理气解郁,豁痰开窍。取背俞穴为主。

处方:肝俞、心俞、脾俞、丰隆、神门。

方义:肝俞疏肝解郁;脾俞、丰隆健运脾气,以化痰浊;心俞、神门开心窍以苏神明。

若日久心脾亏损者,加足三里、三阴交。

操作:毫针刺,用泻法。每日1次,每次留针30分钟,10次为1疗程。

（2）狂证

治则:清心泻火,醒脑开窍。取督脉经穴为主。

处方:上星、百会、水沟、内关、曲池、丰隆。

方义:上星、百会镇静安神;水沟醒脑开窍,内关、丰隆理气和胃,清心豁痰;曲池清泄阳明热邪。

狂证日久,耗气伤阴加太溪。

操作:毫针刺,用泻法。每日1次,每次30分钟,10次为1疗程。

2. 其他疗法

（1）耳针

选穴:心、皮质下、神门、肝、胃

操作:毫针刺,每日1次,每次留针30分钟,10次为1疗程。或用揿针埋藏或王不留行籽贴压,每3~5日更换1次。

（2）穴位注射

选穴:心俞、膈俞、郄门、间使、足三里、丰隆、三阴交。

操作:每次选2~4穴,取氯丙嗪注射液25~50mg,每穴注射0.5ml,每日或隔日1次,10次为1疗程。

【附注】

针灸治疗本证应配合心理疏导,必要时配合药物治疗。

病案分析

苏某,女,36岁,农民。平素性情急躁易怒,5天前因事不随心,突然精神一反常态,两目怒视,狂妄吵骂,毁物伤人,彻夜不眠,面赤气粗,口苦便秘,舌红绛,苔黄腻,脉弦滑带数。

请写出:

该患者的疾病诊断和针灸治疗处方。

十一、不寐

不寐通常称为失眠,是指经常不能获得正常睡眠为特征的病证。轻者入睡困难,或寐而易醒,醒后难以再寐,或时寐时醒,严重者彻夜难眠。

西医学之神经衰弱症、更年期综合征等引起的失眠可参照本病辨治。

【病因病机】

本病多因思虑过度,劳伤心脾,阴血暗耗,心神失养;或久病、房劳伤肾,肾阴亏耗,阴虚火旺,心肾不交,神志不宁;或体虚受惊,心虚胆怯,心神不安;或情志抑郁,肝失条达,肝阳扰动心神;以及饮食不节,胃气不和等均可导致不寐。

【辨证分型】

不寐是指经常不能获得正常的睡眠而言。由于病因不同,各有兼症。

1. 心脾两虚　兼见心悸健忘,头晕目眩,面色少华,食少倦怠,舌淡苔薄白,脉细弱。

2. 心肾不交　兼见头晕耳鸣,腰膝酸软,五心烦热,遗精盗汗,舌质红,脉细数。

3. 心虚胆怯　兼见心悸多梦,善惊多恐,多疑善虑,舌淡,脉弦细。

4. 肝阳上扰　兼见急躁易怒,头痛头晕,胸胁胀闷,舌质红,脉弦。

5. 肝胃不和　兼见脘闷噫气,嗳腐吞酸,心烦口苦,苔厚腻,脉滑。

【治疗】

1. 针灸疗法

治则:宁心安神。取手少阴、足太阴经穴为主。

处方:四神聪、神门、三阴交、安眠。

方义:四神聪、安眠穴镇静安神;神门宁心安神;三阴交调理肝、脾、肾气机,使心气安而神自宁。

心脾两虚加心俞、脾俞;心肾不交加心俞、肾俞、太溪;心胆气虚加心俞、胆俞;肝阳上扰加肝俞、太冲;脾胃不和加胃俞,足三里。

操作:毫针刺,虚证补法,实证泻法。每日 1 次,每次留针 30 分钟,10 次为 1 疗程。

2. 其他疗法

(1)耳针

选穴:心、肝、脾、肾、神门、皮质下。

操作:每次选 3~4 穴,毫针刺,轻刺激,每日 1 次,每次留针 30 分钟,10 次为 1 疗程。或用王不留行籽贴压,每 5~7 日更换 1 次。

(2)皮肤针

选穴:自项至腰部督脉、足太阳经背部第 1 侧线,夹脊穴。

操作:用皮肤针自上而下轻叩,每日 1 次。

【附注】

1. 针灸治疗本证效果良好,治疗时间以下午和睡前为宜。

2. 由其他疾病引起的不寐,应同时治疗其原发病。

3. 医者应关心病人的疾苦,帮其解除顾虑,以提高疗效。

病案分析

张某,51 岁,职员。患者于 2 月前因家庭琐事出现失眠症状,并日渐加重,入睡困难或睡后易醒、醒后不能再入睡,同时伴有烦躁、心慌、食欲下降,记忆力减退,精神状况差,没有愉快感,自觉精力减退,上午重,下午轻,1 周前上述症状更加严重,整夜不能入睡,并伴有心慌、气短等症状。舌黯红,有瘀点,脉涩。

请写出:

该患者的疾病诊断和针灸治疗处方。

十二、脏躁

脏躁是以精神忧郁、烦躁不宁、悲忧善哭、喜怒无常为主要临床表现的一种疾病,多发于中青年妇女。

本证与西医学之癔症的情感暴发颇为相似,是一种常见的神经官能症。

【病因病机】

心喜静,静则心神内宁而神藏,若为忧伤、恼怒、郁结等七情所伤,可损及心营,营血不足则气盛火炎,导致心气不宁,神躁不安。或火热煎熬生痰,痰热上扰神明,引起躁扰不宁等症状。

【辨证分型】

脏躁的主要症状为情志异常,如无故喜笑、悲泣、歌唱、呻吟或痴呆、沉默;其次,如突然失语、失明、胸闷气逆、吞咽困难甚至突然晕厥者;或出现肢体麻木疼痛、瘫痪、振动等。分型主要有肝气郁结、心脾两虚、肝血不足、阴虚火旺等。

【治疗】

1. 针灸疗法

治则:疏肝解郁、养心安神。取督脉、手足厥阴、手少阴经穴为主。

处方:水沟、内关、太冲、神门。

方义:水沟苏厥醒神;内关、神门清泄心火以安神;太冲泄肝火以清虚热。

肝气郁结加肝俞、期门;心脾两虚加心俞、脾俞、足三里;肝血不足加肝俞、脾俞;阴虚火旺加肾俞、太溪、心俞。痰盛加丰隆,咽部有异物感配天突,失语加上廉泉。

操作:毫针刺,平补平泻法。每日 1 次,每次留针 30 分钟,10 次为 1 疗程。

2. 其他疗法

耳针

选穴:神门、枕、心、胃、脑。

操作:每次选 2~3 穴,毫针刺中、强刺激,每日 1 次,每次留针 15 分钟。

【附注】

1. 脏躁一证临床症状复杂多变,每与某些器质性病变相混淆,应注意鉴别。

2. 针灸治疗的同时,还应重视思想开导,帮助病人树立治疗的信心。

十三、惊悸、怔忡

惊悸、怔忡是指患者自觉心中悸动,惊惕不安,甚则不能自主的一类病症。惊悸是因突然受惊而作,病情较轻;怔忡则终日心中悸动不安,病情较重。两者在病程方面也有久暂之分,但病因病机基本相同,故合并叙述。

西医学之风心病、冠心病、心脏神经官能症、甲状腺功能亢进、贫血等出现的心悸可参照本证辨治。

【病因病机】

本证的形成,常由平素体质虚弱,心虚胆怯,遇险临危,心神不能自主而发;或心血不足,心失所养;或水饮内停,心阳不振;或因痰热上扰,心气不宁等引起。

【辨证分型】

本证自觉心跳、心慌、时作时止,并有善惊易恐,坐卧不安,多梦易醒等症。

1. 心血不足　兼见面色苍白,头晕目眩,舌质淡红,脉细弱或结代。

2. 痰火内扰　兼见烦躁不宁,恍惚多梦,苔黄,脉数。

3. 水饮内停　兼见胸脘痞满,眩晕吐涎,精神疲乏,肢冷或肿,苔白,脉沉细或结代。

【治疗】

1. 针灸疗法

治则:益心安神,定悸镇惊。取手少阴、厥阴经穴及俞募穴为主。

处方:郄门、神门、心俞、巨阙。

方义:郄门为心包经郄穴,神门为心经原穴,二者合用宁心定惊;心俞益心气,宁心神,配心募巨阙补益心气,调理气机,以收镇惊宁神之效。

心血不足加膈俞、脾俞、足三里;痰火内扰加尺泽、内关、丰隆;水饮内停加脾俞、胃俞、三焦俞。

操作:毫针刺,补虚泻实。每日1次,每次留针30分钟,10次为1疗程。

2. 其他疗法

(1)耳针

选穴:心、脑、神门、小肠、交感。

操作:毫针刺,每次留针30分钟,间歇运针。

(2)穴位注射

选穴:内关、郄门、心俞、厥阴。

操作:每次选1~2穴,取丹参注射液每穴注射0.3~0.5ml,每日或隔日1次,10次为1疗程。

【附注】

针灸治疗惊悸,怔忡效果较好,本证可发于多种疾病的过程中,治疗时须明确诊断。

病案分析

王某,男,36岁,工人。前天中午正在体力工作时,突感心慌、心悸、脉搏120次/分,当即卧床休息,约半小时后自行缓解。次日,又间歇发作两次,遂到内科检查,诊断为阵发性心动过速。患者形体消瘦,面色不华,既往劳累过度时亦偶尔发作。

请写出:

该患者的疾病诊断和针灸治疗处方。

十四、感冒

感冒是外邪侵袭人体所导致的常见外感疾病,临床表现以鼻塞流涕、喷嚏、咳嗽、头痛、恶寒发热,全身不适等为特征。本病四季均可发生,但以冬、春季节为多见。若病情较重,在某些区域引起流行者,称"时行感冒"。

感冒属上呼吸道感染的范畴,时行感冒相当于流感的范畴。

【病因病机】

感冒的发生,主要是感受风邪所致。由于体虚抗病力减弱,当气候急剧变化,寒暖失常之时,导致肺卫功能失调,外邪由皮毛口鼻而入,引起一系列卫表失和的症状。由于外邪有偏寒偏热和人体体质的差异,因此,偏于寒者则风寒束表,肺气失宣,卫阳被郁;偏于热者则风热伤卫,肌腠疏懈,肺失清肃。

【辨证分型】

1. **风寒感冒** 头痛、肢体酸楚,鼻塞声重,咳嗽流涕,鼻痒喷嚏,痰液稀薄,恶寒发热或不发热,无汗、苔薄白、脉浮紧。

2. **风热感冒** 发热汗出,微恶风寒,头痛昏胀,咳嗽痰稠,鼻塞涕浊,口渴咽痛,苔薄黄,脉浮数。

【治疗】

1. 针灸疗法

(1)风寒感冒

治则:疏风散寒,解表宣肺。取足少阳、太阳,手太阴穴为主。

处方:风池、风门、列缺。

方义:阳维主阳主表,故取阳维与足少阳之会穴风池以疏解表邪;风门解表宣肺,疏调太阳;列缺宣通肺气而止咳。

咳嗽甚加尺泽,鼻塞加迎香。

操作:毫针刺,用泻法,风门、大椎可拔罐。每日1次,每次留针20~30分钟。

(2)风热感冒

治则:疏散风热,清肃肺气。取手阳明、少阳,督脉穴为主。

处方:大椎、曲池、外关、合谷。

方义:大椎为诸阳之会,疏散外邪以解热;曲池为手阳明之合,清热解表;外关通利三焦,疏散热邪;合谷为手阳明原穴,疏利阳明,宣肺利窍,透邪于外。

咽喉痛加少商放血。

操作:毫针刺,用泻法,每日1次,每次留针20分钟。大椎、曲池可点刺放血。

2. 其他疗法

(1)刺络拔罐

选穴:大椎、风门、身柱、肺俞。

操作:以三棱针刺法出血,然后拔火罐。本法适用于风热感冒。

(2)艾灸

选穴:大椎、风门、外关、足三里。

操作:每穴用艾条悬灸10分钟,至局部潮红为度。适用于风寒感冒,并有预防感冒的作用。

【附注】

感冒与某些传染病早期症状相似,治疗时应注意鉴别。

十五、咳嗽

咳嗽是肺系疾病的主要症状之一。分别言之,有声无痰为咳,有痰无声为嗽,一般多为痰声并见,故并称咳嗽。

西医学之上呼吸道感染,急、慢性支气管炎,支气管扩张,肺炎,肺结核等疾病可参照本证辨治。

【病因病机】

本证的发病原因,有外感、内伤两类。外感风寒、风热之邪,从口鼻皮毛而入,肺卫受邪,清肃之令失常,肺气上逆而为咳嗽。他脏病变,累及于肺,如脾失健运。聚湿生痰,上犯于肺;肝郁化火,上烁于肺,肺失清肃等均可导致咳嗽。

【辨证分型】

1. 外感咳嗽

(1)风寒:咳嗽喉痒,痰液稀薄色白,头痛发热,形寒无汗,苔薄白,脉浮紧。

(2)风热:咳嗽咯痰色黄或稠,身热头痛,汗出恶风,苔薄黄、脉浮数。

2. 内伤咳嗽

(1)痰湿阻肺:咳嗽痰多而黏,胸脘痞闷,胃纳减少,苔白腻,脉滑。

(2)肝火烁肺:气逆咳嗽,引胸胁作痛,痰少而稠,面赤咽干,苔黄少津,脉弦数。

【治疗】

1. 针灸疗法

(1)外感咳嗽

治则:疏风解表,宣肺止咳。取手太阴及背俞穴为主。

处方:肺俞、尺泽、列缺。

方义:肺主皮毛,司一身之表,取肺之背俞宣肺止咳;尺泽乃肺之合穴,宣肺降气,化痰止咳;列缺为肺之络穴,疏风祛邪、宣肺解表。

风寒者加风门、外关;风热者加大椎、曲池;咽喉痛加少商放血。

操作:毫针浅刺泻法,每日1次,每次留针20~30分钟,寒邪重可艾灸或拔罐。

(2)内伤咳嗽

治则:肃肺理气,止咳化痰。取手、足太阴及背俞穴为主。

处方:肺俞、太渊、三阴交。

方义:肺俞调理肺气,清肃之会自行;太渊为肺之原穴,本脏真气所主,取之肃理肺气;三阴交疏肝健脾,滋阴润燥,化痰化咳。

痰湿盛加丰隆、阴陵泉;肝火烁肺加行间、阳陵泉。

操作:毫针刺,平补平泻。每日1次,每次留针30分钟,10次为1疗程。

2. 其他疗法

(1)穴位注射

选穴:肺俞、大杼、风门、定喘。

操作:每次选1对腧穴,取维生素 B_1 或胎盘注射液,每穴注射0.5ml,每日1次,各穴轮换,20次为1疗程。

(2)穴位贴敷

选穴:肺俞、定喘、风门、膻中、丰隆。

操作:取白附子16%、洋金花48%、川椒33%、樟脑3%制成粉剂,将药粉少许置穴位上,用胶布贴敷,每3~4日更换1次,最好在三伏天应用。

【附注】

咳嗽可见于多种呼吸系统疾病,治疗时必须明确诊断,必要时配合药物治疗。

十六、哮喘

哮喘是一种常见的反复发作性疾病。分言之,哮指呼吸急促,喉间有哮鸣声;喘是呼吸困难,甚则张口抬肩。因两者每见同时举发,其病因病机大致相似,故合并叙述。

西医学之支气管哮喘、喘息性支气管炎、阻塞性肺气肿等可参照本证辨治。

【病因病机】

本病发生的基本病机为宿痰内伏于肺,复因外感等因素触发所致。脾失健运,痰饮内生,或饮食肥腻,鱼腥虾蟹、或异味刺激以及情志劳倦等引动肺经蕴伏痰饮,阻塞气道,肺气升降失调而作。发作期可见气郁痰壅,阻塞气道,表现为实证;如反复发作,必致肺气耗损,久则累及脾肾,故在缓解期多为虚证。

【辨证分型】

1. 实证 如风寒外袭,症见咳嗽喘息,痰白稀薄,形寒无汗,头痛,口不渴,苔薄白,脉浮紧;如痰热阻肺,症见咳喘痰黄,咯吐不爽,胸中烦闷,咳引胸胁作痛,或身热口渴,大便秘结,苔黄,脉滑数。

2. 虚证 如肺气不足,喘促气短,喉中痰鸣,气怯声低,吐痰稀薄,舌质淡,脉细弱。如久病肺虚及肾,则气息短促,动则喘甚,形瘦神疲,汗出肢冷,脉象沉细。

【治疗】

1. 针灸疗法

(1)实证

治则:通利气机,定喘止哮。取手太阴经穴及背俞穴为主。

处方:膻中、列缺、尺泽、肺俞。

方义:膻中乃气之会,宽胸理气,舒展气机;列缺乃肺之络穴,以宣通肺气;尺泽为肺经合穴,肃肺化痰,降逆平喘;肺俞以宣发太阳经气,宣肺平喘。

风寒加风门,痰热加丰隆,喘甚加天突、定喘。

操作:毫针刺,用泻法。每日1次,每次留针30分钟,背部穴可艾灸或拔火罐。

(2)虚证

治则:补益肺肾,止哮平喘。

处方:肺俞、肾俞、膏肓、太渊。取手太阴及背俞穴为主。

方义:肺主气,肾纳气,肺肾两虚,气无所主,宣降失职,取肺俞,肾俞补益肺肾之气;膏肓理肺补虚;太渊乃肺之原穴,补益肺阴,使肺气上充,上有主而下能纳,气机得以升降,哮喘自平。

肺气虚加气海,肾气虚加太溪。

操作:毫针刺,用补法。每日1次,每次留针30分钟,10次为1疗程,亦要艾灸。

2. 其他疗法

(1)耳针

选穴:平喘、下屏尖、肺、神门、脑、下脚端。

操作:每次选2~3穴,毫针中、强刺激,留针20~30分钟。适于哮喘发作期,有平喘作用。

(2)穴位贴敷

选穴:百劳、肺俞、膏肓

操作:取白芥子、甘遂、延胡索、细辛各 15g 研细末,使用时以生姜汁调制成药饼 6 个,上放少许丁桂散,敷以上诸穴,持续 2 小时后取掉药物。本法在夏季初、中、末伏各进行 1 次,连续敷贴 3 年。贴药时有热、麻、痛等感觉,局部皮肤发红,有时会起疱。

【附注】

1. 哮喘可见于多种疾病,发作缓解后应积极治疗其原发病,对发作严重或哮喘持续状态,应配合药物治疗。

2. 气候转变时应注意保暖,属过敏体质者,应避免接触过敏源和进食过敏物。

十七、疟疾

疟疾是感染疟疾原虫所引起的传染病,临床以寒战、高热、头痛、汗出、休作有时为特征,多发于夏秋季节。

本病与西医学之疟疾同名,有间日疟、三日疟、恶性疟之分,可参照辨治。

【病因病机】

疟疾多由感受疫疠之气兼受风寒暑湿等邪,伏于少阳半表半里,出入营卫之间,正邪交争而发病。少阳为枢,邪入与阴争则寒,出与阳争则热,故寒热交作,起伏有时。如久疟不愈,耗伤精气,湿阻气机,津液凝结成痰,瘀结于少阳之络,致胁下结聚成块,则为"疟母"。

【辨证分型】

本病主要症状为寒热往来,发作有时。发病之初,毛孔寒栗,呵欠乏力,旋即寒战鼓颔,肢体酸楚,继则内外皆热,体若燔炭,头痛如裂,面赤唇红,烦渴引饮,汗出后则热退身凉,舌苔白腻,脉象在寒战时弦紧,发热时滑数。间时而作,有一日一发,二日一发,也有三日一发的。

凡发作时间逐次提早的,是邪透阳分,有向愈的转归可能,如逐次推迟的,则病有加重的趋势。

若久疟不愈,左胁下出现痞块,按之作痛或不痛,此为疟母。

【治疗】

1. 针灸疗法

治则:宣通阳气,祛邪解表。取督脉,手太阳、厥阴经穴为主。

处方:大椎、后溪、间使。

方义:大椎为诸阳经之会穴,可宣通诸阳之气而祛邪,为治疟要穴。后溪乃太阳经之输,通于督脉,宣发太阳与督脉之气祛邪外出。间使为治疟的经验效穴。三穴同用,可奏通阳祛邪之效。

热盛加商阳、关冲;痞块加章门、脾俞。

操作:毫针刺,用泻法,在发病前 1~2 小时针刺,每日 1 次,每次留针 30 分钟或更长。

2. 其他疗法

(1)耳针

选穴:肾上腺、皮质下、内分泌、神门、肝、脾。

操作:发作前 1~2 小时针刺,强刺激,留针 1 小时,连续 3 天。

(2)穴位注射

选穴:大椎、陶道、间使。

操作:取复方奎宁注射液在发作前每穴注射 0.2ml,每日 1 次。

【附注】

针灸治疗本病以间日疟效果较好,对恶性疟宜配合药物治疗。

十八、呕吐

呕吐是指饮食物或痰涎等由胃中上逆而出的病证。前人以有声无物为呕,有物无声为吐,因二者常同时出现,故合称呕吐。

西医学之急性胃炎、贲门痉挛、幽门痉挛或梗阻、肝炎、胰腺炎、胆囊炎等均可产生呕吐症状。

【病因病机】

本证为胃失和降,气逆于上所致。凡外感、内伤或饮食失节等均可引起呕吐。外邪犯及胃腑,致胃失和降,胃气上逆;或痰湿困脾、脾胃升降失常,饮食不化;或中焦气虚,运化无力,水谷不化;或肝失条达,横逆犯胃,胃气上逆等均可发为呕吐。

【辨证分型】

1. 寒邪犯胃　吐清水或稀涎,食久乃吐,喜暖畏寒,或大便溏薄,苔白脉迟。

2. 邪热内蕴　食入即吐,呕吐酸苦热臭、口渴,喜寒恶热,大便燥结,苔黄脉数。

3. 痰饮停蓄　多见胸痞眩晕,呕吐痰涎,或见心悸,苔白脉滑。

4. 食积不消　脘腹胀满或疼痛,食入更甚,嗳气厌食,便秘矢气,苔厚腻,脉滑。

5. 肝气犯胃　多见胁痛呕酸,多烦善怒,苔薄腻,脉弦。

6. 脾胃虚弱　饮食稍有不慎呕吐即作,倦怠乏力,纳差便溏,苔薄,脉弱无力。

【治疗】

1. 针灸疗法

治则:行气和胃、降逆止呕。取胃之募穴、合穴及手厥阴经穴为主。

处方:中脘、内关、足三里。

方义:中脘乃胃之募穴,行气和胃;内关是手厥阴之络,宽胸理气,降逆止呕;足三里为胃经合穴,疏理胃肠气机,通降胃气。

寒邪犯胃加上脘、胃俞;热邪内蕴加合谷、金津、玉液;痰饮内停加膻中、丰隆;食积不消加下脘、璇玑;肝气犯胃加阳陵泉、太冲;脾胃虚弱加脾俞、章门。

操作:毫针刺,补虚泻实,或先泻其邪以止呕,再扶其正。每日 1 次,每次留针 30分钟,虚寒者可加灸。

2. 其他疗法

(1)耳针

选穴:胃、肝、下脚端、脑、神门。

操作:每次选 2~3 穴,毫针强刺激,留针 20~30 分钟,每日或隔日 1 次。

(2)穴位注射

选穴:足三里、至阳、灵台。

操作:每次 2 穴,交替使用,每穴注射生理盐水 2ml,每日 1 次。

【附注】

1. 针灸治疗呕吐效果良好,因药物反应引起的呕吐,亦可参考上述治疗。

2. 呕吐为消化系统多种疾病常见症状之一,应详细采集病史,认真体检,必要时结合实验室检查,以明确诊断。

病案分析

姜某,女,34岁,家庭妇女。近期因琐事与家人争吵后,时感胃脘部不适,间或作痛,痛连两胁,不思饮食,食入即吐,呕吐物为食物,与酸水混杂,脘腹胀满,嗳气频频,矢气则舒,大便数日一次,小便黄少,口苦口干,苔厚腻,脉弦。

请写出:

该患者的疾病诊断和针灸治疗处方。

十九、胃痛

胃痛又称胃脘痛,是以上腹胃脘部近心窝处经常发生疼痛为主的病证。

西医学之急、慢性胃炎,胃及十二指肠溃疡病,胃肠神经官能症,胃黏膜脱垂等引起的胃脘疼痛,可参照本节辨治。

【病因病机】

凡感受外邪、饮食不节、肝气郁结、脾胃虚弱等均可引起胃痛。若外感寒邪,内客于胃,寒主收引,致胃气不和而痛。若饮食不节,饥饱无常;或过食肥甘,食滞不化,致胃失和降则痛。若忧思恼怒,气郁伤肝,肝失条达,横逆犯胃作痛。若劳倦内伤,久病脾胃虚弱,或脾阳不振,滋生内寒,或胃阴不足,失其濡养,均可导致胃痛发生。

【辨证分型】

1. 实证 若胃痛暴作,畏寒喜暖,口不渴,喜热饮,苔白,脉弦紧者,属寒邪客胃。若胃脘胀满疼痛,嗳腐吞酸,嘈杂不舒,大便不爽,苔厚腻,脉滑者,为饮食所伤。若胃脘胀痛连及两胁,嗳气频频,每因情志刺激而诱发,苔薄白,脉弦者,属肝气犯胃。

2. 虚证 多见脾胃虚弱,胃痛隐隐,泛吐清水,喜温喜按,纳差神疲,甚或手足不温,大便溏薄,苔薄白,脉细弱。

【治疗】

1. 针灸疗法

治则:和胃止痛。取胃之募穴、合穴及手厥阴络穴为主。

处方:中脘、内关、足三里。

方义:中脘为胃之募穴、腑之合穴,调理气机,和胃止痛;内关宽胸解郁,行气止痛;足三里健运中焦,疏调胃气,合治内腑也。

寒邪客胃加公孙;饮食停滞加梁门;肝气犯胃加期门、阳陵泉;脾胃虚弱加脾俞、胃俞、章门、三阴交。

操作:毫针刺,补虚泻实,每日1次,每次留针30分钟,10次为1疗程。寒气凝滞可温针灸,或在上腹部和背俞穴拔罐。

2. 其他疗法

(1)耳针

选穴:胃、脾、神门、交感、十二指肠。

操作:毫针刺,每日1次,每次留针30分钟,或用揿针埋藏或王不留行籽贴压。

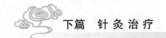
（2）穴位注射

选穴：中脘、内关、足三里、脾俞、胃俞、相应夹脊穴。

操作：每次选 1~3 穴，取红花注射液、当归注射液、阿托品或 1% 利多卡因注射液中的一种，每穴注射 0.5ml，每日 1 次。

【附注】

1. 胃痛诸证有时可与肝胆疾患及胰腺炎相似，有时类似冠心病的心绞痛，应注意鉴别。

2. 溃疡病出血、穿孔等重症，应及时采取措施或中西医结合治疗。

 病案分析

某男，37 岁。脘痛引腹，已历 1 年。时有泛恶，疼痛阵作，纳呆，形瘦神疲，嗜睡，大便溏薄，色黑，小溲清长，肢冷。经 X 线诊断为幽门前区溃疡，大便隐血检查阳性（+++）。脉沉细少力，苔薄腻。

请写出：

该患者的疾病诊断和针灸治疗处方。

二十、黄疸

黄疸是以目黄、身黄、小便黄为主要症状，尤以目睛黄染为主要特征的病证。临床表现分阳黄与阴黄两类。

西医学之急、慢性肝炎，肝硬化，胆囊炎，胆结石等所出现的黄疸可参照本证辨治。

【病因病机】

黄疸的致病因素主要是湿邪为患。如外感湿热疫毒，蕴结脾胃，熏蒸肝胆，胆液不循常道，浸淫肌肤而发为阳黄。若饮食失节，劳倦过度，以致脾胃虚弱，中阳不运，湿以寒化而内阻，胆液为湿所遏，渗溢肌肤而成阴黄。

【辨证分型】

1. 阳黄　黄色鲜明，发热，口渴，小便黄而短赤，腹胀，大便秘结，胸闷呕恶，舌苔黄腻，脉滑数。

2. 阴黄　黄色晦黯，神疲乏力，食少便溏，畏寒，脘痞腹胀，舌淡苔腻，脉沉迟。

【治疗】

1. 针灸疗法

（1）阳黄

治则：疏泄肝胆，清化湿热。取足厥阴、少阳，太阴、阳明经穴为主。

处方：胆俞、阳陵泉、阴陵泉、内庭、太冲。

方义：胆俞、阳陵泉泻肝胆之热，配太冲疏肝胆经气；阴陵泉为足太阴经合穴，内庭乃足阳明荥穴，二穴相配，利小便而清脾胃湿热。

胸闷呕恶加内关，腹胀便秘加天枢。

操作：毫针刺，用泻法，每日 1 次，每次留针 20~30 分钟，10 次为 1 疗程。

（2）阴黄

治则：健脾利胆，温化寒湿。取足太阴、阳明及背俞穴为主。

处方:至阳、脾俞、胆俞、中脘、足三里、三阴交。

方义:至阳针灸并用,温通阳气健脾退黄,善治神疲;中脘为六腑之合,合足三里、脾俞,三穴用补法,健脾胃而化湿和中;胆俞通利胆腑,三阴交导湿下行,共奏治胆退黄之功。

神疲畏寒配命门、气海;大便溏薄加天枢。

操作:毫针刺,用补法,每日 1 次,每次留针 20~30 分钟,10 次为 1 疗程。

2. 其他疗法

(1)耳针

选穴:肝、胆、脾、胃

操作:毫针刺,每日 1 次,每次留针 30 分钟,或用撳针埋藏或王不留行籽贴压。

(2)穴位注射

选穴:肝俞、胆俞、期门、阳陵泉。

操作:每次 2~4 穴,取板蓝根、田基黄、丹参或维生素 B_1、维生素 B_{12} 注射液中之一种,每穴 0.5~1ml,隔日 1 次,10 次为 1 疗程。

【附注】

1. 针灸治疗急性黄疸型肝炎效果较好,在急性期应严格执行消毒隔离制度。

2. 其他原因引起的黄疸,应采用中西医综合措施,针灸可配合应用。

二十一、泄泻

泄泻又称腹泻,是指大便次数增多,便质稀薄,甚至泻出水样便而言。本病一年四季均可发生,但以夏秋两季为多见。

西医学的急、慢性肠炎,胃肠功能紊乱,过敏性、溃疡性结肠炎,肠结核等引起的腹泻,可参照本证辨治。

知识链接

　　胃肠功能紊乱是一组胃肠综合征的总称,以胃肠道运动功能紊乱为主,而在生物化学和病理解剖学方面无器质性病的改变。是临床常见疾病,表现为上腹疼痛不适、饱胀、反酸、嗳气、食欲差、恶心、呕吐、腹泻、便秘等,具有起病缓慢、病程长、呈持续性或反复性,而查体多无明显阳性体征的特点。

【病因病机】

急性泄泻多因饮食不节,进食生冷不洁之物,或兼受寒湿暑热等邪,客于肠胃,邪滞交阻,气机不和,胃肠运化与传导功能失常,以致清浊不分而成泄泻。慢性泄泻多由脾胃虚弱或久病气虚,脾胃运化失职,水湿谷滞内停;或因肾阳不振,命门火衰,不能腐熟水谷,亦能导致泄泻。

【辨证分型】

1. 急性泄泻　发病较急,便次与数量增多,如偏于寒湿,则便质清稀,水谷相杂,肠鸣腹痛,口不渴,身寒喜温,舌淡苔白滑,脉迟;偏于湿热,则所下黄糜热臭,腹痛,肛门灼热,小便短赤,苔黄腻,脉濡数,或兼身热口渴等症。

2. 慢性泄泻　发病势缓,或由急性泄泻转变而成,每日便泄次数较少。如脾虚则面色萎黄,舌嫩苔白,脉濡软无力;如属肾虚,每于黎明之前腹中微痛,痛即泄泻,或肠鸣而不痛,每晨一次或数次,腹部和下肢畏寒,舌淡苔白,脉沉细。

【治疗】

1. 针灸疗法

(1)急性泄泻

治则:除湿导滞,疏调肠胃。取足阳明、太阴及胃肠之募穴为主。

处方:中脘、天枢、上巨虚、阴陵泉。

方义:中脘为胃募,天枢为大肠募,二穴调整胃肠之运化与传导功能,上巨虚为大肠下合穴,通调胃肠气机,运化湿滞,阴陵泉乃脾经合穴,疏调脾气,健脾利湿。

寒湿泻加神阙;湿热泻加内庭、曲池;食积加中脘。

操作:毫针刺,用泻法,每日 1 次,每次留针 30 分钟,10 次为 1 疗程。

(2)慢性泄泻

治则:健脾和胃,温肾止泻。取足阳明、任脉穴为主。

处方:中脘、天枢、足三里。

方义:胃募中脘,大肠募天枢,与胃经合穴足三里同用,施以针补艾灸,调理胃肠功能;命门、关元补肾壮阳,温煦脾土;脾俞与章门为脾经的俞募穴,俞募相配,可加强健脾益气的作用。

肾虚加命门、关元;脾虚加脾俞、章门。

操作:毫针刺,用补法,每日 1 次,每次留针 30 分钟,10 次为 1 疗程。

2. 其他疗法

(1)耳针

选穴:大肠、胃、脾、肝、肾、交感。

操作:每次选 3~4 穴,毫针刺,每日 1 次,每次留针 30 分钟,或用揿针埋藏或王不留行籽贴压。

(2)穴位注射

选穴:中脘、天枢、上巨虚、足三里。

操作:每次选 1~2 穴(双侧),取丹参、黄连素或维生素 B_1、维生素 B_{12} 注射液中的一种,每穴 0.5~1ml,每日 1 次。

【附注】

1. 急性泄泻治疗期间须控制饮食,脱水者应综合治疗。

2. 平时注意饮食卫生。

二十二、便秘

便秘是指大便秘结不通,排便时间延长,或欲大便而艰涩不畅的一种病证。

西医之习惯性便秘可参照本证辨治。

【病因病机】

凡饮食不节,情志失调,病后体虚等皆可引起便秘。如素体阳盛或嗜食辛辣厚味,以致肠胃积热;或邪热内燔,津液受灼,肠燥腑气不通;或情志不畅,气机郁滞,疏泄失常,导致大肠传导失职而秘结。若病后、产后气血未复;或年迈体衰,气血亏耗,气虚则传运无力,血虚则肠失润下;或下焦阳气不充,阴寒凝结,肠道腑气受阻而秘结。

【辨证分型】

1. 实秘 大便干结,经常三、五日一次或更长时间,临厕努挣,燥结难下。如属热邪壅盛,则见身热烦渴,口臭喜冷,苔黄燥,脉滑实;如属气机郁滞,每见脘腹胀满或疼痛,嗳气频作,纳食减少,苔薄腻,脉弦。

2. 虚秘 大便干燥,数日不行。若因气血虚者,则见面色苍白,神疲气怯、头晕心悸,汗出气短,舌淡苔薄,脉虚弱;若阴寒内结,则腹中冷痛,喜热畏寒,四肢不温,舌淡苔白,脉沉迟。

【治疗】

1. 针灸疗法

治则:疏调肠腑气机,导便通秘。取手少阳穴,大肠之俞、募、下合穴为主。

处方:大肠俞、天枢,支沟,上巨虚。

方义:大肠俞乃大肠腑气转输之处,配其募穴天枢、下合穴上巨虚,以通调腑气,促进传导功能。支沟宣通三焦气机,三焦气顺则腑气通调。

热结加合谷、曲池;气滞加中脘、行间;气血虚加脾俞、胃俞;寒秘灸神阙、气海。

操作:毫针刺,实秘用泻法,虚秘用补法,每日 1 次,每次留针 30 分钟,10 次为 1 疗程,寒秘可加灸。

2. 其他疗法

(1)耳针

选穴:直肠下段、大肠、脑。

操作:毫针刺,中强刺激,每日 1 次,每次留针 20~30 分钟。

(2)电针

选穴:①大横、下巨虚;②石门、支沟。

操作:针刺得气后,通电 10~20 分钟,采用疏密波,隔日 1 次。两组穴位可交替使用。

【附注】

1. 针灸治疗本病效果较好,如多次治疗而无效者,须进一步查明原因。

2. 平时应坚持体育锻炼,多食水果蔬菜,并养成定时排便的习惯。

二十三、脱肛

脱肛又称直肠脱垂,是指肛管、直肠和直肠黏膜脱出肛门之外的一种病证。本病多见于老年人、多产妇女和儿童。

【病因病机】

本病多由素体虚衰,中气不足或劳累过度,而致中气下陷,气不能摄;也有因久泻久痢,或妇女产育过多,导致下元亏虚,升举收摄无力而引起。也有因便秘、痔疮等病,湿热郁滞,下注大肠,加之排便努责太过,约束受损而致。

【辨证分型】

1. 虚证 发病缓慢,初起仅在大便时感觉肛门坠胀,时或脱出,便后能自行回纳。经久失治,则稍劳即发,脱垂后收摄无力,须以手助其回纳。兼神疲乏力,面色萎黄,头晕心悸,舌淡苔白,脉细弱。

2. 实证 多由痢疾或痔疮引起,肛门坠胀,便意频频,努责不遗余力,迫使直肠脱垂,伴局部红肿疼痛,苔黄,脉弦滑。

【治疗】

1. 针灸疗法

治则:举陷固脱。取督脉、足太阳经穴为主。

处方:百会、长强、大肠俞、承山。

方义:百会为督脉与三阳经交会穴,灸之升阳益气,举陷固脱;长强为督之别络,又近肛门,可增强肛门的约束能力;承山、大肠俞相配,可促进直肠回收。

虚证加气海、足三里、脾俞,实证加曲池、阴陵泉。

操作:毫针刺,虚证用补法或灸,实证用泻法,每日 1 次,每次留针 30 分钟,10 次为 1 疗程。

2. 其他疗法

(1)挑治

选穴:在第 3 腰椎至第 2 骶椎之间,脊柱旁开 1.5 寸处的纵线上,任选一点或寻找一阳性反应点。

操作:常规消毒后,用三棱针刺入皮下,挑出纤维组织 2~3 条,消毒后敷以无菌敷料。

(2)皮肤针

选穴:大肠俞、天枢、百会、孔最、中髎、长强、中脘、梁丘、脊中、夹脊(9~17 椎)。

操作:常规消毒后,沿穴位以中等刺激叩击,每日 1 次,每次约 10 分钟,10 次为 1 疗程。

【附注】

针灸治疗本病效果较好,重度脱肛或局部感染者应综合治疗。

二十四、癃闭

癃闭是指小便量少,点滴而出,甚则小便闭塞不通为特征的一种病证。癃指小便不利,点滴而下,病势较缓者;闭指小便闭塞,点滴不下,病势较急者。二者虽有区别,但都指排尿困难,难以截然分开,故合称癃闭。

西医学之膀胱、尿道的器质性和功能性病变所造成的排尿困难和尿潴留,可参照本证辨治。

【病因病机】

本病多因肾气不足,膀胱气化无权,开合失司而排尿无力;或湿热下注,阻遏膀胱气化,水道不得通利;或因外伤、手术,膀胱气机受阻,欲溲不下,癃闭乃发。

【辨证分型】

1. 虚证 小便淋沥不爽,排尿无力,面色苍白,神气怯弱,腰膝酸软,舌质淡,苔薄腻,脉沉细尺弱。

2. 实证 小便点滴而出,热赤,甚则闭塞不通,小腹作胀或痛,口渴,舌红苔黄腻,脉弦数。因外伤或手术而引起者,有病史可查。

【治疗】

1. 针灸疗法

（1）虚证

治则：温阳益气，通利小便。取足少阴、太阳，任脉穴为主。

处方：阴谷、肾俞、三焦俞、气海、关元、委阳。

方义：阴谷为肾经合穴，配肾俞以振奋肾经气机；因肾气不足，导致三焦决渎无力，故在培肾的同时，取三焦俞及其下合穴委阳以通调三焦气机；更灸任脉经气海、关元以温补下焦，达到补肾气、理三焦、司开合、利小便的功效。

操作：毫针刺，用补法，亦可温针灸，每日 1 次，每次 30 分钟，10 次为 1 疗程。

（2）实证

治则：清热利湿，行气活血。取足太阴及膀胱之俞、募穴为主。

处方：中极、膀胱俞、三阴交、阴陵泉。

方义：中极为膀胱募穴，配膀胱之背俞穴，俞募相配，疏通膀胱，促进气化，通利小便；三阴交通调足三阴经气血，消除瘀滞；阴陵泉清热利湿，气化疏利；若外伤或手术损伤，导致经络瘀滞不通，膀胱气化受阻，配血海用泻法，有化瘀开决之功，癃闭可愈。

外伤或手术损伤者加血海。

操作：毫针刺，用泻法，每日 1 次，每次留针 30 分钟，10 次为 1 疗程。

2. 其他疗法

（1）电针

选穴：维道。

操作：取双侧维道穴，针尖向曲骨，刺入 2~3 寸，每次通电 15~30 分钟，用断续波，刺激量逐渐加强。

（2）穴位敷药

选穴：神阙。

操作：大葱剥去老皮切碎捣烂外敷；或大蒜 2 枚，蝼蛄 2 个共捣烂，以纱布包裹外敷；或取麝香 0.1g 纳入神阙穴上，再以田螺 10 个捣烂外敷，外用纱布胶布固定，加热敷。

【附注】

1. 膀胱充盈时，下腹部穴位斜刺或横刺，忌深刺、直刺。

2. 如属机械性梗阻或神经损伤引起者，须明确发病原因，采取相应措施。

二十五、遗精

不因性生活而精液自行外泄，称为遗精。其中有梦而遗精的，名为"梦遗"；无梦而遗精，甚至清醒时精液流出者，名为"滑精"。一般成年未婚男子，或婚后夫妻分居者，一月遗精一两次，属于生理现象。

西医学之神经衰弱。性功能障碍，前列腺炎，精囊炎等引起的遗精，可参照本节辨治。

【病因病机】

本证多属心、肾为患。如劳神过度，淫视妄想，以致心火内炽而扰动精室；或因恣情纵欲，肾元受损而精关不固；或因酗酒厚味，脾胃受损，湿热下注，扰动精室，而发遗精。

【辨证分型】

1. 梦遗 睡眠不深,伴有梦境,阳事易举而泄,如久遗而频繁者,可有头昏头晕、精神不振,耳鸣腰酸等症。

2. 滑精 滑精则不拘昼夜,冲动邪念则常有精液滑出,形体瘦怯,脉细弱。甚或出现心悸、阳痿等症。

【治疗】

1. 针灸疗法

治则:滋肾固涩,交通心肾。取任脉、足太阳经穴为主。

处方:关元、志室、三阴交。

方义:关元为足三阴与任脉交会穴,是人体元气的根本,用以振奋肾气;志室又名精宫,收涩固精;三阴交乃足三阴之交会穴,益阴和阳,以固精关。

梦遗加心俞、神门、内关;滑精加肾俞、太溪、足三里。

操作:毫针刺,补虚泻实,每日 1 次,每次留针 30 分钟,10 次为 1 疗程。

2. 其他疗法

(1)耳针

选穴:内生殖器、肾、耳背心、皮质下。

操作:毫针刺,每日或隔日 1 次,每次留针 30 分钟,10 次为 1 疗程。

(2)穴位注射

选穴:关元、中极。

操作:取维生素 B_1 或维生素 B_{12} 注射液,每穴注射 0.5ml,每日或隔日 1 次,10 次为 1 疗程。

附:阳痿

阳痿是指男子未届性功能衰退年龄,出现阴茎不能勃起或勃起不坚,影响正常性生活的一种病症。

【病因病机】

本病多由纵欲过度,久犯手淫,肾气损伤,命门火衰,宗筋失养所致;或七情内伤,思虑劳神,心脾受损,惊恐不宁,伤及心肾;或湿热下注,宗筋弛纵而致。

【辨证分型】

1. 虚证 阴茎痿弱不举或举而不坚,时时滑精,精薄清冷,常伴头晕目眩,精神萎靡,腰膝酸软,舌淡,脉细弱。

2. 实证 阴茎勃举不坚,时间短暂,每多早泄,阴囊潮湿,小便黄,苔黄腻,脉滑数。

【治疗】

1. 针灸疗法

治则:补益肝肾,清利湿热。取任脉及背俞穴为主。

处方:肾俞、关元、三阴交。

方义:本病主要为肾气虚衰,取肾俞培补肾气;关元为元气所存之处,补之使真元得充,恢复肾之作强之功;三阴交是足三阴之会,补益肝肾,健脾利湿。

命门火衰加命门;湿热下注加阴陵泉。

操作:毫针刺,虚证补法,可灸;实证泻法。每日 1 次,每次留针 30 分钟,10 次为 1

疗程。

2. 其他疗法

（1）电针

选穴：①然谷、八髎；②关元、三阴交。

操作：两组穴可交替使用，用低频脉冲电，每次通电 3~5 分钟。

（2）穴位注射

选穴：关元、中极、肾俞。

操作：取维生素 B_1 或维生素 B_{12} 注射液，或用丙酸睾丸素 5mg，用注射用水稀释，每次每穴注射 0.5ml，每日或隔日 1 次。

【附注】

1. 遗精与阳痿多属功能性，若由某些器质性疾病引起者，须同时治疗原发病。

2. 阳痿与性知识缺乏及心理障碍有关，治疗时须做好患者的心理与生理指导工作。

3. 阳痿治疗期间应戒房事。

 复习思考题

1. 试述中风病的辨证分型及针灸治疗。

2. 眩晕有几种类型？各自的治则处方是什么？

3. 如何辨别行痹、痛痹、着痹与热痹？痹证除按局部及循经取穴外，还选用哪些穴位？

4. 胃痛有几种类型？试述其治则、处方及方义。

5. 不寐的病因病机是什么？除针灸治疗外还应注意哪些因素？

第二节 妇儿科病证

一、月经不调

月经不调是指月经的周期、经量、经色、经质等发生异常的病证，包括月经先期（经早）、月经后期（经迟）、月经先后不定期（经乱）。

西医学的排卵型功能失调性子宫出血、生殖器炎症和肿瘤可参照本证辨治。

【病因病机】

素体阳盛，过食辛辣，热伏冲任；或肝郁化火，热扰血海；或久病阴亏，阴虚内热，热扰冲任；或饮食不节，劳倦过度，思虑伤脾，统摄无权，冲任不固，均可导致月经先期。若外感寒邪，血为寒凝；或久病伤阳，影响血运；或久病体虚，阴血亏损；或饮食劳倦思虑伤脾、化源不足，而致月经后期。若情志抑郁，疏泄失常；或肝气不疏，血为气滞；或肾气亏虚，失其封藏，冲任失调，以致血海溢蓄失常，而使月经先后无定期。

【辨证分型】

1. 月经先期 月经周期提前 7 日以上，甚至 10 余日一行。兼见月经量多、色淡、质稀,神疲肢倦,气短懒言,纳少便溏,舌淡,脉细弱者,为气虚证;月经量或多或少,色红、质稠,两颧潮红,手足心热,舌红少苔,脉细数者,为虚热证;月经量多,色紫红,质黏稠,伴面红口干,心胸烦闷,小便短黄,大便干燥,舌红苔黄,脉数者,为实热证。

2. 月经后期　月经周期推迟 7 日以上,甚至 40~50 日一潮。兼见月经量少,色紫黯有块,小腹冷痛,得热则减,畏寒肢冷,苔薄白,脉沉紧者,为实寒证;月经量少,色淡质稀,小腹隐痛,喜热喜按,舌淡苔白,脉沉迟者,为虚寒证。

3. 月经先后无定期　月经周期或提前或错后 1~2 周者。经量或多或少,色紫黯有块,经行不畅,胸胁乳房作胀,少腹胀痛,时叹息,嗳气不舒,苔薄白,脉弦者,为肝郁证;月经量少色淡,腰骶酸痛,头晕耳鸣,舌淡苔白,脉沉弱者,为肾虚证。

【治疗】

1. 针灸疗法

(1)月经先期

治则:调理冲任,理血调经。取任脉、足太阴经穴为主。

处方:关元、血海、三阴交。

实热配太冲;虚热配太溪;气虚配足三里、脾俞、气海;心烦配神门;经量过多配隐白。

方义:本方以通调冲任为大法。关元为任脉经穴,足三阴经之交会,为调理冲任要穴;血海、三阴交属足太阴脾经,为调经要穴。诸穴随证配伍,血得以理,冲任调和,经血按时而行。

操作:毫针刺,实证用泻法,虚证用补法,气虚证针后加灸或用温针灸。每日 1 次,每次留针 30 分钟,7 次为 1 疗程。

(2)月经后期

治则:温经散寒,和血调经。取任脉、足太阴经穴为主。

处方:气海、三阴交、归来。

虚寒配关元、命门;实寒配神阙。

方义:气海为任脉经穴,可调一身之气;三阴交为足太阴脾经穴,且与肝经、肾经交会,气为血帅,脾司统血,诸穴相配具有温经散寒,和血调经之功能。

操作:毫针刺,虚寒补法加灸,实寒泻法加灸。每日 1 次,每次留针 30 分钟,7 次为 1 疗程。

(3)月经先后无定期。

治则:调补肝肾、理血调经。取任脉、足太阴经穴为主。

处方:关元、三阴交。

脾肾虚配脾俞、肾俞;肝郁气滞配肝俞、太冲。

方义:关元补肾培元,通调冲任;三阴交补脾胃、益肝肾、调气血。配脾、肾俞加强补脾益肾之功;配肝俞、三阴交共奏疏肝解郁之效。

操作:毫针刺,虚证用补法,可加灸。每日 1 次,每次留针 30 分钟,7 次为 1 疗程。

2. 其他疗法

(1)耳针

选穴:内生殖器、内分泌、子宫、肾、肝、脾。

操作:每次选 2~4 穴,毫针刺,中等刺激,每日 1 次,每次留针 30 分钟,也可用揿针埋藏或王不留行籽贴压。

（2）皮肤针

选穴：选下肢足三阴经及冲、任、督脉在下腹部和腰骶部（第2腰椎以下）的走行线路为叩刺部位。

操作：弱刺激，叩至局部皮肤潮红，每日叩刺1次，7日为1疗程，经期暂停。

（3）穴位注射

选穴：脾俞、肾俞、肝俞、三阴交、血海、关元、足三里。

操作：每次选取2~3穴，取5%当归注射液或10%丹参注射液，每穴注射0.5ml，每日或隔日1次，7次为1疗程。

【附注】

1. 多在经前1周开始治疗，至月经来潮停止，连续治疗3个月经周期为1疗程。

2. 经期宜保持精神愉快，避免恼怒、悲哀、惊恐；注意经期卫生，避寒冷、避水湿、禁房事；饮食富于营养而宜消化，忌生冷辛辣之物；适当休息，禁剧烈活动。

二、痛经

痛经是指妇女行经期间或经行前后，出现周期性小腹疼痛，或痛引腰骶，甚则剧痛晕厥的病证。本病以青年女性较为多见。

西医学的原发性痛经、急慢性盆腔炎、子宫内膜异位症、子宫腺肌病、宫颈口粘连狭窄、子宫前倾或后倾等病所引起的痛经可参照本节辨治。

【病因病机】

本病多因经期受寒饮冷，坐卧湿地，冒雨涉水，而致寒客冲任；或肝郁气滞，经血滞于胞宫；或脾胃虚弱，化源不足；或大病久病，气血亏虚，或禀赋素弱，肝肾不足，精血亏损，加之行经之后精血更虚，以致冲任不足，胞脉失养，而发痛经。

【辨证分型】

本病以经期或行经前后少腹疼痛为主症，可根据发病原因，痛势、腹诊等以辨别虚实。

1. 实证　经行不畅，少腹胀痛较剧。如腹痛拒按，经色紫红夹有血块，血块下后疼痛即减，脉沉涩者为血瘀；胀甚于痛或连两胁，胸闷泛恶，脉弦者为气滞；少腹冷痛，拒按，得热痛减，经血量少，畏寒怕冷，苔白，脉沉紧者为寒凝。

2. 虚证　经期或经后小腹隐痛，痛势绵绵不休，喜揉喜按，量少，神疲乏力，腰骶酸痛，头晕心悸，舌淡，脉细弱。

【治疗】

1. 针灸疗法

（1）实证

治则：行气活血，散寒逐瘀，通经止痛。取任脉、足太阴经穴为主。

处方：中极、次髎、地机、三阴交。

气滞血瘀配太冲、血海；寒凝配归来、关元。

方义：中极属任脉经穴，可通调冲任之气；地机乃脾经郄穴，可疏调脾经经气而止痛；次髎既能活血通经，又为治疗痛经的经验效穴。诸穴相配，以达行气活血，散寒逐瘀，通经止痛之功。

操作:毫针刺,用泻法,寒甚可加灸。每日 1 次,每次留针 20~30 分钟。

(2)虚证

治则:调补气血,温养冲任。取任脉、足太阴、阳明经穴为主。

处方:关元、气海、足三里、三阴交。

肾气虚配肾俞、太溪;脾虚甚配脾俞。

方义:关元、气海属任脉,又均为全身强壮要穴,可暖下焦,温养冲任;三阴交调理肝、脾、肾三经气血;足三里补益胃气以资气血生化之源,气血充足,胞脉得养,冲任自调。

操作:毫针刺,用补法并可加灸,每日 1 次,每次留针 20~30 分钟。

2. 其他疗法

(1)耳针

选穴:子宫、内分泌、交感、神门。

操作:每次选 2~3 穴,毫针刺,中强刺激,每次留针 30 分钟;亦可用揿针埋藏或王不留行籽贴压。

(2)穴位注射

选穴:上髎、次髎、关元、地机、血海。

操作:取 1% 利多卡因注射液 1ml,皮下注射上髎、次髎,此法有即刻止痛之效。5% 当归液或 10% 红花注射液,每次取 2 穴,每穴注射 0.5~1ml,每日 1 次,连续注射 2~5次。

【附注】

1. 针灸治疗原发性痛经有很好的止痛效果,但要嘱患者坚持治疗,一般须经 3 个月经周期无痛经出现方可停止治疗。

2. 痛经原因很多,必要时做妇科检查,以明确诊断。

三、经闭

发育正常女子年龄超过 16 岁仍不见月经来潮,或已形成月经周期,但又连续中断 6 个月以上(妊娠和哺乳期除外)者,称为经闭。

西医将前者称为原发性闭经,后者称为继发性闭经。

【病因病机】

经闭多因禀赋不足,肾气未充;或思虑劳累过度,损伤脾胃,气血生化之源不足;或久病大病,营血耗损;因而血源枯竭,血海空虚,无血以下,乃致血枯经闭。受寒饮冷,血为寒凝;或情志抑郁,气机不畅,气滞血瘀,胞脉闭阻而致血滞经闭。

【辨证分型】

1. 血枯经闭 月经超龄未至或先见经期错后,经量逐渐减少,终至经闭。若兼头晕耳鸣,腰膝酸软,口干咽燥,五心烦热,潮热盗汗,舌红,少苔,脉弦细者,为肝肾不足。若兼头晕目眩,心悸气短,神疲肢倦,食欲不振,舌淡,苔薄白,脉缓弱者,为气血虚弱。

2. 血滞经闭 月经停闭数月,小腹胀痛拒按,精神抑郁,烦躁易怒,胸胁胀满,嗳气叹息,舌紫黯或有瘀点,脉沉弦者,为气滞血瘀。若经闭,小腹冷痛拒按,得热痛减,形寒肢冷,苔白,脉沉紧者,为寒凝血滞。

【治疗】

1. 针灸疗法

（1）血枯经闭

治则：补益肝肾，养血调经。取任脉、背俞穴为主。

处方：关元、肝俞、肾俞、脾俞、足三里。

方义：关元补下焦真元而助精血化生；肝藏血，取肝俞以补阴血；肾为先天之本，肾气充则太冲脉盛，月事以时下，故取肾俞；脾胃为后天之本、气血生化之源，故取脾俞、足三里以健运后天之气，脾气充，化源足，则经自通。

操作：毫针刺，用补法，并灸。每日 1 次，每次留针 30 分钟，10 次为 1 疗程。

（2）血滞经闭

治则：温经散寒，行气活血，祛瘀通经。取足厥阴、太阴经穴为主。

处方：中极、太冲、血海、三阴交、合谷。

方义：中极能理通冲任而调下焦；血海、太冲合用能调肝脾之气，奏行瘀化滞之功；合谷配三阴交可使气血下行而达通经的目的。

操作：毫针刺，用泻法。每日 1 次，每次留针 30 分钟，10 次为 1 疗程。

2. 其他疗法

（1）耳针

选穴：内生殖器、内分泌、卵巢、肝、肾。

操作：每次取 2~3 穴，毫针刺，中强刺激，每日 1 次，每次留针 30 分钟，10 次为 1 疗程。也可用揿针埋藏或王不留行籽贴压。

（2）皮肤针

选穴：腰骶部、督脉、膀胱经、足三阴经。

操作：轻或中等强度叩击，每日 1 次，10 次为 1 疗程。

【附注】

1. 经闭首先要与早期妊娠相鉴别。

2. 经闭治疗经血复通后，仍需坚持治疗一段时间，以巩固疗效。

四、崩漏

崩漏是指妇女非周期性子宫出血的病症。崩，指发病急骤，暴下如注，大量出血者；漏，指发病势缓，出血量少，淋漓不断者。崩与漏的出血情况虽不相同，但其发病机制是一致的，而且在疾病发展过程中常相互转化。血崩日久可变成漏，久漏不止也可能发展成崩，故临床上常崩漏并称。

西医学的无排卵型功能失调性子宫出血病、生殖器炎症及某些生殖器肿瘤引起的不规则阴道出血等，可参照本证辨治。

【病因病机】

崩漏的发生，主要是冲任不固，不能固摄经血所致。若素体阳盛或情志不遂，肝郁化火，外感热邪或过食辛辣之品，致热伤冲任，迫血妄行；或忧思过度，饮食劳倦，致脾气损伤，统摄无权，冲任不固；或先天肾气不足，或房事不节，损伤肾精，失于封藏，不能固摄血脉，以致经血非时而下，乃成崩漏。

【辨证分型】

崩漏的辨证,是根据血量多少,浓稀程度,血色气味,并审脉辨舌和全身情况,以判断寒热虚实。

1. 实证　血热者,下血量多如崩,或淋漓不断,血色深红,质稠臭秽,口渴喜饮,舌红苔黄,脉滑数。血瘀者,漏下不止,或突然下血较多,血色紫黯有块,小腹疼痛拒按,舌紫黯或有瘀点,脉涩。气郁者,胸胁胀痛,心烦易怒,时叹息,苔薄白,脉弦。

2. 虚证　脾虚者,下血量多或淋漓不断,色淡质稀,神疲肢倦,气短懒言,食少便溏,或面浮肢肿,舌淡胖,苔薄白,脉缓弱。肾阳虚者,出血量多,淋漓不尽,色淡质稀,小腹冷痛,喜温喜按,腰痛,畏寒肢冷,小便清长,大便溏薄,舌淡苔白,脉沉细。肾阴虚者,出血量多或少,或淋漓不断,血色鲜红,质稠,兼头晕耳鸣,腰酸肢软,五心烦热,舌红少苔,脉细数。

【治疗】

1. 针灸疗法

(1)实证

治则:清热凉血,固经止血。取任脉、足太阴经穴为主。

处方:关元、三阴交、隐白。

血热配血海,血瘀配地机,气郁配太冲。

方义:关元为足三阴经与冲任脉之会穴,能调理冲任之气,以加强固摄,制约经血妄行;三阴交为足三阴经之交会穴,健脾气而统血,为治疗妇科病之要穴;隐白为脾经井穴,是治疗崩漏的经验穴。血海凉血而固摄,地机行瘀而止血,太冲理气化瘀摄血。

操作:毫针刺用泻法(隐白用灸法),每日一次,每次留针20～30分钟,10次为1疗程。

(2)虚证

治则:健脾益肾,固冲止血。取任脉、足太阴、背俞穴为主。

处方:气海、三阴交、肾俞、脾俞

肾阳虚配命门,肾阴虚配太溪。

方义:气海为任脉要穴,又为气之海,肓之原,补肾气而调冲任;三阴交为足三阴经交会穴,可健脾益肾,调补肝血,又与肾俞相配加强补肾固摄作用;脾俞培补中气,使脾统摄有权。诸穴相配,共奏补脾益肾,固摄经血之效。

操作:毫针刺,用补法,并灸,每日一次,每次留针20～30分钟,10次为1疗程。

2. 其他疗法

(1)耳针

选穴:内生殖器、内分泌、卵巢、肾。

操作:每次选2～3穴,毫针刺中等刺激,每日1次,每次留针30分钟,10次为1疗程。亦可用揿针或王不留行籽贴压,每3～5日更换1次。

(2)皮肤针

选穴:腰骶、督脉、膀胱经、足三阴经。

操作:轻或中等强度叩击,每日1次,每次20～30分钟,10次为1疗程。

(3)穴位注射

选穴:关元、气海、三阴交、血海、脾俞、肾俞。

操作:用5%当归注射液或维生素 B$_{12}$注射液,每穴注射 0.5~1ml,每日 1 次,10 次为 1 疗程。

【附注】

1. 针灸对本证有较好疗效,但疗程较长,血止后仍应坚持治疗 2~3 个月经周期,以巩固疗效。

2. 绝经期妇女,如反复多次出血,应做妇科检查以明确诊断。

3. 大量出血出现虚脱时,应及时采取抢救措施。

五、胎位不正

正常胎位中,绝大多数为枕前位。如果妊娠 30 周后,经产前检查发现胎位呈枕后位、臀位、横位等,称胎位不正。胎位不正是造成难产的主要因素之一,通过定期产前检查,可以及早发现和纠正胎位异常。

【病因病机】

本病多因孕妇素体虚弱,中气不足,无力促胎调转;或孕后肝郁不舒,气机不畅,胎儿回转不利,以致胎位不正。

【治疗】

处方:至阴。

方义:至阴是足太阳膀胱经井穴,与足少阴肾经相接,胎儿以肾气所养,灸至阴可调顺足少阴之气,是矫正胎位的经验效穴。

操作:嘱孕妇放松腰带仰卧床上,或坐在靠背椅上,以艾条灸两侧至阴穴 15~20 分钟,每日 1~2 次,灸至胎位正常。

【附注】

1. 艾灸至阴对胎位异常有极好疗效,以妊娠 7~8 个月者成功率最高,可达90%以上。8 个月后,儿头固定,胎儿部分入盆,则会影响疗效。若灸数次无效当查明原因,转科处理。

2. 导致胎位不正原因甚多,如盆腔狭窄,子宫畸形等不属针灸治疗范围,应由产科处理。

六、滞产

自分娩开始至宫口完全张开为第 1 产程,在此期间如果子宫收缩不能逐渐增强,使第 1 产程时间超过 24 小时小时,称为滞产。

西医学中因子宫收缩无力而致滞产可以参照本节辨治。

【病因病机】

本病多因素体虚弱,孕后养胎则气血愈损;或临盆过早,胞浆早破,耗血伤气所致;或孕妇产前过度安逸,或临产时过度紧张,或临产时受寒,以致气机不利,血流不畅所致。

【辨证分型】

1. 气血虚弱　宫缩无力,胎滞不下,产妇觉腹部微痛,坠胀不甚,心悸气短,倦怠无力,或胎儿过早入盆,胞浆早破,下血量多,舌淡,脉沉细无力。

2. 气滞血瘀　产妇腰腹疼痛剧烈,拒按,但胎不下行,下血量少,色黯,精神紧张,胸闷脘胀,舌黯,脉沉弦。

【治疗】

1. 针灸疗法

治则:理气、调血、下胎。取足太阴、手阳明经穴为主。

处方:三阴交、合谷、至阴。

气血虚弱配足三里;气滞血瘀配太冲。

方义:三阴交乃脾经腧穴,又为足三阴经之交会穴,合谷为手阳明经原穴,两穴相配,采取补合谷泻三阴交,补气调血以催胎下;至阴引产下行,为催产经验效穴。

操作:毫针刺,平补平泻,每隔3~5分钟行针1次,留针30分钟。

2. 其他疗法

(1)耳针

选穴:子宫、皮质下、内分泌、肾、膀胱。

操作:每次选2~3个穴位毫针刺,中等强度刺激,每隔3~5分钟捻转1次,留针30分钟。

(2)穴位注射

选穴:合谷、三阴交。

操作:取5%当归注射液,每穴注射0.5ml,根据子宫收缩情况间隔15~30分钟重复1次。

【附注】

1. 针灸有增强宫缩的作用,对产力异常所致难产、滞产有较好疗效。

2. 滞产时间过长,对产妇和胎儿健康危害较大,必要时采取手术处理。

七、产后缺乳

产后乳汁分泌甚少或全无的病症,称为产后缺乳,亦称乳汁不行或乳汁不足。

【病因病机】

本病的主要发病机制为乳汁化源不足或乳络不畅。如素体气血虚弱,又因分娩失血过多,气血耗损,致乳汁化源不足;或素性抑郁,或产后情志不遂,致肝郁气滞,乳汁运行不畅而致缺乳。

【辨证分型】

1. 虚证 产后乳少,甚或全无,乳汁清稀,乳房柔软,无胀痛,食少神倦、面色少华,舌淡少苔,脉细弱。

2. 实证 产后乳少,乳房胀硬疼痛,情志抑郁,胸胁胀满,食欲不振,苔薄,脉弦细。

【治疗】

1. 针灸疗法

治则:补益气血,疏肝解郁,生乳通乳。取足阳明经穴为主。

处方:乳根、膻中、少泽。

气血虚弱配脾俞、足三里;肝郁气滞配内关、太冲。

方义:膻中为气会,既能补气,又可调畅气机,乳根疏通乳房部经气;少泽为通络下乳之经验穴。诸穴相伍,后天充,化源足,肝气舒,乳自得。

操作:毫针刺,补虚泻实,每日 1 次,每次留针 30 分钟,气虚者可灸。

2. 其他疗法

(1)耳针

选穴:胸、内分泌、交感、脾、胃。

操作:每次取 2~3 穴,毫针刺,中等强度刺激,每日 1 次,每次留针 15~20 分钟。

(2)皮肤针

选穴:背部第 3~5 胸椎旁开 2 寸的两侧平行线,肋间乳房周围。

操作:第 3~5 胸椎旁开处,每行从上而下垂直叩打 4~5 次,再沿肋间向左右两侧斜行叩打 5~7 次,两乳房放射状叩打,乳晕部作环形叩打,轻刺激,每日 1 次。

【附注】

1. 凡非乳腺器质性病变所致缺乳者,针灸均有较好效果。

2. 产后 12 小时开始哺乳,难产者可先喂糖水,哺乳酌情推迟。哺乳前母亲需洗手,清洁乳头。要特别重视定时哺乳,有规律地刺激乳房使全部乳腺管内乳汁排空,是保证泌乳的必要条件。

3. 产妇应保持精神乐观,充分休息。及时补充营养,不宜食用辛辣油腻之物。

4. 患者可配合在乳房局部热敷,以助经络通畅,使乳汁顺利排出,一般可用水或葱煎汤熏洗,或用橘皮煎汤趁热湿敷乳房。

八、阴挺

子宫位置沿阴道下降,宫颈达到坐骨棘水平以下,甚至全部脱出阴道口外;或阴道壁膨出的病症称为阴挺。

西医学的子宫脱垂可参照本证辨治。

【病因病机】

本病多由素体虚弱,产后气血未复或过早体力劳动,以致脾虚气弱,中气受损而气虚下陷;或因多产伤气,房劳伤肾,以致带脉失约,冲任不固,不能系胞所致。

【辨证分型】

1. 脾气下陷　子宫下移或脱出阴道口外,状如鹅卵,劳则加剧,小腹下坠,少气懒言,四肢无力,带下色白,质稀量多,舌淡苔薄,脉虚弱。

2. 肾气不固　子宫下垂,状如鹅卵,小腹下坠,腰膝酸软,小便频数,夜间尤甚,头晕耳鸣,舌淡苔白,脉沉弱。

【治疗】

1. 针灸疗法

治则:补脾益肾,固摄胞宫。取任脉、督脉穴为主。

处方:百会、气海、关元、维道、子宫。

脾虚配脾俞、足三里;肾虚配太溪、肾俞。

方义:百会为督脉经穴,乃诸阳之会,有振奋阳气,升阳举陷之功;气海、关元为任脉经穴,能益气、固胞、调任;维道为足少阳与带脉之合,有收摄胞宫的作用;子宫乃经外奇穴,是治疗阴挺之有效穴。诸穴共奏补益脾肾,升阳举陷之功。

操作:毫针刺,用补法,并灸。每日 1 次,每次留针 30 分钟,10 次为 1 疗程。

2. 其他疗法

耳针

选穴:内生殖器、皮质下、脾、肾。

操作:每次选 2~3 穴,毫针刺,间歇性强刺激,每日 1 次,每次留针 30 分钟,10 次为 1 疗程。

【附注】

1. 针灸治疗本病有一定效果,治疗期间不宜参加重体力劳动,对可引起腹压增高的疾患,如咳嗽、便秘等应积极治疗。

2. 可配合盆底肌功能训练。

九、遗尿

遗尿是指 5 岁以上幼儿在睡眠中小便自遗,醒后方觉,并反复出现的一种儿科病症,俗称"尿床"。偶因疲劳或睡前饮水过多而致者,不作病态论。

西医学中,精神因素、泌尿系异常或感染、隐性脊柱裂均可导致遗尿。

【病因病机】

本病多因肾气不足,下元虚寒,封藏失职,膀胱约束无权而致;或因肺脾气虚,气不化水,脾失健运,以致水湿不行,渗入膀胱,水道无以制约而发生遗尿。

【辨证分型】

1. 肾阳不足　睡中经常遗尿,醒后方觉,甚者一夜数次。小便清长,神疲乏力,面色苍白,畏寒肢冷,腰膝酸软,尿频,舌淡,脉沉迟无力。

2. 肺脾气虚　睡中遗尿,精神不振,少气懒言,面色无华,纳呆便溏,自汗,舌淡,脉缓或沉细。

【治疗】

1. 针灸疗法

治则:补肺健脾,温肾固摄。取任脉、足太阴经穴为主。

处方:中极、关元、膀胱俞、三阴交。

肾阳不足配命门、太溪;肺脾气虚配肺俞、脾俞、足三里;尿频配百会、肾俞。

方义:中极、膀胱俞为膀胱之俞募穴,可调整膀胱气化功能,使之能行州都之职;关元、三阴交相配,能振奋全身气机而通肝、脾、肾三经经气。诸穴相配,补肺健脾温肾,约束水道,固摄下元。

操作:毫针刺,用补法,可加灸。每日 1 次,每次留针 30 分钟,10 次为 1 疗程。

2. 其他疗法

(1)耳针

选穴:肾、膀胱、尿道、神门、皮质下。

操作:每次取 2~3 穴,毫针中等强度刺激,每日 1 次,每次留针 20 分钟,亦可用揿针埋藏或王不留行籽贴压。

(2)皮肤针

选穴:关元、气海、曲骨、夹脊(11~21 椎)、肾俞、脾俞、膀胱俞、八髎、三阴交。

操作:每日睡前叩打 1 次,每次 20 分钟,轻度或中度刺激。

【附注】

1. 针灸治疗遗尿效果较好,针刺前应让患儿排空小便。

2. 尽量避免患儿睡前饮水过量,每晚尿床的患儿,夜间应按时唤醒排尿,逐渐养成自觉起床排尿的良好习惯。

3. 鼓励患儿消除紧张情绪,建立战胜疾病的信心。

十、小儿惊风

小儿惊风是以四肢抽搐、角弓反张、口噤不开,甚则神志不清为特征的病证,又称惊厥或抽风。本病发病年龄多在1~5岁,年龄越小,发病率越高。因其发病有缓急之分,证候有轻重之别,因而又有急、慢惊风之不同。急惊风起病迅速,症情急暴,多属实证;慢惊风起病缓慢,多属虚证。

西医学中因高热、脑膜炎、脑炎、血钙过低、大脑发育不全、癫痫等所致者,可参照本节辨治。

【病因病机】

1. 急惊风 小儿脏腑娇嫩,气血未充,若感受时邪,实热内郁,引动肝风;或饮食不节,脾胃受损,水湿凝滞,痰浊内生,化热生风;或暴受惊恐,气机逆乱,发为惊厥。

2. 慢惊风 多因先天不足,后天失养;或久病吐泻,脾胃气损致化源不足;或热病伤阴,肾阴不足致肝血亏虚,木失濡养而虚风内动。

【辨证分型】

1. 急惊风 起病急骤,初起壮热面赤,烦躁不宁,咬牙摇头,睡中惊醒,继则神昏不语,牙关紧闭,两目上视、四肢抽搐,颈项强直,角弓反张,呼吸急促,舌质红,苔黄,脉浮数或弦滑。

2. 慢惊风 起病较缓,时惊时止,形神疲惫,囟门低陷,呼吸微弱。脾阳虚者兼面色萎黄,嗜睡露睛,四肢厥冷,大便稀薄,色青带绿,足跗及面部微肿,舌质淡,苔白,脉沉弱;肝肾阴虚者兼见面色潮红,手足心热,大便干结,舌绛,少苔或无苔,脉沉细数。

【治疗】

1. 针灸疗法

(1)急惊风

治则:清热豁痰,镇惊息风、开窍醒神。取督脉及"四关"穴为主。

处方:水沟、印堂、合谷、太冲。

壮热配大椎,十宣放血;痰多加丰隆;口噤配颊车。

方义:水沟、印堂位居督脉,督脉"入属于脑",二穴具有开窍醒神镇惊的作用;合谷、太冲相配谓之四关穴,擅治小儿惊风。

操作:毫针刺,用泻法,每日1次,每次留针15~20分钟。

(2)慢惊风

治则:温中健脾,育阴潜阳,柔肝息风。取督脉,足阳明、厥阴经穴为主。

处方:百会、印堂、足三里、太冲、气海。

脾阳虚加灸中脘、脾俞;肝肾阴虚配太溪、肝俞、肾俞。

方义:百会为督脉经穴,位于巅顶,而足厥阴经"与督脉会于巅",故本穴既能镇惊安神,又可潜阳息风;印堂为镇惊安神要穴;足三里健脾益胃,补益气血,配气海益气培元,使气血壮而正气复;太冲平肝息风。诸穴合用,可收补虚息风止痉之功。

操作:毫针刺,用平补平泻法,每日 1 次,每次留针 15~20 分钟,10 次为 1 疗程。

2. 其他疗法

耳针

选穴:神门、皮质下、心、肝、脑干。

操作:每次取 2~3 穴,毫针刺,急惊风用强刺激,慢惊风用中等刺激,每日 1 次,每次留针 15~30 分钟,隔 5~10 分钟行针 1 次。

【附注】

1. 针灸对急惊风疗效较好,惊风初起以泻热为要,慢惊风宜配合药物治疗,必要时采取中西医结合疗法。

2. 针对小儿多动与耐受性差的特点,针刺时一般采用浅刺、快进、快出、不留针的针法。

3. 惊风发作时应侧卧,在患儿牙齿间垫上纱布,以防咬伤口舌,并应及时清理痰液,保持呼吸道通畅,以防窒息。

十一、疳积

疳积是以面黄肌瘦,毛发稀黄,精神疲惫,饮食异常,腹部膨隆或腹凹如舟,精神萎靡为特征的一种慢性营养障碍性疾病。本病多见于 5 岁以下的婴幼儿,多因喂养不良,病后失调,慢性腹泻,肠道寄生虫等引起。

西医学中的“营养不良”及多种维生素缺乏症可参照本病辨治。

【病因病机】

多由乳食无度,饮食不节,壅滞中焦,损伤脾胃,不能消磨水谷形成积滞,导致乳食精微无从运化,脏腑肢体失养,身体日渐羸瘦,气阴耗损,终成疳证;亦可因饮食不洁,感染虫积而耗夺乳食精微,气血受损,不能濡养脏腑肌肉,日久成疳。

【辨证分型】

临床以精神疲惫,形体羸瘦,面色萎黄,毛发稀疏干枯为主症。若兼见便溏,完谷不化,四肢不温,唇舌色淡,脉细无力者,属脾胃虚弱,若兼见嗜食无度或喜食异物,脘腹胀大,时有腹痛,睡中磨牙,舌淡,脉弦细者,属虫毒为患。

【治疗】

1. 针灸疗法

治则:健脾化滞,补益气血。取足阳明、任脉穴为主。

处方:四缝、中脘、足三里。

虫症配百虫窝;潮热配三阴交。

方义:四缝为治疗疳病经验效穴,中脘为胃之募穴,又为腑会,刺之能通腑导滞,配胃之下合穴足三里健脾和胃,扶助后天之本。

操作:毫针刺,用补法,每日 1 次,每次留针 30 分钟,四缝点刺,挤出黄白黏液,10 次为 1 疗程。

2. 其他疗法

皮肤针

选穴:脾俞、胃俞、三焦俞、夹脊穴(7~12 椎)、足三里。

操作:轻度叩打至潮红,每日 1 次,每次叩打 10~20 分钟。

【附注】

1. 凡因肠寄生虫病引起的,须治疗原发病。病至后期,极度消瘦者应配合药物或中西医结合治疗。

2. 本病的预防较治疗更为重要,提倡母乳喂养,断乳时给予营养丰富而易消化食物。

3. 平时饮食应定时定量,避免偏食。

十二、小儿食积

小儿食积是以不思饮食,食而不化,腹满胀痛,嗳气呕吐,大便不调为特征的病证。多因小儿乳食停聚不化,滞而不消所引起。

西医之"消化不良"等病可参照本节辨治。

【病因病机】

由于喂养不当,乳食过度,脾胃受损,致使脾胃运化失司,气机升降失常而成积滞;或因小儿脾胃素虚,一旦饮食稍有不当,则停滞不消而成食积。

【辨证分型】

1. 乳食内积 食欲不振,脘腹胀满,疼痛拒按,嗳腐吞酸,大便秽臭,烦躁多啼,苔厚腻,脉弦滑。

2. 脾虚夹积 面色萎黄,神疲乏力,不思乳食,食则饱胀,便溏酸臭或完谷不化,苔白腻,脉细弱。

【治疗】

1. 针灸疗法

治则:健脾和胃,消滞化积。取足阳明、太阴经穴为主。

处方:足三里、天枢、阴陵泉。

乳食内积配中脘、梁门;脾虚夹积配脾俞、四缝;烦躁配神门;呕吐配内关。

方义:足三里为胃之下合穴,取之可健脾消食,增强脾胃腐熟水谷之力;天枢为大肠募穴,能调理肠腑,化积消滞;阴陵泉为脾经合穴,健脾而利湿浊。

操作:毫针刺,用补法或平补平泻,每日1次。每次留针30分钟,10次为1疗程。

2. 其他疗法

皮肤针

选穴:脾俞、胃俞、夹脊穴(7~17椎)、足三里。

操作:轻刺激,以皮肤潮红为度,隔日1次。

【附注】

针灸治疗本病效果良好,小儿饮食应定时定量,不宜过饥过饱,或过食肥甘油腻及生冷之品。

十三、小儿脑性瘫痪

小儿脑性瘫痪是由于非进行性脑损伤所致的以各运动功能障碍为主的综合征,常伴有智力低下、癫痫、行为异常、精神障碍和感知觉障碍等,属中医的"五迟""五软"范畴。

西医学中的多种原因引起脑损伤而致的后遗症可参照本病辨治。

【病因病机】

本病多因先天禀赋不足,肝肾亏损,心脑发育不佳,以致精血不能注于筋骨,营于四末,心神受损;或由胎中受邪,难产产伤,大病、久病后失于调养,或感受热毒,内陷厥阴等,导致风痰瘀阻脉络,气血耗损,筋脉受伤而成。

【辨证分型】

1. 肝肾不足　发育迟缓,坐立、行走、生齿等明显迟于正常同龄小儿、头项、肢体软弱,智力低下,精神呆滞,面色无华,舌质淡,苔薄白,脉沉细。

2. 气滞血瘀　痴呆失语,反应迟钝,手足瘫软,肢体麻木,舌淡紫或边有瘀点,脉沉涩。

【治疗】

1. 针灸疗法

治则:滋养肝肾、活血化瘀,醒脑开窍。取督脉、足阳明经穴为主。

处方:百会、大椎、印堂、四神聪、足三里。

肝肾不足配肝俞、肾俞;气滞血瘀配合谷、三阴交、血海;语言不利配通里、廉泉;耳聋配听宫,听会;头项倾斜配天柱;上肢瘫配肩髃、曲池;下肢瘫配环跳、阳陵泉。

方义:百会、大椎属督脉而通诸阳,能醒神开窍,通阳活络;印堂位于督脉,四神聪位居巅顶,定惊安神,醒脑益智;足三里培补后天,养气血而荣筋骨。

2. 其他疗法

(1)头针

选穴:顶颞前斜线、枕下旁线;伴有智力障碍可选取额中线、顶中线、顶旁 1 线、顶旁 2 线。用 1.5 寸毫针迅速刺入帽状腱膜下,然后将针体与头皮平行,推送至所需的刺激区,留针 30~60 分钟,留针时可以自由活动,隔日 1 次。

(2)穴位注射

选穴:风府、风池、大椎

操作:取 10% 葡萄糖注射液、维生素 B_1、维生素 B_{12} 注射液等,每穴注射 0.5ml,每日或隔日 1 次,30 次为 1 疗程。

【附注】

1. 针灸对本病较轻者有一定疗效,可改善症状,操作时慎防刺伤脑组织与内脏。

2. 对患儿要耐心护理,加强智力培训与功能锻炼。

十四、精神发育迟滞

精神发育迟滞又称智力低下,是指在发育时期内(18 岁以前),一般智力功能明显低于同龄水平,同时伴有适应行为缺陷的一组疾病。中医将本病归属"五迟""五软"范畴。

【病因病机】

本病证为先天禀赋不足,后天失养,或因产后及其他疾病损害等多种因素所致。

【辨证】

主症为智力明显低于正常同龄儿平均水平,适应行为存在缺陷。

兼见发育迟缓,身材矮小,囟门迟闭,面色淡白,精神萎靡,双目无神,舌淡,脉细弱,为肾精亏虚;发育迟缓,牙齿生长迟缓,囟门常宽大,面色萎黄,身体羸瘦,纳差便溏,苔薄白,脉沉细,为脾肾气虚;精神抑郁,表情迟钝,不喜言语,不欲见人,不思饮食,腹胀脘闷,口多痰涎,面色㿠白,气短乏力,舌淡而胖,苔白腻,脉濡滑或弦滑为痰湿内盛。

【治疗】

1. 针灸疗法

治则:健脑益智,补益脾肾。以经外奇穴和督脉经穴为主。

主穴:四神聪、长强、百会。

配穴:肾精亏虚加肾俞、关元;脾肾气虚加气海、肾俞、脾俞;痰湿内盛加丰隆。

方义:四神聪位于巅顶,可行健脑益智之功;长强为督脉络穴,其循行散头上,可治疗脑部;百会为督脉穴,可益智健脑。

操作:四神聪、百会按头针疗法常规操作,行针时的捻转频率以患儿能忍受为度;针刺长强穴时患儿俯卧位,选用相应(常规 1.5~3 寸)毫针,针尖顺督脉循行方向进针,得气后提插 10 余次,不留针;每周 2~3 次,每日或隔日 1 次;配穴按虚补实泻法操作。

2. 其他治疗

(1)头针法:取"靳三针"之颞三针、智三针,可配合电针,密波,强度以患儿能忍受为度,时间 30~60 分钟。

(2)耳针法:取皮质下、神门、肝、脾、肾、枕、心、肾上腺。每次选用 3~5 穴,用揿针埋藏或用王不留行籽贴压。

【附注】

1. 遗传和内分泌疾病所致的精神发育迟滞可采用替代方法或饮食控制疗法。

2. 本病的预后与治疗的及时与否相关,3 周岁前是治疗的最佳时期。

十五、孤独症

孤独症又称为自闭症,是一组终生性、固定性、具有异常行为特征的广泛性发育障碍性疾病,以儿童自幼开始的社会交往障碍、语言发育障碍、兴趣范围狭窄和刻板重复的行为方式为基本临床特征。本病属中医"五迟""五软"范畴。

【病因病机】

本病病位在脑,同肾、肝、心关系密切。先天禀赋不足,肾经亏虚,髓海不足,心窍不通,神失所养,或肝失条达,升发不利,发育迟缓,均可导致神机失聪,发为本病。

【辨证】

主症为社会交往障碍,语言发育障碍,兴趣范围狭窄和刻板重复的行为,可伴有感知觉异常、智力和认知障碍。

兼见发育迟缓,身材矮小,囟门迟闭,骨骼肌肉痿软,舌淡,脉细弱,为肾精亏虚;神志不宁,寐难梦多,反应迟钝,精神萎靡,舌淡,苔白,脉细缓,为心脾两虚;表情淡漠,神志痴呆,喃喃自语、口角流涎,舌体胖大,苔白腻,为痰迷心窍;急躁易怒,任性固执,毁物打人,夜不能寐,时有便秘溲黄,口干,舌尖红,苔黄,脉弦数,为心肝火旺。

【治疗】

1. 针灸疗法

治则:醒脑益智,开窍安神。以督脉和心经穴为主。

主穴：长强、百会、神门。

配穴：肾精亏虚加太溪、肾俞；心脾两虚加心俞、脾俞；痰迷心窍加丰隆、内关；心肝火旺型加劳宫、行间；语言障碍加廉泉。

方义：百会、长强为督脉穴，有健脑益智之功；心经原穴神门可宁心安神。

操作：针刺长强穴时患儿俯卧位，选用相应（常规 1.5~3 寸）毫针，针尖顺督脉循行方向进针，得气后提插 10 余次，不留针；百会按头针疗法常规操作，行针时的捻转频率以患儿能忍受为度；神门用补法；每次留针 30~60 分钟，每日或隔日 1 次；配穴按虚补实泻法操作。

2. 其他治疗

（1）头针

选穴：额中线、顶中线、顶旁 1 线、顶旁 2 线、枕下旁线。用 1.5 寸毫针迅速刺入帽状腱膜下，然后将针体与头皮平行，推送至所需的刺激区，留针 30~60 分钟，留针时可以自由活动，隔日 1 次。

（2）刮痧疗法：患儿伴有情绪异常可取手十二经脉（四肢部），沿经脉循行走向轻轻刮拭 10~20 下，不强求出痧，至多出现皮肤潮红，每周 2~3 次。

【附注】

1. 针灸治疗本病有一定疗效，可配合相关教育和训练治疗。

2. 倡导家庭训练配合治疗。

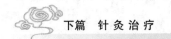 **复习思考题**

1. 什么是月经不调？如何用针灸治疗月经不调？

2. 简述痛经的特征及病因病机。怎样用针灸治疗痛经？

3. 什么是崩漏？如何用针灸治疗？

4. 小儿急惊风的临床表现有哪些？如何用针灸救治急惊风？

5. 用四缝穴治疗小儿食积应如何操作？

第三节　皮外科病证

一、风疹

风疹是以皮肤上出现成块、成片的淡红色或苍白色风团，其时隐时现，异常瘙痒的一种皮肤病。急性者病起急骤，可于身体任何部位出现皮肤瘙痒、很快出现大小不等的鲜红色或苍白色风团，时隐时现，此起彼伏，消退迅速，退后不留痕迹。严重者可伴心慌、恶心呕吐、腹痛腹泻、发热、呼吸困难等症状。慢性者症状较轻，反复发作，可达数月或数年之久。

中医又有"瘾疹""风疹块"之称。急性者短期发作多可痊愈，慢性者常反复发作，可历数月或经久难愈。本病可发生于任何年龄、季节。

西医的急、慢性荨麻疹，可参照本病辨证施治。

【病因病机】

本病常由表虚卫外不固,风夹寒热邪气侵袭卫表,客于肌腠而发;或禀赋不足,肠胃不和,食用某些食物、药物,蕴湿生热,郁于肌表而发;也可因接触异物,情志因素,寄生虫感染而发。

【辨证分型】

表证:

1. 风寒束表　皮疹色白,遇风寒加剧,口不渴。舌淡苔薄白,脉浮紧。

2. 风热犯表　风疹鲜红,遇热加剧,灼热痒甚。伴发热、恶寒、咽喉肿痛,舌苔薄白或薄黄,脉浮数。

里证:

3. 胃肠积热　疹发伴脘腹疼痛,神疲纳呆,大便秘结或泄泻,多由食鱼虾荤腥而发,苔黄腻,脉滑数。

4. 血虚风燥　皮疹反复发作、迁延日久,午后及夜晚加重,心烦易怒,口干,舌红少津,脉沉细。

【治疗】

1. 针灸疗法

治则:疏风和营。

主穴:曲池、合谷、血海、膈俞、委中。

方义:手阳明大肠经合穴曲池配原穴合谷疏风解表,清泻阳明,对于风邪犯表或胃肠积热型瘾疹均有治疗作用;"治风先治血,血行风自灭",取足太阴经穴位血海配"血会"膈俞行血活血;血郄委中清热理血。诸穴配合,共奏疏风和营、活血止痒功效。

风寒束表证加风池、风门、肺俞;风热犯表证加大椎、外关;胃肠积热证加内庭、天枢;血虚风燥证足三里、三阴交。

操作:毫针泻法,委中、膈俞可用三棱针点刺出血,血虚风燥者足三里、三阴交针用补法;每日1~2次,酌情留针。

2. 其他疗法

(1)耳针法

取穴:肺、肾上腺、神门、小肠、耳尖、耳背静脉、内分泌等。

操作:每次取穴3~4个,可用毫针刺法,每日1次,或揿针埋针法,王不留行籽压法或用马来酸氯苯那敏注射液穴位注射,耳尖、耳背静脉可点刺放血,3~4日1次。

(2)刺血法

主穴:大椎、血海。

配穴:疹发上肢加曲池、疹发下肢加风市、委中,疹发背部加膈俞、风门。

操作:以三棱针点刺出血后加拔罐。

(3)拔罐法

主穴:神阙。

配穴:曲池、血海、大椎、肺俞。

操作:在上述穴位拔罐,至局部皮下瘀血青紫色为度,每日或隔日1次。

(4)灸法

取穴:足三里、曲池、血海、肺俞等穴。

操作:艾条温和灸或隔姜灸。每日1次。

【附注】

1. 针灸疗法及耳针、刺血拔罐、穴位注射等各种方法对本病均有一定疗效,尤以急性发作者效佳。对慢性顽固性患者或有肾上腺皮质激素应用史者效果欠佳,需长时间治疗方可奏效,必要时予以针药综合治疗。

2. 本病发作及治疗期间宜寻找病因及过敏诱因,饮食宜清淡,注意起居调理,适寒温,锻炼身体以调节免疫功能。

二、痄腮

痄腮,是由风温邪毒引起的,以发热、耳下腮部漫肿疼痛为特点的一种急性传染性疾病。俗称"蛤蟆瘟"。本病全年均可发生,易流行于冬春季节,好发于学龄期儿童,一般预后良好,病情严重可出现昏迷、惊厥等变证。

西医之流行性腮腺炎可参照本病辨证施治。

【病因病机】

本病多因风温邪毒从口鼻而入,夹痰化火,遏阻少阳、阳明经脉,郁而不散,结于腮部,以致耳下肿大疼痛,并可有恶寒发热等症。

少阳与厥阴相为表里,足厥阴之脉循少腹络阴器,若毒邪传至足厥阴经可并发少腹痛和睾丸肿痛。若邪毒炽盛,热极生风,内窜心肝,扰乱神明,则出现高热,昏迷,惊厥等变症。

【辨证分型】

患者多有与痄腮病人接触史。发生前可有轻度发热、头痛等症状,随后出现腮部肿大,多由一侧开始,渐及另一侧,或两侧同时发生而以一侧为重。肿胀以耳垂为中心,边缘不清,触之微热,压痛,发硬,有弹性,局部皮色不红,张口不利,咀嚼疼痛,腮部肿胀可持续4~5日,病程可持续1~2周。

1. 风温袭表 一侧或两侧耳下,以耳垂为中心的腮部漫肿疼痛,伴有恶寒发热,全身轻度不适,咽红,舌红苔薄黄,脉浮数。

2. 热毒蕴结 腮部焮热疼痛,坚硬拒按,咀嚼困难,高热,烦躁,头痛,大便干结,小便短赤,咽痛,睾丸肿痛,甚则神昏惊厥,舌红苔黄厚,脉滑数。

【治疗】

1. 针灸疗法

治则:清热解毒,消肿散结。

处方:翳风、颊车、外关、合谷。

方义:本病患部属少阳、阳明经,治宜清泄少阳、阳明经郁热为主。翳风乃手足少阳之交会穴,能祛泻二经风热之邪,颊车乃足阳明经穴,能疏通局部气血郁滞,外关为手少阳经穴,又通阳维,配合谷能疏风解表,清热止痛。

温毒在表加风池、少商;热毒蕴结加商阳、关冲、曲池;睾丸肿痛加太冲、曲泉;头痛加侠溪、风池;惊厥神昏加人中、十宣。

操作:毫针刺,用泻法,每日1次,每次留针15~30分钟,或点刺出血,10次为1疗程。

2. 其他疗法

（1）耳针法

选穴：耳尖、对屏尖、腮腺区、肾上腺。

操作：用毫针强刺激，每次留针 15~30 分钟，每日或隔日 1 次。耳尖可用三棱针点刺放血。

（2）灯火灸法

选穴：角孙。

操作：先将角孙穴处头发剪去，常规消毒，用灯心草蘸植物油点燃，迅速触点穴位，闻及"叭"的响声，立即提起，一般灸治 1~2 次即可消肿，如未完全消肿，次日可重复 1 次。单侧者取同侧，双侧者取双侧角孙。

（3）刺血疗法

选穴：第 1 组：耳下腮腺红肿处，上、中、下直线上。第 2 组：耳尖。第 3 组：耳背静脉。

操作：用三棱针在上述穴位上点刺放血。

【附注】

1. 针灸治疗腮腺炎效果良好，如有严重并发症，应配合其他疗法综合处治。

2. 本病传染性较强，腮肿一般在治疗 7~10 天消退，发热和其他症状也随之消失，发病期应进行隔离治疗至腮肿完全消退后 5 日左右。

3. 本病流行期间可针刺足三里、合谷、颊车穴，或灸角孙穴以预防。

三、乳痈

乳痈系指乳房发生痈肿，以患乳焮红肿痛，或伴全身寒热、头痛为特征的急性化脓性病证。多发生于产后哺乳的产妇，尤以初产妇多见，好发于产后 2~4 周，未分娩时、非哺乳期或妊娠后期也可偶见本病。临床一般将产后或哺乳期所患称外吹乳痈，怀孕期所得称内吹乳痈，其他情况下发生者称非哺乳期乳痈。

西医之急性乳腺炎可参照本病辨证施治。

【病因病机】

本病多由抑郁恼怒，肝失疏泄，或过食炙煿厚味，胃腑积热，致使肝气、胃热相互郁结，经络气血瘀滞，蕴热成痈；或由产妇乳头破碎、畸形，疼痛而致哺乳不尽，外界邪毒或小儿口中热毒之气入侵，客于乳络，均可致乳络不通，排乳不畅，蓄积化热而成痈肿。

【辨证分型】

郁乳期 乳房肿胀触痛，乳汁淤积，排乳不畅，皮肤微红或不红，肿块或有或无，可伴有恶寒发热、头身疼痛，口渴，纳差，舌苔薄黄或黄腻，脉象弦数。

酿脓期 肿块逐渐增大，皮肤焮红疼痛加剧，拒按，壮热不退，口渴喜饮，舌红苔黄腻，脉洪数或滑数。经十余日硬块中央变软，按之有波动感，是为成脓阶段。

溃脓期 脓肿形成后，局部红紫，经切开或自行溃后脓液大量流出，溃后热退肿消，逐渐愈合。若溃后脓出不畅，肿势不消，身热不退，可能波及其他乳络，而成"传囊"乳痈。或乳汁从疮口溢出而成乳漏，愈合较慢。

【治疗】

1. 针灸疗法

治则：清热解毒，消肿散结。

处方:肩井、天宗、太冲、合谷、膻中、少泽、乳根。

方义:乳痈为病,乃热邪郁于阳明、厥阴所致,故取太冲、合谷穴,一则清泄阳明、厥阴热邪,二则行气活血;肩井为治疗乳痈的经验要穴,有消肿散结之功,配天宗穴善治乳房疾患;又取局部穴膻中为气会以行气,乳根为阳明经穴,协同发挥疏通局部气血之效,少泽为治疗乳房疾患的经验穴,并善于清火泻热。诸穴配合,有较强的清热解毒、消肿止痛散结之功。

郁乳期加期门、行间、外关、足临泣;酿脓期加内庭、足三里、膺窗;溃脓期加足三里、曲池。

操作:毫针刺,在郁乳期及酿脓期用泻法,溃脓期可平补平泻,病程长者可酌情补泻兼施,每日 1 次,每次留针 15~30 分钟。针刺时膻中、乳根穴针尖朝向乳房根部中心平刺。少泽穴可用三棱针点刺出血。

2. 其他疗法

(1)隔蒜灸法

选穴:阿是穴。

操作:用鲜大蒜捣烂,敷患处,行艾炷灸,每日 1~2 次。本法适用于乳痈初期尚未成脓者。

(2)刺络拔罐法

选穴:乳根、膻中、阿是穴。

操作:在上述穴位处用三棱针点刺后拔罐,拔罐可见出血、排脓,每日或隔日 1 次。

【附注】

1. 针灸对乳腺炎早期出现肿块而未化脓者效果显著,初起可热敷配合治疗,若已化脓需要转外科处理。

2. 平时尤其哺乳前后注意保持乳头清洁。

四、乳癖

乳癖是中青年妇女常见的乳房疾病,好发于 30~50 岁妇女,约占全部乳腺疾病的75%。临床主要表现为乳房中肿块,边界清楚,表面光滑,中等度硬,无粘连,压痛不甚,可以推移。一般发生于乳房外上方,一个或数个不等。

西医之乳腺小叶增生、慢性囊性增生及乳腺纤维瘤等病均可参照本病辨证施治。

【病因病机】

本病多由忧郁思虑,肝失条达,气滞痰凝,结聚乳络;或脾胃不健,不能运化水湿,积久成痰,凝滞络脉;或久病、多产、房劳等,损伤肝肾,终致气血两虚,冲任不调,气血相结而成乳癖。

【辨证分型】

本病表现为两乳及胸胁胀痛,久之单侧或双乳发生一个至多个大小不等的肿块,质地坚韧,表面光滑,边界清楚,与周围组织不粘连,推之可移,增长缓慢。

1. 肝郁痰凝 乳癖伴心烦善怒,胸闷太息,失眠多梦,随情绪及经期变化而消长,舌红,脉弦滑或弦数。

2. 气血亏虚 乳癖日久不愈,伴倦怠无力,纳差,头目眩晕,汗出心悸,面色不华,月经不调,舌淡苔白,脉沉细。

【治疗】

1. 针灸疗法

治则:疏肝理气,化痰散结。

处方:屋翳、乳根、膻中、期门。

方义:乳房为足阳明胃经循行所过之处,故方取本经之屋翳、乳根疏通阳明经之气血壅滞,配期门穴疏肝理气,兼泻肝经郁火,配膻中行气化痰。

肝郁加肝俞、太冲;痰凝气滞加丰隆、中脘;气血亏虚加血海、三阴交、足三里;肝肾亏损加肝俞、肾俞。

操作:毫针刺,实证用泻法,虚实夹杂者补泻兼施。每日 1 次,酌情留针,10 次为 1 疗程。

2. 其他疗法

(1)耳针法

取穴:内分泌、内生殖器、乳腺、胸。

操作:毫针刺,中强度刺激,每次留针 30 分钟,间歇运针 2~3 次,10 次为 1 疗程.或用揿针埋藏或王不留行籽贴压,每 3~5 日更换 1 次。

(2)刺络拔罐法

取穴:膻中、膺窗、乳根。

操作:常规消毒后,用三棱针在穴区点刺 3~5 点拔罐后少量出血为度。

【附注】

1. 本病为乳房部增生的肿块,是临床上最常见的乳房疾病。乳癖有一定的癌变危险,治疗时应与乳腺癌相鉴别。

2. 宜保持心情舒畅,治疗期间适当增加营养,可配合乳部热敷及按摩治疗以促进局部气血流通。

五、肠痈

肠痈是因热毒内聚,瘀结肠中,而生痈成脓。以发热,右少腹疼痛拘急,或触及包块为主要表现的内脏痈病类疾病。是以持续的、伴有阵发性加剧的右少腹疼痛为特征的常见外科急腹症,因发病时有右腿屈曲不能伸直的体征,又有"缩脚肠痈"之称。本病可发于任何年龄,多见于青壮年。

西医学之急、慢性阑尾炎和阑尾周围脓肿等均可参照本病辨证施治。

【病因病机】

本病多因饮食不节,过食油腻生冷不洁之物,或暴饮暴食,或饮食后急行奔走,损伤脾胃,导致气滞血瘀、脉络受损而生;或因寒温不适、跌仆损伤,忧思抑郁,均可致肠道传导不利,湿热与气血壅遏而酿生肠痈。

【辨证分型】

肠痈多属湿热郁结、气血壅滞之实证。初起发病较急,在上腹部或脐周作痛,继而疼痛转移至右下腹部,痛处固定不移,腹皮拘急,拒按,局部可触及局限性肿块,患者往往右下肢屈曲,伸直则痛甚,伴有恶寒发热,恶心呕吐,腹胀,便秘,溲赤,苔黄腻,脉象多弦滑而数。

【治疗】

1. 针灸疗法

治则:清热导滞,活血散结。

处方:阑尾穴、上巨虚、天枢、地机。

方义:阑尾穴为治疗肠痈经验穴,可以通调肠腑,清热止痛。上巨虚为大肠经下合穴,与大肠经募穴合用,可疏通大肠积热。天枢为胃肠部气机枢纽,功善行气活血。地机为脾经郄穴,主治腹中疼痛。诸穴配合,共奏清热导滞,活血散结之功。

恶心呕吐加上脘、内关;发热加曲池、内庭;腹胀加大肠俞、气海;便秘加腹结、阳陵泉;久病偏虚者加足三里、大肠俞。

操作:毫针刺,初病实证用泻法,虚证用补法或补泻兼施。酌情留针,每日 1～2 次。

2. 其他疗法

耳针法:

取穴:阑尾、耳舟中段、新阑尾点(位于对耳轮耳腔缘,在臀与腰椎之间)。

操作:毫针刺,强刺激,酌情留针,每日 1～2 次.

【附注】

针灸对单纯性阑尾炎未化脓者有一定效果,若症状严重有阑尾穿孔和坏死倾向者,应迅速转外科处理。

六、痔疮

本病为发生于肛肠部的一种慢性疾病,凡肛门内外有小肉突出的叫痔,如生于肛门内的为内痔,生于肛门外的为外痔,内外兼有的为混合痔。因痔核易出现肿痛、瘙痒、流水、出血等症,所以通称痔疮。男女均可发生,是一种常见多发病。

西医认为本病是直肠下端黏膜下和肛管皮下的静脉丛,因各种原因引起扩大曲张而形成的静脉团块,亦名为痔。

【病因病机】

痔疾的发生多因久坐久立,负重远行,妊娠多产,或因泻痢、便秘日久,气血下陷于肛肠,导致局部络脉气血不行;或嗜食辛辣厚味,脾胃受损,湿热内生,以致湿热郁阻脉络,结聚肛肠而发病。

【辨证分型】

临床根据痔核的位置分为内痔、外痔和混合痔。发生于肛门齿线以上者为内痔,齿线以下者为外痔,两者均有为混合痔。内痔初起时痔核很小,质柔软,不痛,便时出血鲜红,或点滴不已,或出血如射;以后内痔每于排便时痔核脱出肛门,轻者便后自行复位,重者需用手推回,甚则走路、咳嗽亦可脱出,且难以回复。可伴疼痛、肿胀、流黏液、肛门瘙痒等症。外痔在肛门外发生皮瓣,逐渐增大,按之质硬,光滑,伴或不伴疼痛。混合痔兼有内外痔症状。

痔疮有虚有实,临床可分以下两型:

1. 湿热瘀滞 痔疮兼见口渴、便秘、溲赤、舌红苔黄,脉滑数。

2. 气虚下陷 痔疮兼见面色萎黄、痔核脱垂于肛门之外而不能回纳,肛门坠胀,短气懒言,食少乏力,舌淡脉弱。

【治疗】

1. 针灸疗法

治则:清热利湿,化瘀止血。

主穴:承山、二白、次髎、长强。

方义:承山属足太阳膀胱经,足太阳经别"别入胭中,其一道下尻五寸,别入肛中",故取胭窝下承山穴理气疏经,止痛消痔;次髎、长强位于肛门附近,取之以活血散瘀,通调络脉;二白为治疗痔疮经验效穴,对内痔出血有效。

湿热瘀滞加阴陵泉;气虚下陷加百会、脾俞、气海。

操作:毫针刺,酌情补泻。每日1次,每次留针30分钟。

2. 其他疗法

(1)挑治法

取穴:①大肠俞、八髎、腰俞;②痔点:在腰骶部沿足太阳膀胱经和督脉循行路线附近寻找痔反应点(似丘疹,红色或黯红色,压之不退色,一个至数个,选择靠近肛门部和脊柱明显者)。

操作:常规消毒,用三棱针将挑刺部位的表皮纵行挑破再向深部将皮下白色纤维样物挑断,消毒后压迫止血。

(2)火针法:火针治疗嵌顿性内痔:患者取侧卧位暴露痔,加腹压,医者戴无菌手套以左手轻轻按揉,确定痔核中心部位,用7号注射针头在酒精灯上烧红,蘸取硫黄粉,快速刺入痔核中心点(不可过深),后迅速拔出,外敷纱布固定。火针治疗外痔:用火针快速在痔核上由里向外每隔0.3~0.5cm刺1针,深达痔的基底部,若为血栓性外痔,在痔的外侧孔扎1针后将其血栓挤出再从原针孔刺1针止血。

【附注】

1. 针灸对本病可改善症状,根据病情可配合药物及手术治疗。

2. 平时少食辛辣等刺激性食物,保持大便通畅。

七、疝气

疝气是体腔内容物向外突出,以睾丸或阴囊肿胀疼痛为特征的病证。古代医家据其发病特征不同,分类较繁,有五脏疝、六经疝、七疝等名,散见于内、外、妇、儿各科。

西医之腹外疝,肠套叠,肠嵌顿、精索扭转、睾丸肿大、阴囊积液等病出现上述症状者均可参照本病辨证施治。

【病因病机】

本病的发生多因坐卧湿地,涉水冒雨,寒湿之气侵袭任脉和足厥阴经,致气血凝滞成为寒疝;肝脾两经湿热下注,侵及任脉与肝经,以致睾丸肿痛,或阴囊积液,或阴囊红肿热痛,而致湿热疝;劳伤过多,强力负重,中气下陷,以致小肠脱入阴囊,时上时下,而成狐疝。

【辨证分型】

1. 寒疝 阴囊冷痛,睾丸拘急坚硬,痛引少腹,兼见形寒肢冷,面色苍白,苔薄白,脉沉细。

2. 湿热疝 阴囊红肿灼痛,睾丸胀痛,或伴有恶寒发热,小便短赤,大便秘结,苔黄腻,脉弦数。

3. 狐疝　腹股沟部与阴囊牵连坠胀疼痛,立则下坠,阴囊胀大,卧则入腹,重则以手推托方能复原回腹,甚则不能回纳,并伴腹痛、恶心、呕吐等症。

【治疗】

1. 针灸疗法

治则:理气散结,通络止痛。

主穴:大敦、三角灸、三阴交。

方义:疝气为任脉主病,足厥阴经"环阴器,抵小腹",其井穴大敦为治疗疝气的常用穴;三阴交为足太阴脾、足厥阴肝、足少阴肾三条阴经交会之穴,能疏通足三阴之经气,以通络止痛;三角灸位于下腹,为治疗疝气的经验用穴,与大敦配合施灸,对疝气有良好疗效。

寒疝加关元、气海;湿热加归来、太冲、阴陵泉;狐疝加关元、归来。

操作:毫针刺,平补平泻,或温针灸,亦可用灸法。每日 1 次,酌情留针,10 次为 1 疗程。

2. 其他疗法

耳针法

取穴:外生殖器、肾上腺、神门、小肠、肾、肝。

方法:毫针刺,强刺激,每次取 3~4 穴,隔日 1 次,或用埋针法,3~4 日更换 1 次。

【附注】

1. 针灸治疗对寒疝及湿热疝效果较好,狐疝日久应配合其他方法治疗。

2. 寒疝及湿热疝者慎起居、适寒湿;狐疝应注意休息,加强营养,避免使腹压过高的活动。

八、扭伤

扭伤是指四肢关节或躯体的软组织损伤,以受伤部位疼痛、关节活动障碍为主要临床表现的一种创伤性疾病。属中医学"伤筋"范畴。一般只包括肌肉、肌腱、血管、韧带的损伤,而不包括骨折、脱臼、皮肉破损等症。

西医学之急性软组织扭挫伤可参照本病辨证施治。

【病因病机】

多由剧烈运动或用力不当,或不慎跌仆、牵拉和过度扭转等原因,引起肌肉,肌腱、韧带、血管等软组织的痉挛、撕裂、瘀血、肿胀,以致筋脉损伤,气血壅滞,不通则痛,从而影响关节的功能。

【辨证分型】

症状为扭伤部位局部肿胀疼痛,伤处肌肤青紫,关节屈伸不利。可发生于全身肩、肘、腕、腰、髋、膝、踝各处。本病当与肌腱断裂、韧带断裂等症鉴别:肌腱断裂可出现畸形或该肌腱支配的运动功能更新丧失,韧带断裂可出现关节的活动异常。

【治疗】

1. 针灸疗法

治则:通经活络,祛瘀止痛。

处方:肩部:肩髃　肩髎　肩贞　条口透承山　阳陵泉透阴陵泉
　　　　肘部:曲池　小海　天井

腕部:阳池　阳溪　阳谷　外关

腰部:肾俞　委中　人中　腰阳关

髋部:环跳　秩边　居髎

膝部:内外膝眼　足三里　膝阳关　梁丘

踝部:解溪　昆仑　丘墟　商丘

颈部:风池　天柱　后溪　落枕穴

各部扭伤均可加阿是穴;疼痛较重加合谷、太冲;瘀血肿胀甚者加血海、三阴交。

方义:扭伤主要是由气血壅滞、经脉损伤而致局部肿胀疼痛,治疗可用循经近刺和远刺相结合的方法,达到行气血,通经络之目的,使损伤组织恢复正常。本病证亦可用缪刺法,用患处相应的对侧压痛点针刺,即左病治右,右病治左的方法,手足部扭伤亦可用上病下取,下病上取的方法,取同侧的手或足部的相应压痛点。

操作:新伤毫针刺,用泻法,或加灸;复发者,用毫针平补平泻或补泻兼施手法,每日 1 次,酌情留针。

2. 其他疗法

(1)刺络拔罐法

取穴:阿是穴(红肿疼痛处)。

操作:常规消毒后,用皮肤针叩刺肿胀明显部位,微出血后拔罐。本法对新伤局部肿胀明显及陈伤气血瘀滞者疗效好。

(2)穴位注射法

取穴:阿是穴、上述针灸处方穴位。

操作:或选用当归注射液,丹参注射液,或氢化可的松及 0.5%普鲁卡因混合液做穴位注射药液,每穴注射上述药液 1～2ml,2～3 日 1 次。

【附注】

1. 针灸治疗急慢性扭挫伤均有很好的消肿止痛效果;

2. 对于慢性陈伤及反复发作患者应嘱其注意扭伤部位的保护,恢复期内不做剧烈长时间的关节活动,并辅以适度锻炼。

九、网球肘

网球肘是指肘关节肱骨外上髁部疼痛,伴有伸腕和前臂旋转功能障碍的慢性劳损性疾病。多见于经常从事旋转前臂和屈伸肘关节工作者,如网球运动员、木工、钳工、水电工等。

西医之肱骨外上髁炎可参照本病辨证施治。

【病因病机】

本病主要由于肘腕部长期用力扭转牵拉,使肘部气血受损,筋肉劳伤;或风寒之邪侵袭脉络,使筋脉失和,气血阻滞,导致关节部疼痛及活动不利而成本病。

【辨证分型】

本病多由劳损而起,起病缓慢,常反复发作,无明显外伤史。主要表现为自觉一侧或双侧肱骨外上髁和肱桡关节附近酸痛,肘关节活动时疼痛加重,有时可放射至前臂或上臂。局部肿胀不明显,肱骨外上髁处有压痛,肘关节活动正常。

【治疗】

1. 针灸疗法

治则:舒筋通络。

处方:阿是穴、曲池、肘髎、手三里、合谷。

方义:本方取压痛点透刺,针刺深度可达筋膜,以舒筋通络,配曲池、肘髎疏通局部气血,取手三里,合谷疏通阳明经经气。

操作:毫针刺,用泻法,得气后留针,局部用艾条温和灸,每日 1 次,每次留针 30~60 分钟,10 次为 1 疗程。

2. 其他疗法

(1)艾灸法:在上述穴位上放置鲜姜片,用艾炷隔姜灸,每穴灸 3~5 壮,每日或隔日 1 次,10 次为 1 疗程。

(2)刺络拔罐法:取阿是穴及上述循经取穴,以皮肤针叩刺局部出血,加拔火罐,适宜于局部肿胀疼痛者。

【附注】

针灸治疗本病,对于急性者效果较好,对于日久反复发作者,可配合中药外敷或口服。

十、腱鞘囊肿

腱鞘囊肿是发生于关节腱鞘部位的囊性肿物,中医学又称"筋结""筋瘤""胶病"。本病多发于青壮年,部位以腕关节多见,也可发于手指背侧或掌面及足背部等。

【病因病机】

本病多因过度伤筋,或因久立、扭伤致筋脉不和,气血运行失畅,阻于筋脉络道而致。

【辨证分型】

本病为腕关节、指背、掌面、足及趾的背面、腘窝出现圆形或卵圆形的肿块,高出皮面,表面光滑,推之可移,按之软而韧,无明显自觉症状或见局部轻微酸痛乏力。

【治疗】

1. 针灸疗法

治则:活络散瘀。

处方:患病局部。

发于腕背者,加外关、阳池;发于足背者,加解溪、丰隆;发于腘窝者,加承山、委中。

操作:取局部病灶为针刺部位,用 5 根粗毫针分别于肿块最高点及四周根部各刺入 1 针,针尖均刺向囊肿中心的基底部,尽量刺破囊壁,用泻法捻转 5~10 分钟,留针 20~30 分钟,出针时摇大针孔,出针后挤压肿物,加压包扎,每隔 2~3 日 1 次。

2. 其他疗法

(1)火针

取穴:阿是穴。

方法:将囊肿常规消毒后,医者一手固定囊肿,另一手持烧红火针对准囊肿高点迅速刺入,并向四周深刺,囊壁刺破后快速出针,同时用力挤压肿物,使囊内的胶性黏液全部排出,局部常规消毒后加压包扎 3~5 日。如囊肿再起,1 周后再行针刺。

（2）皮肤针

方法:取阿是穴,从囊肿之中央由内向外叩击,用重度手法使局部发红,并见点状轻微出血为度。

【附注】

本病局部围刺及火针均有良好效果,操作时应注意严格消毒。

十一、蛇丹

蛇丹为在皮肤上出现簇集成群、累累如串珠的疱疹并伴剧烈疼痛的皮肤病。因其状如蛇行,故又名"蛇串疱";因其每多缠腰而发,故又名"缠腰火丹"。多见于胸背、面部和腰部,好发于春、秋两季。成人患者为多,愈后极少复发。

西医之带状疱疹可参照本病辨证施治。

知识链接

　　带状疱疹,是由水痘—带状疱疹病毒所致的皮肤病,成簇的水疱沿一侧的周围神经或三叉神经的分支分布,多伴有神经痛。带状疱疹和水痘都是由同一种病毒,即水痘—带状疱疹病毒所致。初次感染该病毒后,引起水痘,多见于从未感染过此病毒,因对之无免疫力的易感人群,主要是小儿,尤其是6个月以上的婴幼儿及学龄前儿童。水痘痊愈后,该病毒可长期潜伏在被感染者体内的神经细胞中,当人体免疫功能低下时,如上呼吸道感染、恶性肿瘤、系统性红斑狼疮,或外伤、放射治疗、服免疫抑制剂等,均可能导致病毒再度活动,而诱发带状疱疹。

【病因病机】

本病外因毒邪侵袭,内因情志内伤致肝胆火盛,风火客于少阳、厥阴经脉,郁于肌肤而发;或饮食失节而脾经湿热内蕴,毒热交阻于阳明、太阴二经,发于肌肤、脉络而成疱疹。

【辨证分型】

发病前常有微热,疲倦乏力,食欲不振;患处皮肤灼热疼痛,继则出现密集成簇的粟粒大丘疹,迅速变为水疱,如绿豆或黄豆大小,三五成群,排列如带状,疱疹之间皮肤正常,数日后水疱由清亮转为混浊,重者可见血疱或溃烂。疱疹在2~3周后,逐渐干燥结痂,愈后一般不留瘢痕。本病常发生于身体一侧,不超过正中线。多见于腰肋部,次为面部口周、耳、目等处。少数老年患者疼痛剧烈,且愈后遗留长时间的顽固性疼痛。

1. 肝胆火盛　皮损鲜红、疱壁紧张,灼热刺痛,兼口苦,烦躁易怒,苔黄,脉弦滑数。

2. 脾胃湿热　皮损色淡,疱壁松弛,兼胸脘痞满,纳差,脉濡数。

3. 瘀血阻络　皮疹消退,局部仍疼痛不止,或见有色素沉积,兼心烦不寐,舌紫黯,舌薄白,脉弦细。

【治疗】

1. 针灸疗法

治则:清热祛湿止痛。

处方:太冲、足临泣、内庭、支沟、阴陵泉、曲池、阿是穴(患处)。

方义:本病为局部气血壅滞,邪热内蕴,故取局部围刺,以通病所经气,取太冲、足临泣以清泄厥阴、少阳经郁火,取内庭、曲池通利阳明、太阴经湿热,支沟善治胁肋病变,通调少阳气血,阴陵泉清热利湿。

心烦加郄门、神门;口苦加阳陵泉、液门;热盛加合谷、大椎;日久后遗疼痛者可加足三里、三阴交、内关;发生于胸腹加相应节段的夹脊穴。

操作:毫针刺,用泻法,局部阿是穴用围刺法,每隔 2~3cm 针刺 1 针,每日 1 次,每次留针 15~30 分钟,10 次为 1 疗程。

2. 其他疗法

(1)三棱针法

取穴:阿是穴、相应病变节段的华佗夹脊穴。

操作:在局部疱疹周围点刺,或加火罐。或在相应华佗夹脊穴刺络拔罐。一般 7 日为一疗程。

(2)火针法

操作:用火针在患处疱疹间隔处施用。3~4 日 1 次。

(3)灸法

操作:在局部围灸、艾条温和灸或小艾炷直接灸。

(4)皮肤针叩刺加拔火罐法

取穴:阿是穴

操作:在局部疱疹叩刺,随即加拔火罐,出血少量。一般连续操作 3~5 日后逐渐干燥结痂即可痊愈。

【附注】

针刺治疗带状疱疹效果很好,可缩短病程,并减少痊愈后的后遗疼痛。如患处合并化脓感染者可配合外科处理。

病案分析

张某,男,46 岁,工人。患者 3 天前感觉腰背部刺痛,渐之有米粒大小的几簇密集红色丘疹、水疱出现,且疼痛向胸腹部蔓延。自服消炎及止痛药物效差,而来针灸科就诊。现患者腰背胸腹出现大片疱疹,面积在 35cm×20cm 左右,且有继续扩大趋势,体温 37.6℃,患者口苦,便干,舌红,苔薄黄,脉弦数。

请写出:

该患者的疾病诊断和针灸治疗处方。

十二、扁平疣

发生于皮肤表浅部的小赘生物称为疣。临床根据疣的皮损形态不同,分为寻常疣、扁平疣、传染性软疣、掌跖疣、丝状疣五种。扁平疣为常见疣的一种,又名"扁瘊""瘊子"。

【病因病机】

多由外感风热毒邪,搏于肌肤,致血气凝滞,发为本病;或因肝气郁结,气滞血凝,发于肌肤也可致该病。

【辨证分型】

扁平疣大多突然出现,为粟米大、扁平、稍高于皮肤的小疣,表面光滑,呈浅褐色或为正常皮肤颜色,形状多为圆形、椭圆或多角形,可散在或密集出现。常因患者搔抓而扩散成串珠状,一般无其他不适症状。好发于颜面、手背及前臂等处。病程缓慢,有时可自行消退,亦可复发,愈后不留瘢痕。

【治疗】

1. 针灸疗法

治则:疏风清热,理血通络。

处方:合谷、曲池、三阴交、血海、足三里、行间。

方义:扁平疣好发于颜面,手背,为阳明经之皮部,故取手足阳明经之合谷、曲池以通调阳明经气,兼以疏泄阳明肌肤邪热,邪热除、经气调、营卫和,则肌肤荣润,而病疣不生,三阴交、血海调和气血,滋阴养血,行间疏肝清热,足三里扶正健脾。

疣生于面加四白、下关、颧髎;疣生于四肢可循经取近端穴;疣色淡红多属风热,加风池、外关;疣色淡褐多属肝郁,加侠溪、太冲。

操作:毫针刺,用泻法,每日 1 次,每次留针 15~30 分钟,10 次为 1 疗程。

2. 其他疗法

(1)耳针法

取穴:肺、脾、面颊、交感。

操作:毫针刺,每日 1 次,直至脱落。

(2)火针法

操作:寻找最先出现的较大的疣,用火针在疣体的中心及四周根部快速点刺,几天后疣体自行脱落。一般针刺 1 次即有效,1~2 周后可再行针刺。

(3)艾灸疗法

操作:将艾炷放在疣体上灸之,或用艾条做温和灸,以皮肤发红为度,每日 1 次,直至疣体脱落。

(4)皮肤针疗法

操作:用皮肤针轻轻叩刺局部,以微出血为度,每日或隔日 1 次。

【附注】

1. 针灸配合耳针、火针治疗扁平疣效果较好,疣体很快脱落;

2. 在治疗过程中,如局部皮肤发红,瘙痒转剧,往往是转愈的征兆,应嘱病人坚持治疗;

3. 尽可能避免摩擦,挤压疣体,以防感染。

十三、牛皮癣

牛皮癣是一种患部皮肤状如牛领之皮,厚而且坚的慢性瘙痒性皮肤病,以皮肤革化和阵发性瘙痒为特征。由于本病顽固难治,很多医家又称之为"顽癣",因本病多见于颈项部,又称"摄领疮"。好发于颈项、额部,其次为尾骶、腘窝、肘窝等处,常对称分布;多见于青、壮年,呈慢性经过,时轻时重,往往在夏季加剧,冬天缓解。

西医之神经性皮炎可参照本病辨证施治。

【病因病机】

病初多由风湿热邪阻于肌肤所致,日久则营血不足,血虚风燥,肌肤失去濡养,以致患处皮肤粗糙,脱落白屑。若情志内伤,化热生火,日久伤阴耗血,血虚生风化燥,亦可发本病。

【辨证分型】

本病初起皮肤瘙痒,出现红色斑丘疹,渐则融合成片,表面粗糙,纹理加深,皮肤增厚,状如苔藓,皮肤表面可有少量脱屑。呈阵发性瘙痒,入夜痒甚,因搔抓而加重。好发于颈、肘、膝及尾骶部,亦可在四肢及躯干多处发生。

本病临床可分风湿蕴热与血虚生风两型。

1. 风湿蕴热　皮疹初起为红色丘疹,迅速融合成片,皮纹粗疏,剧烈瘙痒,伴有潮红、糜烂、湿润和血痂,兼见口干渴饮,心烦不宁。苔薄黄或黄腻,脉濡数。

2. 血虚风燥　久病皮损不消,局部干燥、肥厚、脱屑,如牛领皮状,瘙痒,入夜尤甚,舌苔薄,脉细。

【治疗】

1. 针灸疗法

治则:疏风止痒,清热润燥。

主穴:阿是穴、合谷、风池、血海、膈俞。

方义:取阿是穴直达病所,可以疏散局部的风热郁火,又能疏通患部经气;合谷、风池相配能疏风止痒,血海、膈俞相配能活血润燥。诸穴配合,共奏理营血疏风、清热止痒之功。

风湿蕴热加阴陵泉、太白、大椎、风池;血虚风燥加三阴交、足三里;病位在颈部加列缺、委中;在肘弯加郄门、劳宫;在腘窝加殷门、昆仑;在大腿内侧加三阴交;在上眼睑加头维、百会。

操作:毫针刺,局部用围刺法。每日 1 次,酌情补泻留针。

2. 其他疗法

(1)散刺法

操作:用 5~7 根 28 号 1 寸或 2 寸毫针点刺颈 1~骶 4 督脉及膀胱经侧线,以微出血为度。

(2)火针法

操作:针灸治疗中处方腧穴点刺治本病。

(3)皮肤针法

操作:以皮肤针或滚筒针局部施治,可祛邪扶正,活血通络,为治该病要法。

(4)灸法

操作:在皮损部遍施小艾炷灸,有多人报道曾以此治好多年的大面积神经性皮炎。

【附注】

1. 针灸治疗本病有一定效果,部分可治愈,部分可改善症状;

2. 治疗同时注意调情志,劳逸结合,避免精神过度紧张,忌食辛辣之品及烟酒。

十四、痤疮

痤疮是青春期常见的,以皮肤上出现粉刺、丘疹、脓疱结节为主症的皮肤病。中医学称"肺风""粉刺"。本病好发于青春期男女,多见于颜面、胸、背等处,青春期过后自然痊愈,少数严重者可留有瘢痕。

西医学的寻常性痤疮,可参照本病辨证施治。

【病因病机】

本病与人体青春期生机旺盛有关,因肺经风热,郁于肌表;或过食辛辣油腻之物,脾胃湿热,蕴积肌肤;或情志失和,肝失疏泄,肺肝脾三经蕴热,气血不和而致。

【辨证分型】

初起见淡红或皮肤色丘疹,挤可见黄白色半透明性蠕虫样脂栓排出。周围可见炎性丘疹,顶端可有脓疱,愈后可留斑或凹瘢,重者可形成结节囊肿,退后可留瘢痕疙瘩。

1. 肺经风热　丘疹多发于颜面、胸背上部,色红,或有痒痛,舌红,苔薄黄,脉数。

2. 脾胃湿热　丘疹红肿疼痛,或有脓包、结节、囊肿等多种损害,面部油腻,兼便秘,舌红,苔黄腻。

3. 冲任不调　皮疹与月经周期有关,经期皮疹增多或加重,兼月经不调或痛经,舌红,苔腻,脉细数。

【治疗】

1. 针灸疗法

治则:清热祛湿通络。

处方:印堂阳白、颧髎、合谷、曲池、内庭、血海。

方义:印堂、阳白、颧髎局部取穴可疏通局部气血,使肌肤疏泄功能得以调畅;合谷、内庭行阳明经气,曲池、血海能活血清热,诸穴配合,有疏表透热之功。

肺经风热加肺俞、大椎、风门;脾经湿热加三阴交、阴陵泉;肝经郁热加太冲。

操作:毫针刺,用泻法,每日 1 次,每次留针 15~30 分钟;或选其中 2~3 穴三棱针点刺放血。

2. 其他疗法

(1)挑治法

操作:挑治部位多在背部胸椎 1~12 两侧膀胱经区域寻找阳性反应点(可为红色或白色丘疹,或为脱屑、硬结、压痛等),常规消毒后用三棱针挑断皮下白色纤维。多家报道本法为治痤疮的首选良方。

(2)耳针法

取穴:膈、肺、内分泌。

操作:毫针刺,或埋针亦有一定疗效,或在耳穴割治后埋入药物。

【附注】

1. 针刺痤疮有较好疗效,切忌随意挤压以防感染或留瘢。

2. 每日一到两次温水洗脸,清洁皮肤,忌用油脂类、粉类化妆品和含有糖皮质激素的软膏及霜剂。

十五、斑秃

斑秃是一种以头发突然成片脱落而病人无明显自觉症状的皮肤病。因本病头发脱落突然,头皮鲜红光亮,故中医又名"油风""鬼剃头"。少数头发可全部脱光称全秃,严重者须眉、体毛也完全脱落,称普秃。

【病因病机】

本病多因情志因素,或精神紧张,或肝气郁结,或忧思伤脾,而致局部气血不达,气

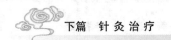

滞血瘀,血不养发而脱落;或因五志化火,血热生风,风动而发脱;或因劳伤过度,及久病体虚,肝肾不足,精血亏虚,风盛血燥,发失濡养所致。

【辨证分型】

患部头发迅速成片脱落,呈圆形或不规则形,小如指甲,大如钱币,一个数个不等,皮肤平滑而光泽,少数患者甚至全部脱落而成全秃,亦有全身毛发均脱落者。

1. 肝肾不足 多见于 40 岁以上者,平素头发焦黄或花白,发病时头发常是大片而均匀地脱落,严重时还会出现眉毛、腋毛、阴毛等的脱落,伴面色㿠白、肢体畏寒、头昏耳鸣、腰膝酸软,舌质淡有裂纹、苔少或无苔,脉沉细无力。

2. 气滞血瘀 病程较长,面色晦黯,兼胸闷胁痛,舌质紫黯,苔少。

3. 血热生风 突然脱发,进展较快,常是大片大片的头发脱落,伴有头部烘热、心烦易怒、急躁不安,甚至会出现眉毛、胡须相继脱落的现象,偶有头皮瘙痒,舌质红、苔少,脉细数。

【治疗】

1. 针灸疗法

治则:养血祛风,活血化瘀。

处方:阿是穴、风池、膈俞、百会、足三里、三阴交。

方义:本方取足三里健脾补益气血,三阴交滋阴养血润燥,风池祛风行气,膈俞活血,阿是穴针刺,以激发局部气血运行以营毛囊,百会升提全身阳经气血,上达头部以营发,促使头发再生。

肝肾不足加肝俞、肾俞;气滞血瘀加太冲、血海;血虚生风加足三里、血海。

操作:阿是穴用皮肤针叩刺至局部头皮发红或微出血为度,每日或隔日 1 次;余穴视证毫针刺酌情补泻,每日 1 次,每次留针 15~30 分钟。

2. 其他疗法

穴位注射法

取穴:同体针。

操作:用维生素 B_{12} 注射液穴位注射,每次酌情取穴 2~3 个,交替使用,每穴注入药液 0.5~1.0ml,2~3 日 1 次。

【附注】

1. 本病以毫针、皮肤针刺激方法疗效最著。可在局部涂大蒜汁或生姜汁以提高疗效。

2. 焦虑紧张的情绪易诱发或加重本病,宜保持心情舒畅。

3. 食谱营养宜全面,克服偏食习惯。

案例分析

赵某,男,55 岁。由于工作过于繁忙,常常夜不能寐,头发脱落病灶 3 处月余。伴失眠、头晕、全身乏力。舌质淡、苔薄白,脉细弱。

请写出:

该患者的疾病诊断和针灸治疗处方。

 复习思考题

风疹辨证分为哪几型？怎样用针灸治疗？

第四节 五官科病证

一、目赤肿痛

目赤肿痛是以白睛红赤疼痛,羞明多泪为主症的一种常见的急性眼病,又有"天行赤眼""风热眼"等名称,俗称"红眼"或"火眼"。本病为眼科常见急性流行性传染病,好发于春秋季节。

西医之急性结膜炎、流行性结膜炎等病可参照本病辨证施治。

【病因病机】

本病多因外感风热或时行疫毒,侵袭于目,气血亢盛,正邪交争,火郁不宣,致目赤肿痛;或因肝胆火旺,循经上犯,气血壅滞于目,而致发病。

【辨证分型】

1. 外感风热　眼睛突然红肿痒痛,灼热,流泪,羞明,结膜充血,目眵增多。或伴头痛,鼻塞,舌苔薄白或微黄,脉浮数。

2. 肝胆火盛　目赤热痛,有异物感,视物不清,畏光羞明,结膜充血。伴口苦咽干,便秘,耳鸣,苔黄,脉弦数。

【治疗】

1. 针灸疗法

治则:祛风清热,消肿止痛。取局部穴位及手阳明、足厥阴经穴为主。

处方:睛明、太阳、合谷、行间。

方义:太阳穴功善疏散外感风热邪气,配合谷疏风清热,并可治头痛。行间为肝经荥穴,有疏肝气、清肝热之效,与太阳、合谷相配合,外疏内清。睛明为局部治目疾要穴,为足太阳、阳明之会穴,刺之能通行眼部气血,消肿定痛。

外感风热型发热恶风者可酌加大椎、风门以助祛风散邪;头痛者可加风池通络止痛;肝胆火盛型可加瞳子髎、丝竹空、行间、侠溪远近配穴以清泄肝胆之积热。

操作:毫针刺,用泻法,每日1次,每次留针15~30分钟,太阳可点刺出血。

2. 其他疗法

(1)耳针法

取穴:眼、神门、肝、耳尖、耳背静脉。

操作:可在耳尖及耳背静脉放血,余穴用毫针刺,强刺激,留针30分钟。

(2)针挑法

取穴:肩胛间反应点(小红点、丘疹或敏感点处)。

操作:局部常规消毒后,用三棱针或6号注射针头挑刺,挑断皮下白色纤维样物,消毒后用棉球按压。

（3）灸法

取穴：大小骨空。

操作：在穴处行艾炷灸或艾条灸，每日 1 次，直至痊愈。

【附注】

1. 流行期间注意洗脸用具隔离，避免接触传染。

2. 本病针灸治疗效果良好，一般治疗 1~3 次即减轻或痊愈。

二、麦粒肿

麦粒肿是一种常见的在眼睑缘发生硬结，形似麦粒，痒痛并作的急性化脓性炎症。又称"偷针""针眼""土疳"等。临床上以少年儿童多发。

本病西医亦称为麦粒肿或睑腺炎，是睑腺组织受细菌感染引起的化脓性炎症。

【病因病机】

本病多因风热外袭，客于胞睑，气血聚而抗邪，酿生疮脓；或因多食辛辣炙煿之物，脾胃湿热内蕴，胞睑为肉轮，湿热循经上犯，遂使气血凝滞，停聚于胞睑之间而成；亦有因反复发作，热毒余邪蕴伏，加之体质虚弱，屈光不正等诱发。

【辨证分型】

本病初起较轻，胞睑皮肤微微红肿痒痛，继则局部形成形如麦粒的硬结，不能推移，按之疼痛。3~4 日后于睑缘毛根或胞睑内出现黄白色脓点，脓成溃破，排脓始愈，亦有麦粒肿位于胞睑内，脓点不溃，日久留为肿核者，称"胞生痰核"。本病有惯发性，多生于一目，但也有两目同时而发，或一目肿后，另目又起。

1. 外感风热　麦粒肿兼发热恶寒，头痛，汗出，苔薄白，脉浮。

2. 脾胃湿热　麦粒肿兼见口干，口臭．便秘，溲赤，苔黄腻，脉数。

【治疗】

1. 针灸疗法

治则：疏风清热，解毒散结。取局部穴及足太阳、足阳明经穴为主。

处方：睛明、攒竹、承泣、四白、合谷、太阳、阴陵泉。

方义：足阳明、足太阳经均主表，两经局部穴睛明、攒竹、承泣、四白和经外奇穴太阳疏导局部经络、明目消肿。

外感风热配合谷、风池清热解表；脾胃湿热配梁丘、阴陵泉清热除湿。恶寒发热配外关、大椎以增强疏风解表之功；头痛配风池以通络止痛。

操作：毫针刺，眼周局部穴平补平泻，余穴用泻法，每日 1 次，每次留针 15~30 分钟，太阳穴可点刺出血。

2. 其他疗法

（1）耳针法

选穴；眼、肝、脾、目$_1$、目$_2$、耳尖。

操作：耳尖点刺出血，余穴毫针刺，强刺激，每日针刺 1 次，每次留针 15~30 分钟，也可用揿针或王不留行籽埋压。

（2）刺络拔罐法

取穴：大椎。

操作：用三棱针点刺出血后拔罐。每日或隔日 1 次，直至痊愈。

【附注】

1. 针灸治疗本病初起有清热消肿止痛之功,脓成后有促进成熟及排脓之效,以未成脓者效佳。

2. 本病脓未成时切忌挤压,以免引起头面部的广泛的炎症。

3. 饮食宜清淡,忌腥膻辛辣之品。

三、近视

近视是以视近清晰,视远模糊为主症的眼病。《千金方》中称"远视不明",清代黄庭镜在所著《目经大成》中始称"近视",古人多称"能近怯远症"。

西医之屈光不正疾病可参照本病辨证施治。

【病因病机】

近视的发生多因先天禀赋不足,或后天发育不良,目珠形态异常而成本病;或因长期视物过近、光线不足、坐姿不正,使目络气血瘀滞,目珠濡养不足而发病;或因久病体虚,多产房劳,肝肾亏虚,精血不足,目失所养而发病。

【辨证分型】

主症视近清晰,视远昏蒙,非趋近眯目不能看清。久则睛珠前突,或伴复视。近视较重者视力在 0.1~0.3 之间,轻度近视者视力一般在 0.5~0.7 之间。肝肾亏虚者伴双目干涩,头晕目眩,腰膝酸软,久视尤甚;心脾两虚者见面色萎黄,倦怠懒言,心悸,失眠等症。

【治疗】

1. 针灸疗法

治则:行气活血,舒筋明目。取足太阳、足少阳经穴为主。

处方:睛明、攒竹、承泣、光明、风池、翳明。

方义:睛明、攒竹、承泣均为局部穴,有调眼部气血,通经活络之功,风池为足少阳经与阳维脉之交会穴,有明目之效,光明为胆经络穴,能调理肝胆二经之气,为治眼疾要穴,配以光明,谓之二明。诸穴配合,有行气活血明目的效果。

肝肾亏虚者加肝俞、肾俞以滋补肝肾;心脾两虚者加脾俞、足三里、三阴交以调补气血。

操作:毫针刺,用补法或平补平泻法,每日 1 次,酌情留针。

2. 其他疗法

(1)耳针法

取穴:眼、肝、肾、目$_1$、目$_2$。

操作:毫针刺,每日 1 次,或用揿针或王不留行籽固定按压,3~5 日重复 1 次。

(2)皮肤针法

取穴:眼周穴位、风池、翳明。

操作:皮肤针轻叩眼周穴,至局部皮肤发红发热,配合针刺风池和翳明穴,每日 1 次,10 次为 1 疗程。

【附注】

1. 针刺对于青少年初起假性近视,效果良好。

2. 近视有先天性的,非针灸适应证,应用其他方法矫正。

3. 治疗期间宜注意科学用眼,加强身体锻炼,补充营养。

四、耳鸣、耳聋

耳鸣、耳聋,都是听觉异常、听力下降的病证。耳鸣是指患者自觉耳内鸣响,妨碍听觉,耳聋是指听力减退或听觉丧失。后者由前者发展而来。两者在病因病机及治疗方面大致相同,故合并论述。

西医认为听觉器官发育不良所致的耳鸣、耳聋,中耳炎、耳硬化症,听神经病变,耳部肿瘤及某些药物中毒引起的耳鸣、耳聋均可参照本病辨证施治。

【病因病机】

耳鸣、耳聋可分虚实两类。

实证多因情志不调,或暴怒惊恐,或忧思郁结,以致肝胆火旺,火逆之气上冲,循经上扰耳窍,可致耳鸣、耳聋;亦可由思虑劳倦过度,或饮食不节,脾胃受损,水湿不运,聚而成痰,痰郁化火,上蒙清窍而发该证。

虚证多由素体不足,或饮食劳倦,使肾脾之气不足,肾开窍于耳,肾气不足、髓海空虚则耳窍不得濡养;脾气虚则清气不升,亦可致耳鸣、耳聋。

【辨证论治】

1. 实证

(1)肝胆火旺:突发耳鸣、耳聋,如闻风潮之声,响声不断,常于郁怒之后发生或加重。多伴头痛,眩晕,面红目赤,口干口苦,烦躁善怒,胁肋胀痛,大便干,小便黄,舌红苔黄脉弦数有力。

(2)痰热郁结:耳内鸣响,多低沉而不绝,两耳闭塞闷胀,伴胸痞脘闷,呕恶痰多,口苦或渴不欲饮,二便不爽,舌红苔黄腻,脉弦滑数。

2. 虚证

(1)肾精亏虚:久病耳聋,或耳鸣时作时止,声细调低,或如蝉鸣,昼夜不息,多夜间加剧,听力逐渐下降。多兼有头晕目眩、腰酸腿软、遗精、带下,舌红少苔,脉弱。

(2)脾胃气虚:耳鸣、耳聋,劳累后加重。兼感头目空虚,头晕眼花,倦怠乏力,纳少便溏,面色萎黄,唇舌色淡,苔薄白,脉虚细。

【治疗】

1. 针灸疗法

(1)实证

治则:清肝泻火,豁痰开窍。取局部穴位及手足少阳经穴为主。

处方:翳风、听会、耳门、足临泣、外关、液门、丰隆。

方义:本处方取循行于耳之前后的手足少阳经局部穴翳风、听会、耳门以疏通少阳经气,取远端穴足临泣、外关、液门清泄少阳之火,取丰隆化痰。上下疏调,共奏清热开窍之功。

耳鸣、耳聋急症配胆经郄穴阳交穴及三焦经郄穴会宗穴;肝胆火旺配太冲、丘墟;痰热郁结配合谷、劳宫。

操作:毫针刺,用泻法,每日 1 次,每次留针 15~30 分钟。

(2)虚证

治则:补肾益精,健脾益气。取局部穴位及足少阴经穴为主。

处方：翳风、听会、肾俞、太溪、关元、脾俞、足三里、中脘。

方义：本方取手足少阳经之翳风、听会疏通局部气血，配合肾俞、太溪、关元补益肾气肾精，配合脾俞、足里、中脘健脾益气。

操作：毫针刺，用补法，每日 1 次，每次留针 30~60 分钟，并可用小艾炷灸患部腧穴。

2. 其他疗法

（1）耳针法

取穴：皮质下、内分泌、脾、肾。

操作：用强刺激，或用电针，留针 30~60 分钟，每日 1 次或隔日 1 次，15~20 次为 1 疗程。

（2）穴位注射法

取穴：听宫、翳风、完骨、肾俞、脾俞、足三里等穴。

操作：采用 654-2 注射液，每次两侧各选 1 穴，每穴注射 5ml；或用维生素 B_{12} 注射液，每穴 0.2~0.5ml。

（3）自我按摩疗法

操作：患者以手掌心紧按外耳道口，同时以四指反复敲击枕部或乳突部，继而用手掌起伏，使外耳道口有规律地开合。坚持每天早晚各做数分钟。

【附注】

1. 针灸疗法对耳鸣、耳聋之实证、病程短者效果好，对年高肾虚久病者疗效差，对药物致聋和先天耳聋者疗效亦差。

2. 针刺治疗时，日常生活中还应做到适劳逸，慎喜怒，调饮食，避房劳，注意摄生调养。

五、鼻渊

鼻渊以鼻流腥臭脓涕、鼻塞、嗅觉减退为主症，又名"脑渗""脑漏"。

西医之急慢性鼻炎、鼻窦炎及副鼻窦炎均可参照可本病辨证施治。

【病因病机】

本病多因风寒袭肺，蕴而化热，肺气失宣，而致鼻塞，或风热犯肺，肺中郁热不散，邪热上乘而成鼻渊；亦可因情志不遂，肝失疏泄，气郁化火，或肺热壅盛，传于肝胆，肝胆火盛，循经上犯，冲入脑中，而致鼻渊；或嗜食肥甘厚味，湿热内生，脾失健运，清气不长，鼻窍失养而为病。

【辨证论治】

本病自我感觉轻重不一。多症见流黄浊涕，鼻塞，嗅觉减退。

1. 肺经风热　鼻渊伴恶寒发热，头痛，咳嗽痰多，舌质红，苔薄白，脉浮数。

2. 肝胆火盛　鼻塞流涕，涕多黄稠，腥臭难闻；头痛目眩，口苦咽干，烦躁易怒，舌质红，苔黄，脉弦数。

3. 脾经湿热　鼻涕黄浊量多，鼻塞较重。伴头重昏沉，肢体倦怠，食欲不振，胸闷泛恶，舌红苔黄腻，脉滑数。

【治疗】

1. 针灸疗法

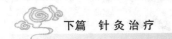

治则:祛风散热,宣肺开窍。取局部穴位、手阳明经穴为主。

处方:迎香、上星、风池、通天。

方义:迎香位于鼻旁,能散风清热,通利鼻窍,上星为督脉穴,刺之有清肝通鼻窍之效,风池为足少阳与阳维之会穴,可清热疏风及清胆热,"通天去鼻内无闻之苦",能疏风利鼻。诸穴配合,功专力宏,共奏清热开窍之功。

肺经风热或风寒化热者加列缺、合谷、风府以加强疏风解表开窍之功;肝胆火盛者加行间、头窍阴以清泄肝胆之火;脾经湿热者加阴陵泉清泄湿热。头痛加百会、太阳;眉棱痛加攒竹。

操作:毫针刺,用泻法,每日 1 次,每次留针 15~30 分钟。

2. 其他疗法

(1)耳针法

取穴:内鼻、肾上腺、肺、肝、胆。

操作:毫针刺,强刺激,留针 30 分钟,或用压丸法,左右耳可交替使用。

(2)穴位注射法

取穴:迎香、合谷。

操作:用复合鱼腥草注射液或复合维生素 B 注射液,每穴注射 1ml,隔日 1 次。

【附注】

1. 针灸治疗各种原因引起的鼻渊均有较好疗效,但在针灸治疗的同时应注意病因的诊断及中西医结合治疗。

2. 注意鼻腔卫生。

六、牙痛

牙痛是指由于某种原因引起的病人自觉牙齿的疼痛,是口腔疾患中常见的症状。遇冷、热、酸、甜等刺激时加剧。可见于中医学的龋齿、牙宣、牙槽风等病中。

西医之急性牙髓炎、牙周炎、急性根尖周围炎、牙本质过敏等引起的牙痛,均可参照本病辨证施治。

【病因病机】

手足阳明脉分别入上下齿,大肠、胃腑有热,或风邪外袭经络,郁于阳明而化火,火郁循经上炎而引起牙痛。肾主骨、齿为骨之余,肾阴不足,肾虚火旺,虚火上炎亦可引起牙痛。亦有多食冷热酸甜、口腔不洁、垢秽蚀齿而作痛的。

【辨证论治】

1. 风火牙痛　牙痛甚,阵作加重,龈肿,疼痛得冷减轻,遇热加剧。兼形寒身热,口干,舌苔薄白,脉浮数。

2. 胃火牙痛　牙痛甚剧,牙龈红肿,或肿及腮颊,兼有口臭、口渴、便秘、舌苔黄,脉洪数。

3. 虚火牙痛　牙痛隐隐,时作时止,牙齿浮动,咬物无力,口不臭,舌尖红,脉细数。

【治疗】

1. 针灸疗法

治则:清热泄火,固齿止痛。取手足阳明经穴为主。

处方:合谷、下关、颊车。

方义:下关、颊车同属阳明经穴,能疏通阳明气血,配手阳明经原穴合谷,疏风清热。风火牙痛配外关、风池;胃火牙痛配内庭、劳宫;虚火牙痛配太溪、行间。龋齿痛加二间、阳谷;龈肿加角孙、小海;头痛加太阳。

操作:毫针刺,得气后留针30分钟,留针期间每隔5~10分钟捻转1次。

2. 其他疗法

耳针法

取穴:屏尖、面颊、牙痛点、神门。

操作:毫针刺,泻法,留针15~30分钟。

【附注】

1. 针灸对牙痛有很好的效果,能迅速止痛。牙髓炎,颌骨骨髓炎,龋齿等引起的牙痛,针灸止痛效果不好者,宜配合牙科综合治疗。

2. 注意口腔卫生和避免咀嚼硬物和冷热酸甜的刺激。

七、咽喉肿痛

咽喉肿痛是咽喉部红肿疼痛、吞咽不适为症状的病证。属于中医学"喉痹""乳蛾"范畴,是咽喉疾患中常见的病症之一。

西医之急慢性咽喉炎和急性扁桃体炎均可参照本病辨证施治。

【病因病机】

咽喉因接食管而通于胃,喉连气管而通于肺。如因风热犯肺,热邪熏灼肺系,或因过食辛辣煎炒,引动胃火上蒸,津液受灼,煎炼成痰,痰火蕴结,皆可导致咽喉肿痛;肾阴亏耗,阴液不能上润咽喉,虚火上炎,灼于咽喉,亦可引起本症。

【辨证论治】

1. 风热证 咽喉红肿疼痛,喉间如有物梗阻,吞咽不利,恶寒发热,咳嗽声嘶,痰多稠黏,苔薄,脉浮数。

2. 实热证 咽喉肿痛,吞咽时痛甚,痰稠黄,高热,头痛,口臭,口渴引饮,大便结,小便黄,苔黄厚,脉洪数。

3. 虚热证 咽喉红肿不甚,疼痛不剧,口干,手足心热,舌质红,脉细数。

【治疗】

1. 针灸疗法

(1)实证

治则:疏风清热,利咽散结。取手太阴、手足阳明经穴为主。

处方:少商、合谷、关冲、鱼际。

方义:少商为手太阴肺经井穴,点刺出血可清泻肺热,为治疗咽喉肿痛要穴;合谷疏泄阳明郁热;鱼际为手太阴肺经荥穴,可以泻肺经实热;关冲为手少阳三焦经的井穴,点刺出血,可清泻三焦之火,消肿利咽。

风热证加合谷、风门、少商、商阳;肺胃热盛证加内庭、曲池、少商、商阳。

操作:毫针泻法,留针15~30分钟,少商、关冲穴可点刺出血。

(2)虚证

治法:滋阴清热,利咽散结。取足少阴、手太阴肺经穴为主。

主穴:太溪、照海、列缺、鱼际。

方义:列缺为八脉交会穴之一,通任脉,又为手太阴经络穴,有疏风解表、通调任脉气血的功效;照海通阴跷脉,能通喉中之闭塞,太溪为肾经原穴,有滋阴降火作用;鱼际为手太阴肺经的荥穴,可清肺热、利咽喉。

操作:毫针平补平泻,留针 30~60 分钟。

2. 其他疗法

(1)耳针法

取穴:咽喉、扁桃体、轮 1~6。

操作:中强刺激。捻转 2~3 分钟,酌情留针,每日 1 次。

(2)刺血疗法

取穴:阿是穴。

操作:嘱患者漱口后,张口,医者左手持压舌板固定舌体,右手持粗毫针或三棱针,对准肿大之乳蛾,刺 3~5 处,以出血为度。

【附注】

1. 针刺治疗急性咽喉肿痛效果好,治疗虚火咽喉肿痛需较长时间。

2. 忌食刺激性食物,戒烟酒,避免有害气体的不良刺激。

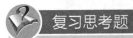

1. 试述针刺治疗目赤肿痛的基本治法、主穴及方义。

2. 试述治疗麦粒肿的基本治法、主穴及方义。

3. 试述针刺治疗实证耳鸣、耳聋的主穴及方义。

4. 试述针刺治疗鼻渊的主穴及方义。

5. 针刺治疗咽喉肿痛实证与虚证有何不同?

第五节 急 症

一、高热

发热是一临床常见症状,可见于多种疾病中。当体温超过 39℃ 时称高热。中医文献所称的"壮热""大热""实热""日晡潮热"等多属高热范畴。中医的发热症状可由外感及内伤两类病因引起,本节主要讨论外感所致高热。

西医之各种病原体所引起的感染性发热、变态反应及其他外界因素引起的高热,均可按本节辨证治疗。

【病因病机】

高热多因感受六淫邪气以及时行疫气引起。风寒之邪袭表,侵犯太阳肌表,玄府闭塞,正邪交争而发热。

风热及风温之邪多犯肺卫,郁而发热,燔于气分,且入里传变,煎灼营血,引起高热。

暑热之邪火性炽烈,病多直入气分,正盛邪实,交争剧烈,可见壮热、汗出烦渴等阳明气分热盛证,或直中厥阴经,出现昏迷、痉厥,暑邪伤津则可出现津伤气脱之危。

温毒及疫疠之气侵及人体,热毒炽盛,正邪相争,或正气亦从化火而发高热。

【辨证分型】

1. 邪在肺卫　高热,恶风寒,头痛,鼻塞,无汗或少汗,咽干咽痛,咳嗽,口渴,舌红苔薄黄,脉浮数。

2. 热在气分　大热,大渴,汗出,烦渴引饮,脉洪大或滑数。

3. 热入营血　高热,神昏,烦躁,谵语,斑疹隐隐,舌红绛,脉细数。

【治疗】

1. 针灸疗法

治则:清热泄火。

处方:大椎、合谷、曲池、十二井(或十宣)、委中。

方义:四肢为诸阳之末,十二井穴(或十宣穴)为阳气聚集发源之地,刺之能泻热邪;委中为足太阳经穴,又名血郄,《针灸大成》说点刺放血可治"伤寒四肢热,热病汗不出";合谷配曲池均为手阳明经穴,有疏风散热之功。

风热加鱼际、风池、外关、尺泽;咽喉肿痛加少商、商阳点刺放血;气分热盛加内庭、关冲、间使;热入营血加劳宫、人中、内关、中冲;若见斑疹或吐血、衄血、便血,加曲泽、行间。

操作:毫针泻法,大椎、十二井穴、十宣可用点刺出血。

2. 其他疗法

(1)刺血疗法

取穴:十宣或十二井、尺泽、委中、大椎、足太阳经循行区的足背浅表静脉。

操作:在上述穴位选取1~2穴,用三棱针点刺放血,井穴、十宣穴或足背静脉放血以紫黑稠厚的血液颜色变浅、质地变稀为度,尺泽及委中放血视情况出血1~2ml。放血后往往可见体温下降,如几小时后高热又起时,再依法操作。

(2)刮痧

取穴:背部督脉及足太阳膀胱经区域、肩胛、肘窝、腘窝等处。

操作:用牛角刮痧板或光滑平整的汤匙、碗碟等物,蘸清水或麻油沿上述区域轻刮,直至出现紫红色痧点为止。

【附注】

1. 针刺对外感高热效果理想,可体针与放血疗法同用。

2. 高热为一急症,不及时降温可能引发热邪入里而动血动风,临证时应结合现代诊疗手段查明病因,严密观察针刺效果,必要时予以中西医结合治疗。

3. 高热易耗气伤津,病人应多饮水,吃清淡易消化饮食,保持大小便通畅。

二、厥证

厥证是指突发的短暂的意识丧失的状态,表现为突感眩晕,骤然晕倒,不省人事,数秒至数分钟内经刺激或自发觉醒,醒后一般无任何后遗症状,亦有因病情较重而死亡者。古人有"昏厥""卒死""暴厥""昏仆"等多种称谓。

西医学中的昏迷、昏厥等病症与本证相关,可按本节辨证治疗。

【病因病机】

厥证的病机总为气机突然逆乱,阴阳失调,气血运行失常。本证分虚实两端。

凡由情志刺激,致气机逆乱,气逆上冲,蒙闭清窍,引起昏厥,此为气厥之实证;若元气素虚,遇劳累过度,忧思悲恐,使气机下陷,清阳不升,引起昏厥,此为气厥之虚证。

亦有因肝阳素旺,如遇暴怒,气逆上冲,血随气逆,闭阻清窍而昏厥,此为血厥之实证;亦有短时间失血过多,气随血脱而发生昏厥者为血厥之虚证。

有形盛气弱之人,嗜食肥甘厚味,聚湿生痰,如遇恼怒气逆,痰随气升,蒙闭清窍而致的昏厥为痰厥。

饱食不节,积滞内停,气机受阻,骤逢恼怒而成厥者称食厥。

【辨证分型】

实证　突然昏倒,不省人事,牙关紧闭,呼吸急促。

气厥　多因情志刺激,脉伏或沉弦。

血厥　可兼面赤唇紫,舌红,脉多沉弦。

痰厥　喉有痰声,或呕吐涎沫,苔白腻,脉沉滑。

食厥　多发者暴饮食之后,兼气息窒塞,脘腹胀满,苔厚腻,脉滑实。

虚证　眩晕昏仆,不省人事,面色苍白,呼吸微弱,汗出肢冷,舌质淡,苔薄白,脉细弱。

【治疗】

针灸疗法

治则:苏厥醒神开窍。

处方:水沟、内关。

方义:水沟为督脉穴,督脉入络脑,针刺水沟有苏厥开窍醒神之功;内关为心包经穴,刺之醒神宽胸宁心。厥证为阴阳气血逆乱之为病,本方取督脉及阴维之会以协调阴阳,顺气和血。

因恼怒而气厥实证加合谷、太冲、涌泉,针刺泻法以达疏调气机,引气下行之功;痰厥者加丰隆、中脘、内关,用针刺泻法以宽胸利气化痰;食厥者加中脘、足三里健脾消食;如因气虚甚而致的气厥加关元、气海、百会,用灸法以补益元气,调畅气机;失血过多引起者重灸隐白、关元、气海、三阴交益气固脱。

操作:实证用毫针刺,强刺激,或用三棱针点刺;虚证者针刺时可在相关穴位上配合灸法。

【附注】

1. 证属临床急症,应结合中西医诊疗手段明确病因,采用多种方法积极抢救病人,针灸可作为辅助手法促醒。

2. 病人清醒后应详查病因,针对原发病治疗。

三、脱证

脱证,是以阴阳气血严重耗损而出现的以亡阴亡阳为特征的病证。临床以汗出如珠,四肢厥逆,目合口开,手撒遗溺,脉微欲绝为主症。本证有暴脱、虚脱之分,前者多由中风、大汗、剧烈吐泻、大失血、精气大泄或外界邪气侵袭等阴阳气血急骤损伤导致阴阳离决;后者多由久病阴阳气血精气逐渐亏耗消亡所致。

西医之休克、心力衰竭、呼吸衰竭等病可参照本节辨证处理。

【病因病机】

本证病机总属阴阳气血消亡、阴阳离决而致。

汗血津液属阴,暴脱者因大汗出、剧烈吐泻、大失血,阴精随血汗津而消亡。人体阴阳互根,无阴则阳无以生,无阳则阴无以化,阴竭终致阳亡、阳气暴脱,导致阴阳离决而暴脱。久病之人阴精与阳气日渐亏耗,精气消亡,导致亡阴亡阳而成虚脱。阴阳消亡互为因果,临床难以截然分开,只是先后主次的不同而已。

【辨证分型】

1. 亡阴证　汗出黏而热,肌肤热,手足温,口渴喜冷饮,甚则昏迷,脉细数无力。

2. 亡阳证　大汗淋漓,清稀而冷,肌肤冷,手足厥逆,口不渴,或渴喜热饮,甚则昏不知人,脉微欲绝。

【治疗】

针灸疗法

治则:回阳固脱,苏厥救逆。

处方:百会、人中、足三里、内关。

方义:水沟、百会为督脉穴,为醒脑开窍之要穴;内关为心包经之络穴,可醒神宁心;足三里补益气血,益气固脱。

偏于亡阴者加涌泉、太溪;偏于亡阳者加灸关元、神阙、气海。

操作:水沟毫针泻法,亡阴者毫针补法,亡阳者百会、关元、气海、神阙重用灸法。

【附注】

1. 脱证为危急重症,临床应配合多种治疗方法实行抢救。

2. 灸治时间宜长,方能起到应有效果。

四、痉证

痉证是以项背强急,四肢抽搐,甚至角弓反张为主的一种病症。古代文献中痫、瘕、惊风、慢脾风等病中均可出现本症。

西医认为本病为全身或局部肌肉强直性或阵挛性抽搐,可由颅内或全身性疾病引起,局部肌肉的抽搐亦可由局部组织多种疾病所致。

【病因病机】

痉证为筋脉之病,总由阴阳失调,筋脉拘急而发病,病因有外感和内伤两方面。

若外界风寒湿邪客于人体,壅阻经络气血,致经脉筋肉拘急痉挛;若热甚于里,煎灼阴液,筋脉不得濡养,或热传营阴,热盛动风,引发痉证;亦有素体阴虚,或汗吐下伤津,阴虚而动风发痉。

【辨证分型】

本病以项背强急,四肢抽搐,甚则角弓反张为主症。或兼见短暂的意识丧失,目睛上窜,牙关紧闭,或口吐白沫,二便失禁。

1. 邪壅经络　项背强急,头痛,恶寒发热,肢体酸重,苔白腻,脉浮紧。

2. 热甚动风　项背强直,甚至角弓反张,手足抽搐,发热,头痛,咽干口渴,心烦躁扰,甚则神昏谵语,苔黄腻,脉弦数。

3. 阴虚亏虚　素体阴虚,或大失血、大汗出、大泻下之后,项背强急,四肢抽搐,头

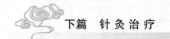

昏目眩,舌红,脉弦细。

【治疗】

针灸疗法

治则:息风止痉。

处方:百会、印堂、人中、风府、太冲、合谷。

方义:百会、印堂、人中均具醒脑开窍、息风止痉之功,合谷配太冲,名为四关,善治神志不清、四肢抽搐,牙关紧闭。痉证多外邪或阴虚动风所致,风府善治风邪,有祛风止痉之效。诸穴配穴,急则治其标,待痉止可辨证针灸。

热痉加曲池、十二井、后溪;寒痉灸关元、足三里;有痰加丰隆、巨阙、肺俞;阴血亏虚致痉加三阴交、足三里、肝俞。

操作:痉发时毫针刺,强刺激,虚寒证可用灸法或温针灸。

【附注】

1. 痉证多见于某些疾病的过程中,有时为危重阶段表现,可危及生命,故临证时应明确诊断,痉止后针对原发病治疗。

2. 治疗密切观察针灸疗效,效果不好时采取多种方法治疗。

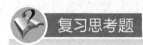复习思考题

试述高热的辨证分型及针灸治疗。

第六节 其 他

一、肥胖症

人体内脂肪蓄积过多,体重超过标准体重的 20% 以上时,称为肥胖症。现又有以体重指数作为反映肥胖症的指标,即体重指数(kg/m^2)≥25 者,为肥胖症。早在《灵枢·逆顺肥瘦》中就论述了此症为"广肩肉腋项,肉薄厚皮而黑色,唇临临然,其血黑以浊,其气涩以迟"。《素问·通评虚实论》中也提到"甘肥贵人,则高(膏)粱之疾也"。可见肥胖不但影响人体的美观,还会给肥胖者带来不良的心理和社会影响,更有可能引发多种疾病。

肥胖症分为继发性肥胖和单纯性肥胖两类。继发性肥胖多继发于中枢神经系统或内分泌系统疾病,或因某些药物引起,又称"病理性肥胖";单纯性肥胖为大多数,有体质性和获得性两种。前者多为遗传,且与家庭饮食及起居习惯有关;后者多为饮食不节、运动不足等因素引起。针灸治疗以单纯性肥胖为主。

【病因病机】

因多逸少劳,多食少动,影响脾胃运化功能,水谷精微不得运化而生痰湿浊脂蓄积体内,而致脾虚湿盛,故有"肥人多痰湿""肥人多气虚"之说;脾胃实热,消谷善饥,则多饮多食,致气血有余,化为膏脂而肥胖;情志不舒,肝气郁结,气机升降失常,一方面气滞血瘀,一方面影响脾胃运化,痰湿内生,痰瘀互结而肥胖;脾肾阳虚导致运化失常

则水谷变生膏脂痰湿而肥胖,不能助脾健运而致湿浊内生,溢于肌表而肥胖。

【治疗】

1. 针灸疗法

治则:健脾祛湿,化痰消脂。取任脉、足阳明、足太阴经穴为主。

处方:中脘、丰隆、阴陵泉、天枢、合谷、太冲、曲池、内关、公孙。

脾虚湿盛加中脘、足三里、水分;脾胃实热加曲池、内庭;肝气郁结加肝俞、太冲膻中;脾肾阳虚加肾俞、脾俞、足三里。

方义:本方以曲池、合谷配合太冲疏导阳明、厥阴气机,丰隆、中脘清热利湿,化痰消脂,内关、公孙、天枢配合阴陵泉健脾化湿,理气和胃。太冲疏利肝经气机,诸穴配合,达到祛湿化痰、通经活络之功。

操作:毫针刺,用泻法;气虚痰盛者补泻兼施。每日1次,每次留针30分钟,每10分钟捻转1次,10次为1疗程,嘱患者适当控制饮食。

2. 其他疗法

(1)耳针法

取穴:脾、胃、内分泌、肾上腺、三焦、皮质下。

操作:每次选用3~5穴,可毫针针刺或用穴位压丸法。

(2)拔罐法

取穴:腹部任脉、肾、脾、胃经脉循行线;背、腰、臀部督脉及膀胱经循行线;大腿部胃、脾经循行线。

操作:留罐或闪罐、推罐均可,以局部皮下微瘀血青紫为度。每日或隔日1次。

【附注】

1. 针灸疗法对单纯性肥胖效果较好,对遗传性及病理性肥胖效果欠佳。

2. 在针灸减肥前,要目测患者的肥胖程度和体质的强弱,以考虑选针的长短、进针的深浅。对于轻、中度肥胖者,一般宜浅刺;重度和极重度肥胖者可采用深刺和透刺。

3. 治疗期间节饮食、调配食物淀粉、蛋白质及脂肪含量。

4. 坚持适量的运动,增加热量消耗。

二、戒烟

戒烟综合征是指长期抽烟者,一旦中断抽烟后,所出现的全身一系列的隐癖症状。表现为精神萎靡,疲乏无力,烦躁不安,呵欠连作,流泪流涎,口淡无味,咽喉不适。

中医认为烟草中含有有毒物质,吸入后热毒之气熏灼肺络,损伤肺气,肺气宣降失畅,呼吸不利;影响脾之运化,出现纳差、水湿不运,从而易酿生痰饮;呼气不利,久则及肾,肾气不纳,喘逆益甚;气为血帅,肺气不利日久,心血瘀滞,气滞血瘀,则成胸痹;烟毒熏灼人体气阴日久,易出现肝肾阴虚,阴虚则阳亢,甚则动风。终至五脏失调,阴阳失衡,气机升降失常,气血运行不畅而出现多方面的症状。

【治疗】

1. 针灸治疗

治则:安神除烦,宣肺化痰。取督脉、手太阴、手少阴经穴为主。

取穴:戒烟穴(位于列缺与阳溪之间)、足三里、神门、内关、合谷。

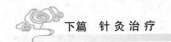

肺气虚出现咳嗽、喘息、气短者加肺俞、尺泽;痰多加丰隆、膻中以健运脾胃,化痰理气;心气虚出现胸闷、心悸、心烦少寐者加心俞、巨阙;头痛、眩晕者加肾俞、百会、太溪;腹胀纳差、身重困倦、口腻而黏者加中脘、章门、胃俞、脾俞。

2.其他疗法

(1)耳针

取穴:神门、内分泌、肺、脾、气管、口。

操作:或用埋针法、压丸法、毫针刺法、激光疗法及耳穴穴位注射法。

(2)放血法

取穴:戒烟穴、尺泽、足三里、少商。

操作:先针刺戒烟穴、尺泽、足三里,得气后强刺激1分钟,留针30分钟,针刺结束后在少商穴点刺放血。隔日1次,10次为1疗程,共2疗程。

知识链接

近几年有用代针膏贴敷穴位法戒烟取得一定疗效:把磁石、朱砂、丁香、白豆蔻、沉香、乌药、白胡椒、肉桂、荜茇、冰片制成油膏后贴敷戒烟穴。

【附注】

1.体针针刺配合耳穴对戒烟疗效较好,但亦需病人配合,积极主动戒烟,并在戒烟后坚持,则远期疗效较好。

2.在治疗的同时,医师应加强对戒烟患者的鼓励,使其具有坚强意志和信心,才能真正戒除烟瘾。

三、美容

针灸美容,是通过针灸方法刺激穴位,促进头面部气血充足、运行通畅,使头面部皮脂腺分泌功能协调,消除颜面的黯斑丘疹,减少皱纹,延缓皮肤衰老,从而使面部皮肤光洁润泽,达到美容作用。

【病因病机】

皮肤的美容保健有两方面的内容,一为延缓生理的自然衰老,二为消除病理的黯斑、丘疹、水肿等疾病。

头面部为三阳经循行荣养之地。随着年龄的增大及身体功能的下降,皮肤亦日趋衰老。《素问·上古天真论》:"女子……五七,阳明脉衰,面始焦,发始堕;六七,三阳脉衰于上,面皆焦,发始白……"可见皮肤随身体经脉的气血衰败而衰老。除与三阳经脉相关外,面部容颜亦与全身功能有联系,肺主皮毛、脾主肌肉、肝藏血主疏泄,肾藏精而主人体生长衰老,故如果人体肺脾气虚,肝肾阴血亏虚,皮肤失去气血的濡养,则面色萎黄,枯槁不华,久则出现皱纹,气血瘀滞则亦出现水肿,气虚血滞或肺经风热、脾经湿热、肝经郁滞则生黯斑,面色如尘,甚则变生疣、痣、痤疮等。

【辨证分型】

常见面部皮肤症状有面色不华,脾虚湿胜者面色萎黄;血虚不荣者面色苍白;脾肾阳虚者面色黧黑,过早出现皱纹,或皱纹过多,皮肤干燥或油脂过多且分布不匀。除此

之外,还可有以下症状:

色素痣　中医又名"黑子"或"黑痣",为与皮肤相平或略高出皮肤的棕褐色至黑色的痣点。

色素斑　多见于慢性病患者,中年或老年人,孕妇亦可出现。为颜面部出现的黄褐或深褐色的圆形、椭圆形或不规则形状的色素斑,无自觉症状。中医文献记载的"面尘""黧黑斑"与之相似。

痤疮　见皮外科疾病第十三节内容。

【治疗】

1. 针灸治疗

治则:通调面部气血,健脾祛湿。

取穴:根据所需保健或治疗部位酌情配穴:额部加阳白;眼周加承泣、瞳子髎、丝竹空、四白;鼻部加迎香、巨髎;口周加地仓、承浆;面颊加颧髎;颈部加扶突、人迎、天窗。

根据患者兼症酌配全身腧穴加强疗效。脾虚湿胜者可出现气短懒言,精神倦怠,面色萎黄,加脾俞、阴陵泉、足三里、曲池以清热利湿健脾助运;肝血亏虚者面色苍白,皮肤枯槁,毛发不荣,两目干涩,加肝俞、膈俞、三阴交、太溪等穴;脾肾阳虚者可见面色黯黑,面浮,发枯,耳槁等症,加肾俞、脾俞、关元、气海、足三里;面部浮肿者加水沟、承浆。

操作:毫针刺,平补平泻,每日 1 次,7 日为 1 疗程。

2. 其他疗法

(1)梅花针疗法

操作:在面部沿各经经脉循行路线叩刺,轻至中度刺激,至皮肤发红为度,如皮肤色素斑及痤疮严重者,可使微出血。或在要治疗部位做重点叩刺。每日或隔日 1 次。可用于消除面部皱纹、斑疹。

(2)火针

操作:适用于面部色素痣及其他赘生物。取火针烧红后,对准痣区,由痣的中心向边缘刺,所刺深度以去掉色素层为宜,对突出皮面者以刺到与皮肤相平为度。

(3)灸法

选穴:气海、足三里、关元、三阴交。

操作:用清艾条温和灸,每穴每次 10 分钟,以局部红润为度。经常使用可健脾益气驻颜。

【附注】

1. 针刺对于头面部美容保健有较好效果,火针治疗疣、痣不出血、不留瘢,操作简便。

2. 面部美容与身体状况相关,故平日宜注意按时就寝、锻炼身体、全面营养、并保持良好的精神状态。

3. 配合面部的自我保健按摩则效果更佳。

四、针灸保健

针灸保健,是指应用针灸的方法作用于人体的经络腧穴系统,从而起到预防疾病、延缓衰老、提高生活质量的养生保健方法。

中医历来提倡"治未病"的预防思想。中医认为疾病的发生及人体的衰老是由于人体阴阳失衡、气血失和、经络阻滞,导致人体阴阳气血亏虚,脏腑组织功能减退而衰老,不能抗御病邪而发病。而针灸疗法正是通过调理阴阳、调和气血、疏通经络而扶助正气、增强体质、提高机体抗病能力从而达邪外出,保持身体的健康。又由于针灸疗法通过调动人体自身正气来实现这一目标,极少副作用,故其作为一种养生保健方法越来越受到重视。

【保健治疗】

治则:调补气血,平衡阴阳。取任、督脉及足阳明经穴为主。

处方:关元、气海、足三里、三阴交、命门、肾俞。

方义:元气为一身之气的根本,故本方主要取任脉关元、气海穴以培补下焦元气,并调理任冲脉及诸阴经气血;命门、肾俞益肾壮督,并补益阳经气血;三阴交调理足三阴经气血,足三里健运脾胃、补益气血,二穴配合气血充足、运行通畅。本方腧穴均为人身保健要穴,可保持全身经脉脏腑气血的正常功能活动,起到强身防病功效。

操作:每次酌情选择 3~4 穴,毫针刺,用补法,或平补平泻。或用灸法。

另对预防中风、经前期紧张症、防治老年支气管炎也可起保健作用,分述如下:

(1)预防中风

取穴:风池、百会、曲池、合谷、肩髃、风市、足三里、绝骨、环跳。

操作:灸法。

(2)经前期紧张症

取穴:主穴中极。随症配穴,头痛失眠者加太阳、百会、神门;胃胀食欲不振者加中脘、足三里;少腹胀痛者加关元。

操作:毫针刺,平补平泻。多在经前 3~5 日内操作,每日 1 次,留针 30 分钟。

(3)防治老年支气管炎

取穴:定喘、大椎、风门、天突、膻中、丰隆。

操作:毫针刺。

（胡　蓉　鲁光宝）

 复习思考题

简述肥胖症的病因病机及针灸治疗原则。

附录一 古代针灸歌赋辑要

针灸学是古老而又年轻的医学，有着数千年的历史，前人留下了非常丰富的内容和宝贵的经验，目前尚有解释不清之处。针灸临床治疗既依赖于针灸学理论，又取之于前人经验，阅读针灸歌赋既可以加深对针灸学的理解，又可以传承前人针灸治疗经验，还可以激发探索针灸奥秘的兴趣。

一、标幽赋

拯救之法，妙用者针。察岁时于天道，定形气于予心，春夏瘦而刺浅，秋冬肥而刺深，不穷经络阴阳，多逢刺禁；既论脏腑虚实，须向经寻。原夫起自中焦，水初下漏，太阴为始，至厥阴而方终；穴出云门，抵期门而最后。正经十二，别络走三百余支；正侧仰伏，气血有六百余候。手足三阳，手走头而头走足；手足三阴，足走腹而胸走手。要识迎随，须明逆顺。况夫阴阳气血，多少为最：厥阴太阳，少气多血；太阴少阴，少血多气；而又气多血少者，少阳之分；气盛血多者，阳明之位。先详多少之宜，次察应至之气。轻滑慢而未来，沉涩紧而已至。既至也，量寒热而留疾；未至也，据虚实而候气。气之至也，如鱼吞钩饵之浮沉；气未至也，如闲处幽堂之深邃。气速至而速效，气迟至而不治。观夫九针之法，毫针最微，七星上应，众穴主持。本形金也，有蠲邪扶正之道；短长水也，有决凝开滞之机。定刺象木，或斜或正；口藏比火，进阳补羸。循机扪塞以象土，实应五行而可知。然是三寸六分，包含妙理；虽细桢于毫发，同贯多歧。可平五脏之寒热，能调六腑之虚实。拘挛闭塞，遣八邪而去矣；寒热痛痹，开四关而已之。凡刺者，使本神朝而后人；既刺也，使本神定而气随。神不朝而勿刺，神已定而可施。定脚处，取气血为主意；下手处，认水木是根基。天地人三才也，涌泉同璇玑、百会；上中下三部也，大包与天枢、地机。阳跷、阳维并督带，主肩背腰腿在表之病；阴跷、阴维、任、冲脉，去心腹胁肋在里之疑。二陵、二跷、二交，似续而交五大；两间、两商、两井，相依而别两支。大抵取穴之法，必有分寸，先审自意，次观肉分；或伸屈而得之，或平直而安定。在阳部筋骨之侧，陷下为真；在阴分郄腘之间，动脉相应。取五穴用一穴而必端，取三经用一经而可正。头部与肩部详分，督脉与任脉易定。明标与本，论刺深刺浅之经；住痛移疼，取相交相贯之径。岂不闻脏腑病，而求门、海、俞、募之微；经络滞，而求原、别、交、会之道。更穷四根三结，依标本而刺无不痊；但用八法、五门，分主客而针无不效。八脉始终连八会，本是纪纲；十二经络十二原，是为枢要。一日取六十穴之法，方见幽微，一时取一十二经之原，始知要妙。原夫补泻之法，非呼吸而在手指；速效之功，要交正而识本经。交经缪刺，左有病而右畔取；泻络远针，头有病而脚上针。巨刺与缪刺各异，微针与妙刺相通。观部分而知经络之虚实，视沉浮而辨脏腑之寒温。且夫先令针耀，而虑针损；次藏口内，而欲针温。目无外视，手如握虎；心无内慕，如待贵人。左手重而多按，欲令气散；右手轻而徐入，不痛之因。空心恐怯，直立侧而多晕；背目沉掐，坐卧平而没昏。推于十干、十变，知孔穴之开阖；论其五行、五脏，察日时之旺衰。伏如横弩，应若发机。阴交阳别而定血晕，阴跷、阳维而下胎衣。痹厥偏枯，迎随俾经络接续；漏崩带下，温补使气血依归。静以久留，停针待之。必准者，取照海治喉中之闭塞；端的处，用大钟治心内之呆痴。大抵疼痛实泻，痒麻虚补。体重节痛而俞居，心下痞满而井主。心胀咽痛，针太冲而必除；脾冷胃疼，泻公孙而立愈。胸满腹痛刺内关，胁疼肋痛针飞虎。筋挛骨痛而补魂门，体热劳嗽而泻魄户。头风头痛，刺申脉与金门；眼痒眼痛，泻光明与地五。泻阴郄止盗汗，治小儿骨蒸；刺偏历利小便，医大人水蛊；中风环跳而宜刺，虚损天枢而可取。由是午前卯后，太阴生而疾温；离左酉南，月朔死而速冷。循扪弹怒，留吸母而坚长；爪下伸提，疾呼子而嘘短。动退空歇，迎夺右而泻凉；推内进搓，随济左而补暖。慎之！大患危疾，色脉不顺而莫针；寒热风阴，饥饱醉劳而切忌。望不补而晦不泻，弦不夺而朔不济；精其心而穷其法，无灸艾而坏其皮；正其理而求其原，免投针而失其位。避灸处而加四肢，四十有九；禁刺处而除六腧，二十有二。抑又闻高皇抱疾未瘥，李氏刺巨阙而后苏；太子暴死为厥，越人针维会而复醒。肩井、曲池，甄权刺臂痛而复射；悬钟、环跳，华佗刺躄足而立行。秋夫针腰俞而鬼免沉疴，王纂针交俞而妖精立出。取肝俞与命门，使瞽士视秋毫之末；刺少阳与交别，俾聋夫听夏蚋之声。嗟夫！去圣逾远，此道渐坠。或不得意而散其学，或恣其能而犯禁忌。愚庸智浅，难契于玄言。至道渊深，得之者有几？偶述斯言，不敢示诸明达者焉，庶几乎童蒙之心启。

二、百症赋

百症俞穴，再三用心。囟会连于玉枕，头风疗以金针。悬颅、颔厌之中，偏头痛止；强间、丰隆之际，头痛难禁。原夫面肿虚浮，须仗水沟、前顶；耳聋气闭，全凭听会、翳风。面上虫行有验，迎香可取；耳中蝉噪有声，听会堪攻。目眩兮，支正、飞扬；目黄兮，阳纲、胆俞。攀睛攻少泽、肝俞之所，泪出刺临泣、头维之处。目中漠漠，即寻攒竹、三间；目觉䀮䀮，急取养老、天柱。观其雀目肝气，睛明、行间而细推；审他项强伤寒，温溜、期门而主之。廉泉、中冲，舌下肿疼堪取；天府、合谷，鼻中衄血宜追。耳门、丝竹空，住牙疼于顷刻；颊车、地仓穴，正口㖞于片时。喉痛兮，液门、鱼际去疗，转筋兮，金门、丘墟来医。阳谷、侠溪，颔肿口噤并治；少商、曲泽，血虚口渴同施。通天去鼻内无闻之苦，复溜祛舌干口燥之悲。哑门、关冲，舌缓不语而要紧；天鼎、间使，失音嗫嚅而休迟。太冲泻唇㖞以速愈，承浆泻牙疼而即移。项强多恶风，束骨相连于天柱；热病汗不出，大都更接于经渠。且如两臂顽麻，少海就傍于三里；半身不遂，阳陵远达于曲池。建里、内关，扫尽胸中之苦闷；听宫、脾俞，祛残心下之悲凄。久知胁肋疼痛，气户、华盖有灵；腹内肠鸣，下脘、陷谷能平。胸胁支满何疗，章门、不容细寻；膈疼饮蓄难禁，膻中、巨阙便针；胸满更加噎塞，中府、意舍所行；胸膈停留瘀血，肾俞、巨髎宜征。胸满项强，神藏、璇玑已试；背连腰痛，白环、委中曾经。脊强兮，水道、筋缩；目瞤兮，颧髎、大迎。痉病非颅息而不愈，脐风须然谷而易醒。委阳、天池，腋肿针而速散；后溪、环跳，腿疼刺而即轻。梦魇不宁，厉兑相谐于隐白；发狂奔走，上脘同起于神门。惊悸怔忡，取阳交、解溪勿误；

反张悲哭，仗天冲、大横须精。癫疾必身柱、本神之令，发热仗少冲、曲池之津。岁热时行，陶道复求肺俞理；风痫常发，神道还须心俞宁。湿寒湿热下髎定，厥寒厥热涌泉清。寒栗恶寒，二间疏通阴郄暗；烦心呕吐，幽门开彻玉堂明。行间、涌泉，主消渴之肾竭；阴陵、水分，去水肿之脐盈。痨瘵传尸，趋魄户、膏肓之路；中邪霍乱，寻阴谷、三里之程。治疸消黄，谐后溪、劳宫而看；倦言嗜卧，往通里、大钟而明。咳嗽连声，肺俞须迎天突穴；小便赤涩，兑端独泻太阳经。刺长强与承山，善主肠风新下血；针三阴与气海，专司白浊久遗精。且如肓俞、横骨，泻五淋之久积；阴郄、后溪，治盗汗之多出。脾虚谷以不消，脾俞、膀胱俞觅；胃冷食而难化，魂门、胃俞堪责。鼻痔必取龈交，瘿气须求浮白。大敦、照海，患寒疝而善蹇；五里、臂臑，生疬疮而能治；至阴、屋翳，疗痒疾之疼多；肩髃、阳溪，消瘾风之热极。抑又论妇人经事改常，自有地机、血海；女子少气漏血，不无交信、合阳；带下产崩，冲门、气冲宜审；月潮违限，天枢、水泉细详。肩井乳痈而极效，商丘痔瘤而最良。脱肛趋百会、尾翠之所，无子搜阴交、石关之乡。中脘主乎积痢，外丘收乎大肠。寒疟兮商阳、太溪验，痃癖兮冲门、血海强。夫医乃人之司命，非志士而莫为；针乃理之渊微，须至人之指教。先究其病源，后攻其穴道，随手见功，应针取效。方知玄理之玄，始达妙中之妙。此篇不尽，略举其要。

三、玉龙歌

中风不语最难医，发际顶门穴要知，更向百会明补泻，即时苏醒免灾危。鼻流清涕名鼻渊，先泻后补疾可痊。若是头风并眼痛，上星穴内刺无偏。头风呕吐眼昏花，穴取神庭始不差。孩子慢惊何可治，印堂刺入艾还加。头项强痛难回顾，牙疼并作一般看，先向承浆明补泻，后针风府即时安。偏正头风痛难医，丝竹金针亦可施，沿皮向后透率谷，一针两穴世间稀。偏正头风有两般，有无痰饮细推观，若然痰饮风池刺，倘无痰饮合谷安。口眼㖞斜最可嗟，地仓妙穴连颊车，㖞左泻右依师正，㖞右泻左莫令斜。不闻香臭从何治，迎香二穴可堪攻，先补后泻分明效，一针未出气先通。耳聋气闭痛难言，须刺翳风穴始痊，亦治项上生瘰疬，下针泻动即安然。耳聋之症不闻声，痛痒蝉鸣不快情，红肿生疮须用泻，宜从听会用针行。偶尔失音言语难，哑门一穴两筋间，若知浅针莫深刺，言语音和照旧安。眉间疼痛苦难当，攒竹沿皮刺不妨，若是眼昏皆可治，更针头维即安康。两睛红肿痛难熬，怕日羞明心自焦，只刺睛明鱼尾穴，太阳出血自然消。眼痛忽然血贯睛，羞明更涩最难睁，须得太阳针出血，不用金刀疾自平。心血炎上两眼红，迎香穴内刺为通，若将毒血搐出后，目内清凉始见功。强痛脊背泻人中，挫闪腰酸亦可攻，更有委中之一穴，腰间诸疾任君攻。肾弱腰疼不可当，施为行止甚非常，若知肾俞二穴处，艾火频加体自康。环跳能治腿股风，居髎二穴认真攻，委中毒血更出尽，愈见医科神圣功。膝腿无力身立难，原因风湿致伤残，倘知二市穴能灸，步履悠然渐自安。髋骨能医两腿疼，膝头红肿不能行，必针膝眼膝关穴，功效须臾病不生。寒湿脚气不可熬，先针三里及阴交，再将绝骨穴兼刺，肿痛登时立见消。肿红腿足草鞋风，须把昆仑二穴攻，申脉太溪如再刺，神医妙诀起疲癃。脚背疼起丘墟穴，斜针出血即时轻，解溪再与商丘识，补泻行针要辨明。行步艰难疾转加，太冲二穴效堪夸，更针三里中封穴，去病如同用手抓。膝盖红肿鹤膝风，阳陵二穴亦堪攻，阴陵针透尤收效，红肿全消见异功。腕中无力痛艰难，握物难移体不安，腕骨一针虽见效，莫将补泻等闲看。急疼两臂气攻胸，肩井分明穴可攻，此穴元来真气聚，补多泻少应其中。肩背风气连臂疼，背缝二穴用针明，五枢亦治腰间痛，得穴方知疾顿轻。两肘拘挛筋骨连，艰难动作欠安然，只将曲池针泻动，尺泽兼行见圣传。肩端红肿痛难当，寒湿相争气血狂，若向肩髃明补泻，管君多灸自安康。筋急不开手难伸,尺泽从来要认真,头面纵有诸样症,一针合谷效通神。腹中气块痛难当,穴法宜向内关防,八法有名阴维穴,腹中之疾永安康。腹中疼痛亦难当,大陵外关可消详,若是胁疼并闭结,支沟奇妙效非常。脾家之证最可怜,有寒有热两相煎,间使二穴针泻动,热泻寒补病俱痊。九种心痛及脾疼,上脘穴内用神针,若还脾败中脘补,两针神效免灾侵。痔漏之疾亦可憎,表里急重最难禁,或痛或痒或下血,二白穴在掌中寻。三焦热气壅上焦,口苦舌干岂易调,针刺关冲出毒血,口生津液病俱消。手臂红肿连腕疼,液门穴内用针明,更将一穴名中渚,多泻中间疾自轻。中风之证症非轻,中冲二穴可安宁,先补后泻如无应,再刺人中立便轻。胆寒心虚病如何,少冲二穴最功多,刺入三分不着艾,金针用后自平和。时行疟疾最难禁,穴法由来未审明,若把后溪穴寻得,多加艾火即时轻。牙疼阵阵苦相煎,穴在二间要得传,若患翻胃并吐食,中魁奇穴莫教偏。乳蛾之证少人医,必用金针疾始除,如若少商出血后,即时安稳免灾危。如今瘾疹疾多般,好手医人治亦难,天井二穴多着艾,纵生瘰疬灸皆安。寒痰咳嗽更兼风,列缺二穴最可攻,先把太渊一穴泻,多加艾火即收功。痴呆之证不堪亲,不识尊卑枉骂人,神门独治痴呆病,转手骨开得穴真。连日虚烦面赤妆,心中惊悸亦难当,若须通里穴寻得,一用金针体便康。风眩目烂最堪怜,泪出汪汪不可言,大小骨空皆妙穴,多加艾火疾应痊。妇人吹乳痛难消,吐血风痰稠似胶,少泽穴内明补泻,应时神效气能调。满身发热痛为虚,盗汗淋淋渐损躯,须得百劳椎骨穴,金针一刺疾俱除。忽然咳嗽腰背疼,身柱由来灸便轻,至阳亦治黄疸病,先补后泻效分明。肾败腰虚小便频,夜间起止苦劳神,命门若得金针助,肾俞艾灸起遭迍。九般痔疾最伤人,必刺承山效若神,更有长强一穴是,呻吟大痛穴为真。伤风不解嗽频频,久不医时劳便成,咳嗽须针肺俞穴,痰多宜向丰隆寻。膏肓二穴治病强,此穴原来难度量,斯穴禁针多着艾,二十一壮亦无妨。腠理不密咳嗽频,鼻流清涕气昏沉,须知喷嚏风门穴,咳嗽宜加艾火深。胆寒由是怕惊心,遗精白浊实难禁,夜梦鬼交心俞治,白环俞治一般针。肝家血少目昏花,宜补肝俞力便加,更把三里频泻动,还光益血自无差。脾家之证有多般,致成翻胃吐食难,黄疸亦须寻腕骨,金针必定夺中脘。无汗伤寒泻复溜,汗多宜将合谷收,若然六脉皆微细,金针一补脉还浮。大便闭结不能通,照海分明在足中,更把支沟来泻动,方知妙穴有神功。小腹胀满气攻心,内庭二穴要先针,两足有水临泣泻,无水方能病不侵。七般疝气取大敦,穴法由来指侧间,诸经具载三毛处,不遇师传隔万山。传尸劳病最难医,涌泉出血免灾危,痰多须向丰隆泻,气喘丹田亦可施。浑身疼痛疾非常,不定穴中细审详,有筋有骨须浅刺,灼艾临时要度量。劳宫穴在掌中寻,满手生疮痛不禁,心胸之病大陵泻,气攻胸腹一般针。哮喘之证最难当,夜间不睡气遑遑,天突妙穴宜寻得,膻中着艾便安康。鸠尾独治五般痫,此穴须当仔细观,若然着艾宜七壮,多则伤人针亦难。气喘急急不可眠,何当日夜苦忧煎,若得璇玑针泻动,更取气海自安然。肾强疝气发甚频,气上攻心似死人,关元兼刺大敦穴,此法亲传始得真。水病之疾最难熬,腹满虚胀不肯消,先灸水分并水道,后针三里及阴交。肾气冲心得几时,须用金针疾自除,若得关元并带脉,四海谁不仰明医。赤白妇人带下难,只因虚败不能安,中极补多宜泻少,灼艾还须着意看。吼喘之证嗽痰多,若用金针疾自和,俞府乳根一样刺,气喘风痰渐渐磨。伤寒过经犹未解,须向期门穴上针,忽然气喘攻胸膈,三里泻多须用心。脾泄之证别无他,天枢二穴刺休差,此是五脏脾虚疾,艾火多添病不加。口臭之疾最可憎,劳心只为苦多情,大陵穴内人中泻,心得清凉气自平。

四、肘后歌

头面之疾针至阴,腿脚有疾风府寻,心胸有病少府泻,脐腹有病曲泉针。肩背诸疾中渚下,腰膝强痛交信凭,胁肋腿痛后溪妙,股膝肿起泻太冲。阴核发来如升大,百会妙穴真可骇。顶心头痛眼不开,涌泉下针定安泰。鹤膝肿劳难移步,尺泽能舒筋骨疼,更有一穴曲池妙,根寻源流可调停,其患若要便安愈,加以风府可用针。更有手臂拘挛急,尺泽刺深去不仁,腰背若患挛急风,曲池一寸五分攻。五痔原因热血作,承山须下病无踪,哮喘发来寝不得,丰隆刺入三分深。狂言盗汗如见鬼,惺惺间使便下针,骨寒髓冷火来烧,灵道妙穴分明记。疟疾寒热真可畏,须知虚实可用意,间使宜透支沟中,大椎七壮合圣治,连日频频发不休,金门刺深七分是。疟疾三日得一发,先寒后热无他语,寒多热少取复溜,热多寒少用间使。或患伤寒热未收,牙关风壅药难投,项强反张目直视,金针用意列缺求。伤寒四肢厥逆冷,脉气无时仔细寻,神奇妙穴真有二,复溜半寸顺骨行。四肢回还脉气浮,须晓阴阳倒换求,寒则须补绝骨是,热则绝骨泻无忧,脉若浮洪当泻解,沉细之时补便瘳。百合伤寒最难医,妙法神针用意推,口噤眼合药不下,合谷一针效甚奇。狐惑伤寒满口疮,须下黄连犀角汤。虫在脏腑食肌肉,须要神针刺地仓。伤寒腹痛虫寻食,吐蛔乌梅可难攻,十日九日必定死,中脘回还胃气通。伤寒痞气结胸中,两目昏黄汗不通,涌泉妙穴三分许,速使周身汗自通。伤寒痞结胁积痛,宜用期门见深功,当汗不汗合谷泻,自汗发黄复溜凭。飞虎一穴通痞气,祛风引气使安宁。刚柔二痉最乖张,口噤眼合面红妆,热血流人心肺腑,须要金针刺少商。中满如何去得根,阴包如刺效如神,不论老幼依法用,须教患者便抬身。打仆伤损破伤风,先于痛处下针攻,后向承山立作效,甄权留下意无穷。腰腿疼痛十年春,应针不了便惺惺,大都引气探根本,服药寻方枉费金。脚膝经年痛不休,内外踝边用意求,穴号昆仑并吕细,应时消散即时瘳。风痹痿厥如何治?大杼曲泉真是妙,两足两胁满难伸,飞虎神针七分到,腰软如何去得根,神妙委中立见效。

五、通玄指要赋

必欲治病,莫如用针。巧运神机之妙,工开圣理之深。外取砭针,能蠲邪而扶正;中含水火,善回阳而倒阴。原夫络别支殊,经交错综,或沟池溪谷以歧异,或山海丘陵而隙共。斯流派以难揆,在条纲而有统。理繁而昧,纵补泻以何功?法捷而明,曰迎随而得用。且如行步难移,太冲最奇。人中除脊膂之强痛,神门去心性之呆痴。风伤项急,始求于风府;头晕目眩,要觅于风池。耳闭须听会而治也,眼痛则合谷以推之。胸结身黄,取涌泉而即可;脑昏目赤,泻攒竹以便宜。但见两肘之拘挛,仗曲池而平扫;四肢之懈惰,凭照海以消除。牙齿痛,吕细堪治;头项强,承浆可保。太白宣导于气冲,阴陵开通于水道。腹膨而胀,夺内庭以休迟;筋转而疼,泻承山而在早。大抵脚腕痛,昆仑解愈;股膝疼,阴市能医。痫发癫狂兮,凭后溪而疗理;疟生寒热兮,仗间使以扶持。期门罢胸满血臌而可已,劳宫退胃翻心痛亦何疑。稽夫大敦去七疝之偏坠,王公谓此;三里却五劳之羸瘦,华佗言斯。固知腕骨祛黄,然骨泻肾,行间治膝肿目疾,尺泽去肘疼筋紧。目昏不见,二间宜取;鼻窒无闻,迎香可引。肩井除两臂难任,丝竹疗头疼不忍。咳嗽寒痰,列缺堪治;眵䁾冷泪,临泣尤准。髋骨将腿痛以祛残,肾俞把腰疼而泻尽。以见越人治尸厥于维会,随手而苏;文伯泻死胎于阴交,应针而陨。圣人于是察麻与痛,分实与虚。实则自外而入也,虚则自内而出欤。故济母而裨其不足,夺子而平其有余。观二十七之经络,一一明辨;据四百四之疾证,件件皆除。故得天枢都无,跻斯民于寿域；几微已判，彰往古之玄书。抑又闻心胸病，求掌后之大陵；肩背患，责肘前之三里。冷痹肾败，取足阳明之土；连脐腹痛，泻足少阴之水。脊间心后者，针中渚而立瘥；胁下肋边者，刺阳陵而即止。头项痛，拟后溪以安然；腰背疼，在委中而已矣。夫用针之士，于此理苟能明焉，收祛邪之功，而在乎捻指。

附录二　针灸治疗作用的现代研究概况

现代针灸研究资料表明,针灸治疗作用是多方面的,大致可以归纳为三个方面,即镇痛、对机体各系统功能的调整和增强机体的防御免疫。

一、针灸的镇痛作用

痛证是针灸临床上重要的适应证。痛证包括神经痛、肌肉关节痛、内脏痛等,针灸治疗都具有较好的疗效。近年来,临床实践与资料及针刺麻醉的应用已经证明针刺具有良好的镇痛作用,被国内外医家所公认。西医学认为,对机体组织有损伤性的,或有损伤性威胁的刺激引起的疼痛,均与神经和神经递质密切相关。现代对针刺镇痛原理的研究,主要集中在神经和神经递质作用方面。

在治疗上,以局部阿是穴为主,结合远端循经配穴。疼痛的发生病机为虚实两方面,即不通则痛,失荣则痛。在治疗方法上有针刺、耳针、火针、灸法、刺络拔罐等。研究表明针刺止痛的机制与促进人体镇痛物质的分泌(如脑啡肽等)、提高痛阈、解除肌肉痉挛、促进局部微循环等有关。病种涉及头痛、三叉神经痛、落枕、肩周炎、臂丛神经痛、肱骨外上髁炎、坐骨神经痛、风湿性和类风湿性及退行性关节炎、肋间神经痛、扭伤、腰痛、胃痛、腹痛等。

在针灸治疗痛证的研究方面,不同电针参数的镇痛效果研究取得了突破性进展,发现低频、混合变化效果好,一次治疗的电刺激不宜过长,否则易出现“针刺耐受”现象。这提示我们,针刺手法和刺激量是针刺镇痛效果中不可忽视的重要因素。目前针刺镇痛的中枢机制研究较深入,外周机制研究相对不足;针刺镇痛的手法和刺激量的研究几乎空白。

(一) 外周神经的作用

从针灸角度看,穴位是深部感受器密集的部位。研究表明,针刺镇痛开始于穴位深部感受器的兴奋,针刺信号必然沿着一定的外周径路和中枢径路逐步传导到脑的高级部位,从而形成针感并产生镇痛和针刺镇痛效应。在具有明确针刺镇痛效应的家兔上,用交叉灌流、血管架桥、神经切断等多种处理方法证明,足三里穴的针刺信号主要经腓神经传导;而合谷、内关等穴的镇痛效应分别以桡神经和正中神经的完整性为先决条件。研究表明,针刺信号主要沿着深部躯体神经中的Ⅱ、Ⅲ类纤维传导,Ⅳ类纤维也有参与针刺信号传入的可能。电针直接刺激传导痛觉的神经,一方面可以使这类神经中痛觉纤维的传导发生阻滞,同时又可使脊髓背角细胞对伤害性刺激的反应受到抑制。外周神经电刺激可以作为一种镇痛手段,外周神经电刺激被认为是激活了粗纤维（A、B 纤维）的结果，因为粗纤维的活动可以抑制负责痛信号传导的细纤维的活动。在作用机制上，针刺镇痛与外周神经电刺激有相似之处。

（二）中枢神经的作用

实验证明，任何感觉均依赖于中枢神经系统，特别是脑的高级部位对感觉信号的识别，痛觉和针感亦是如此。针刺信号经外周神经系统传入中枢后，必然是在中枢神经系统的各级水平被逐步传递。大量的电生理学研究结果已表明中枢神经的各级水平，如脊髓、脑干、丘脑和皮层等均参与了针刺镇痛过程，兹简介如下。

1. 脊髓水平　脊髓背角对于来自皮肤和肌肉的各种感觉传入具有强大的整合作用，是对刺镇痛处理的第一站。实验研究证实，针刺刺激可以使脊髓背角内发生突触后抑制。同时，针刺信号由脊髓外侧索向上到延脑，激活内侧网状结构，再经脊髓外侧索下行，引起脊髓较细传入纤维末梢去极化而发生突触前抑制，部分阻断细纤维的传入冲动，也可阻止或减弱痛冲动的传递而发挥镇痛作用。

2. 脑干水平　脑干是针刺镇痛信息整理的中继站，其聚取不同来源、不同性质的各种感觉、运动信息，是脑干网状结构的重要功能特点，针刺冲动和痛冲动都可经由脑干网状结构上传。实验研究证明，在延髓的网状巨细胞核和三叉神经脊束核，以及中脑网状结构均有对痛刺激发生放电反应的神经元，针刺则能改变放电反应状态，从而影响痛信号的传递。同时它们又在针刺信号的影响下，发出下行或上行冲动，分别对脊髓背角或丘脑束旁核的神经元进行调节控制，抑制其对痛刺激的放电反应，而且还可抑制大脑皮质体感区的痛刺诱发电位变化，从而减轻了痛感受和痛反应。电刺激中缝背核、中缝大核不但提高动物的痛反应阈，还可增强针刺的镇痛效应；而且针刺镇痛中见此二区神经元放电增强。

3. 丘脑水平　丘脑是加强针刺镇痛和控制镇痛的协调中枢。实验研究表明，丘脑束旁核、中央外侧核等区域的神经元可对伤害性痛刺激发生剧烈的、长潜伏期和长而持续的放电反应，说明它们与痛觉形成和传递有关。而针刺或电针可抑制上述部位神经元对伤害性痛刺激的放电反应。丘脑腹侧基底核群神经元对痛刺激的反应，也可被针刺穴位所抑制。

4. 大脑皮质水平　大脑皮质是痛觉进入意识领域的关键部位，对针刺镇痛有兴奋和抑制的双重作用。实验研究提示，针刺镇痛作用与大脑皮质功能有关。例如，分析皮层对 C 纤维传入的反应和电针效应，论证外周 C 纤维传入引起的皮层诱发电位可明显地被电针 A 类纤维所抑制，从而证明针刺在皮层水平抑制慢痛。用浸有阿托品溶液的滤纸置于皮层合谷穴代表区，可使刺激合谷引起的诱发电位明显增高，电针的镇痛效应也相应增强。实验研究结果说明：大脑皮质肯定参与了针刺镇痛过程，详细机制可能与针刺引起皮层内抑制及皮层对边缘系统和皮层下各级中枢的控制有关。

5. 神经递质作用　研究表明，神经递质在针刺镇痛中有重要作用。与针刺镇痛有关的神经递质很多，动物实验表明：脑内 5-羟色胺含量增加或减少，可相应地增强或减弱针刺的镇痛效果。可以认为，5-羟色胺在针刺镇痛中有重要作用。儿茶酚胺参与了针刺镇痛过程。例如，用药物阻断儿茶酚胺递质的受体，能增强针刺镇痛作用，而受体激动剂则使针刺镇痛作用减弱。脑内吗啡样物质在针刺过程中起了重要作用，这已被大量的实验所证实。研究者认为，针刺可促使脑内吗啡样物质释放并作用于吗啡样受体而产生镇痛作用，脑啡肽、强啡肽、β-内啡肽均参与了针刺镇痛。在针刺镇痛过程中，乙酰胆碱起了加强针刺镇痛效果的作用。用药物阻断乙酰胆碱的降解或直接注射外源性乙酰胆碱，可提高痛阈，增强针刺镇痛；反之，若阻断脑内乙酰胆碱的合成或阻断胆碱能受体，都能降低针刺的镇痛效果。此外还有P物质、一氧化氮、胆囊收缩素-8、加压素和催产素、干扰素、缓激肽、前列腺素等对镇痛均有明显作用。

总之,针刺镇痛是在针刺刺激的作用下,在机体内发生的一个从外周到中枢神经系统各级水平功能活动变化,涉及神经、体液等许多因素的复杂的动态过程。针刺镇痛的作用机制是复杂的,仍有不少问题有待于进一步研究。

二、针灸对机体各系统功能的调整作用

针灸对人体各系统许多器官和组织具有明显的双向良性调整作用,这种调整作用是针灸治疗疾病的作用基础。

(一)针刺可调整心血管系统功能

有人通过观察电针"内关穴"对急性缺血心肌电活动的影响,发现急性缺血心肌细胞静息电位(RP),动作电位振幅(APA)及动作电位时相最大上升速率(VMAX)均明显降低,动作电位复极(APA)延长,电针"内关穴"可对上述电变化产生抑制作用。100例冠心病患者针刺前后的超声心动图观察结果表明,针刺后左心室后壁振幅和心搏量较针前有非常显著的差异($P<0.01$),说明针刺可改善冠心病患者的左室功能;50例冠心病患者针刺后的脑血流图各项参数变化较之针前有非常显著的差异($P<0.001$),说明针刺可改善冠心病患者的脑循环。研究者认为,针刺对正常人的心脏无明显影响,对心脏功能失调者作用明显。

针刺对高血压患者有降压作用,对低血压患者有升压作用。有人综合统计针刺治疗511例原发性高血压病例,选用风池、百会、曲池、合谷、内关、足三里、三阴交、阳陵泉、行间等穴并随证加减,其总有效率为72%~96%,显效率为35%~57%。某医院用针刺治疗休克160例,针刺素髎、内关等穴后,有升压作用的达87.5%。动物实验也表明,针灸对血压的调整作用呈双向性。

(二)针刺治疗呼吸系统方面的疾病

针动物的素髎、人中、会阴均可引起呼吸即时性加强。说明针刺可使迷走神经的紧张度降低,交感神经兴奋性增高,从而解除支气管痉挛,支气管黏膜的血管收缩,渗出减少,故使气道阻力减低,通气功能得到改善。有人报道治疗支气管哮喘116例,针刺大椎、肺俞、天突、膏肓、中府、气户等穴,治愈27例(3年内未发作),显著好转50例(次数减少,发作轻微),无效者39例。针刺天突穴治疗咳嗽亦有临床报道有效率达90%。

(三)针刺对消化系统的调整作用

针灸治疗消化系统疾病大多以胃俞、脾俞、中脘、天枢、足三里、内关、曲池、上巨虚等为主穴,并结合辨证分型增减穴位,疗效肯定。研究表明,针灸对消化道的运动、消化腺的排泌、胆汁流量以及胆囊、胆道的舒缩功能等,均有调整作用。实验表明,针刺对胃的运动、胃液的分泌都有明显的调整作用,故可治疗多种胃部疾病。研究证明,针刺具有促使肠运动功能正常化的作用,既可促使肠运动功能低下者运动增强,还可促使肠运动功能亢进者运动减缓。在X线透视下针刺足三里、中脘等穴,可见痉挛的胃转弛缓、蠕动弱转强、蠕动强转弱。有研究者通过对大量的胆石症患者的临床实验观察后指出,针刺巨阙、不容(右)、阳陵泉、足三里等穴,对胆道口括约肌有明显的解痉作用,且能促进胆总管的收缩。针刺还能促进胆汁分泌,且有良好的镇痛作用,均有利于胆道结石的排出。

(四)针刺对泌尿系统的调整作用

针刺治疗遗尿、尿潴留、排尿困难等有较好的作用。针刺肾俞穴治疗肾炎,可使患者肾

脏泌尿功能明显增强,酚红的排出量比针前也明显增多,患者尿中红细胞、白细胞和蛋白减少甚至消失,血压降低,浮肿减轻。研究者认为,针刺对肾脏的泌尿功能的影响,一方面可能通过神经反射机制影响肾小球的滤过率;另一方面可能通过抗利尿激素的分泌,影响肾小管的重吸收过程。针刺对膀胱的影响,主要通过调整膀胱的紧张度,使处于高紧张状态的膀胱得以舒张。这是针刺既能治疗尿潴留,又能治疗遗尿症的作用机制。有临床报道用针刺治疗肾绞痛,以患侧腰 2 或腰 3 棘突旁阿是穴、合谷(双)、三阴交(双)为主穴,辨证加减选穴,针用泻法,留针 40 分钟左右,全部有效。

（五）针刺可调整子宫的功能

有人报道,针刺催产、引产 219 例,其中催产 134 例,有效率 81.4%;引产 85 例,有效率 65.8%。并认为针刺秩边等局部穴使宫缩反应迅速上升,起针后往往立即下降,具有明显的神经反应特征,动物实验的结果与临床一致。有临床报道用针灸治疗 I 度 II 度子宫脱垂,主穴取:维道、子宫、曲骨、百会、气海。治愈率 84.21%。

对胎位不正的孕妇,艾灸至阴穴可升高血浆皮质醇含量和前列腺素 F/前列腺素 E 比值,导致子宫紧张性升高,宫缩增加,从而引起胎动,使之转为正常胎位。转正率约 90%,明显高于自然转正率,一般以第一至二次施灸时效果最为明显,第三次以后较差。

（六）针刺对神经内分泌功能的调整作用

给狗皮下注射苯甲酸钠咖啡因等,使狗的大脑皮质处于兴奋状态,反射性地引起唾液分泌量减少,再进行电针,发现开始时唾液进一步减少,几乎趋于零,但以后逐渐恢复正常,甚至比原来还多。说明电针对大脑皮质的兴奋与抑制过程有明显的调整作用。如针刺癫痫患者的神门、阴郄、通里、百会、大陵等穴,可使大部分癫痫大发作患者的脑电图的病理性脑电位降低、电波减少。说明针刺能影响大脑皮质的神经活动过程,具有使兴奋过程与抑制过程恢复平衡的调整作用。针刺对机体的神经内分泌系统可起到综合的调节作用,可以使紊乱的自主神经内分泌功能重新恢复到稳态,从而消除或减轻女性更年期的各种临床症状。应用针刺调节内分泌促排卵,治疗内分泌失调性不孕症,取主穴:归来、关元、子宫、中极。配穴:合谷、三阴交、足三里,取得了较好的临床疗效。针灸在治疗肥胖中能有效地减轻体重,这也是通过调整肥胖患者内分泌代谢作用来实现的。

三、调节免疫作用

临床和实验表明,针刺通过调整机体各系统功能,提高人体抗病能力,既能治疗疾病,又可预防疾病。针灸可有效地应用于许多免疫紊乱相关性疾病,例如:皮肤 T 细胞淋巴瘤、迟缓性过敏反应、风湿性关节炎、慢性淋巴细胞性甲状腺炎、溃疡性结肠炎以及一些细菌性感染。如针刺可预防感冒、疟疾、哮喘的复发;对于病毒引起的感冒、腮腺炎、黄疸型或无黄疸型肝炎等疾病和对于细菌引起的痢疾、肠炎、破伤风等疾病,针刺治疗均有良好的效果;针刺抗炎退热作用明显,可治疗多种急慢性炎症,如急慢性咽喉炎、阑尾炎、胃炎、结膜炎、中耳炎、乳腺炎等,针刺对发热者有明显的降温作用。这都是通过增强机体抗病能力实现的。临床和实验观察,针刺对细胞免疫和体液免疫均有促进或调整作用。有报道,针刺治疗急性细菌性痢疾 654 例,大便培养均为阳性,取气海、天枢、上巨虚、曲池、合谷等穴,用紧提慢按结合捻转的泻法,留针 30~60 分钟,每日 1~3 次,10 天为 1 疗程。1 个疗程治愈者 596 例,治愈率为 92.4%。并见针后 3 小时,白细胞吞噬能力显著增强,而血清补体效价普遍升高、含量增加。有人以 100 名健康人为实验对象,针刺足三里、合谷穴,观察到白细胞对金黄色葡萄球菌的吞噬能力由 48.16% 上升至 71.25%,而对照组无明显改变,说明针刺后白细胞吞噬功能的影响也表现为一种防御性的调节作用,使之向正常生理方向发展,从而使疾病痊愈。有研究者对 50 例住院急性细菌性痢疾患者进行了血清蛋白电泳、血清总补体含量、免疫球蛋白含量、血浆杀菌力、特异性抗体滴度、粪便中 SIsA 含量、血清中溶菌酶含量、肝脏网状内皮系统吞噬能力等 8 项免疫指标的实验研究,表明在针刺治疗过程中机体的免疫能力不断增强。针刺治疗急性细菌性痢疾之所以能取得良好的疗效,与患者体液免疫功能增强有关。另有研究表明,小白鼠背部施灸后发现,艾灸对腹水癌接种组抑制率达 50%,对睾丸肿瘤组抑制率达 60%。与对照组有显著差异。说明艾灸增强了机体免疫功能,提高了对肿瘤的抵抗力。总之,针灸对防御免疫的调节是多方面的,网状内皮系统功能活动增强,机体内各种特异性和非特异性免疫抗体的增加等,对于增强机体防病抗病能力,具有非常重要的意义。这些功能的产生,都与神经—体液的作用因素有关。

主要参考书目

[1]徐恒泽.针灸学.北京：人民卫生出版社,2002.

[2]石学敏.针灸学.北京：中国中医药出版社,2002.

[3]孙国杰.针灸学.上海：上海科学技术出版社,2003.

复习思考题答案要点和模拟试卷

《针灸学》教学大纲